症例でわかる

歯科矯正用
アンカースクリュー
活用術

●編著

愛知学院大学歯学部教授
後藤 滋巳

新潟大学大学院医歯学総合研究科教授
齋藤 功

徳島大学大学院医歯薬学研究部教授
田中 栄二

昭和大学歯学部教授
槇 宏太郎

愛知学院大学歯学部特殊診療科教授
宮澤 健

日本大学歯学部教授
本吉 満

東京医科歯科大学大学院医歯学総合研究科教授
森山 啓司

医歯薬出版株式会社

This book was originally published in Japanese
under the title of:

SYOREI-DE WAKARU SHIKAKYOSEIYO ANKA SUKURYU KATSUYOJUTSU
(Bone anchor screws in orthodontic treatment can be understood through many cases)

Editors:
GOTO, Shigemi et al.
GOTO, Shigemi
 Professor, Department of Orthodontics, School of Dentistry, Aichi-Gakuin University

©2019 1st ed.

ISHIYAKU PUBLISHERS, INC.
 7-10, Honkomagome 1 chome, Bunkyo-ku,
 Tokyo 113-8612, Japan

序文

　矯正歯科治療に欠かすことができないマルチブラケット装置による治療は，1928 年に Angle,E.H. によって発表されたエッジワイズ法が基礎となっている．当初，非抜歯による治療が推奨されていたが，非抜歯治療による顔貌の悪化や後戻りを予防するためには一部永久歯の抜去も必要であるとして，弟子である Tweed,C.H. らが診断時の抜歯判定の基準を提唱した．また，顔面と咬合のバランスがとれた治療目標を達成するために，ヘッドギアなどの顎外固定装置や顎間ゴムの併用によるエッジワイズ法における固定源の重要性を説くとともに，治療法の確立を行った．以降，ストレートワイヤー装置，歯面にブラケットを直接接着するダイレクトボンディング法，ニッケルチタン合金のアーチワイヤーなど，新しい治療技術や材料の開発が続き，エッジワイズ法は時代とともに単純化され，治療の効率化が図られてきた．

　矯正歯科治療の結果の成否で最も重要な要素は，固定源のコントロールである．したがって，これまで固定源の確保，加強に関してさまざまな提案と工夫がされてきたものの，治療結果は患者の協力度に左右されていたのが実状である．そのなかで脚光を浴びてきたのが，スクリュータイプのインプラントを矯正歯科治療の固定源として用いる方法である．これにより，患者の協力度に依存することなく絶対的な固定源が得られ，エッジワイズ法ではこれまで困難とされてきた臼歯の圧下や遠心移動なども行えるようになった．

　そして平成 24 年 7 月には，産学臨の協力により「歯科矯正用アンカースクリュー」が薬事承認された．これにより，新たな治療法の確立を行うことができ，治療結果の向上，患者ならびに術者相互の負担軽減につながっている．

　「歯科矯正用アンカースクリュー」を用いた治療では，これまでの治療とは異なった方法や概念が必要となるため，その特性やリスクをよく理解し，細心の注意をはらって治療を行うことが重要となる．そこで，編者らは 2013 年に，それまでの研究や治験の結果をもとに，歯科矯正用アンカースクリューを用いた治療を行うにあたっての基礎知識，植立の方法，診断や治療方針・方法の立案，矯正歯科治療の実際について解説した『安心・安全 歯科矯正用アンカースクリュー この症例にこの方法』を発刊した．幸運にも，時流に左右されない定本として多くの読者からご支持いただけたことは大きな喜びであった．

　本書は，その後の知見も含め，歯科矯正用アンカースクリューのより効果的な使い方を提示するために，症例を全面的に見直して発刊するものである．好評であった不正咬合別の分類を踏襲し，治療の実際における具体的事項を記載し，治療メカニクスを図解で示すことで，読者がビジュアルに理解でき，日常臨床に応用しやすいように工夫した．また，治療中に突発的に生じる問題への対応策も紹介し，患者への説明やリスクマネジメントについても解説することで，安心，安全な治療が行えるように留意した．

　矯正歯科専門医を目指す若手の歯科医師はもちろん，歯科矯正用アンカースクリューの使用を検討している矯正歯科医には是非お読みいただき，バイブルとしてご活用いただければ幸いである．また，前述の『安心・安全 歯科矯正用アンカースクリュー この症例にこの方法』を読まれた方も，新たな症例に触れ疑似体験を重ねることで，よりいっそうの効果を産み出せることを期待している．

2019 年 11 月

編者を代表して　**後藤滋巳**

CONTENTS

症例でわかる
歯科矯正用アンカースクリュー活用術

Part1 **歯科矯正用アンカースクリュー概説** ⋯⋯⋯⋯⋯⋯⋯⋯⋯⋯⋯ 1

1. 矯正歯科治療における固定とアンカースクリュー ⋯⋯⋯⋯⋯⋯ 後藤滋巳，宮澤　健，藤原琢也 ● 2
2. アンカースクリューの変遷と展望 ⋯⋯⋯⋯⋯⋯⋯⋯⋯⋯ 藤原琢也，後藤滋巳 ● 4

Part2 **歯科矯正用アンカースクリュー使用時のリスクマネジメント** ⋯⋯⋯ 7

1. アンカースクリュー植立前のリスクマネジメント ⋯⋯⋯⋯⋯⋯⋯ 宮澤　健，後藤滋巳 ● 8
2. アンカースクリュー植立中のリスクマネジメント ⋯⋯⋯⋯⋯⋯⋯ 宮澤　健，後藤滋巳 ● 18
3. アンカースクリュー植立後のリスクマネジメント ⋯⋯⋯⋯⋯⋯⋯ 宮澤　健，後藤滋巳 ● 19
4. 動的治療中におけるリスクマネジメント ⋯⋯⋯⋯⋯⋯⋯⋯⋯ 宮澤　健，後藤滋巳 ● 20
5. アンカースクリュー除去におけるリスクマネジメント ⋯⋯⋯⋯⋯⋯ 宮澤　健，後藤滋巳 ● 24

column アンカースクリューの破折 ⋯⋯⋯⋯⋯⋯⋯⋯⋯⋯⋯ 堀内信也，田中栄二 ● 16

Part3 **歯科矯正用アンカースクリューの植立にあたって** ⋯⋯⋯⋯⋯⋯ 25

■ アンカースクリュー植立の流れ ⋯⋯⋯⋯⋯⋯⋯⋯⋯⋯⋯⋯⋯⋯⋯⋯ 26
1. アンカースクリュー植立のための口腔解剖 ⋯⋯⋯⋯ 中納治久，中脇純華，槇　宏太郎 ● 28
2. アンカースクリュー植立のための診査・検査 ⋯⋯⋯⋯⋯⋯⋯ 宮澤　健，後藤滋巳 ● 38
3. アンカースクリューの植立手技 ⋯⋯⋯⋯⋯⋯⋯⋯⋯⋯⋯ 宮澤　健，後藤滋巳 ● 44
4. アンカースクリューを用いたメカニクスの基本概念と選択 ⋯⋯⋯⋯ 東堀紀尚，森山啓司 ● 46
5. アンカースクリュー植立後の確認―注意事項と投薬 ⋯⋯⋯⋯⋯ 東堀紀尚，森山啓司 ● 52
6. アンカースクリューの除去操作と注意点 ⋯⋯⋯⋯⋯⋯⋯⋯ 東堀紀尚，森山啓司 ● 56

Part4 **歯科矯正用アンカースクリュー活用術** ⋯⋯⋯⋯⋯⋯⋯⋯⋯⋯ 57

● 上顎前突

予後不良の上顎第二小臼歯および下顎第一小臼歯を抜去し
アンカースクリューとAGPBを固定源として $\underline{4+4}$ の一括遠心移動を行った症例 ⋯⋯ 宮澤　健，後藤滋巳 ● 58

アンカースクリューの脱落に対応し
片顎第一小臼歯抜去にて上顎前突の改善を行った症例 ⋯⋯⋯⋯⋯ 加古駿輔，田渕雅子，宮澤　健，後藤滋巳 ● 66

アンカースクリューとAGPBを併用して
上顎大臼歯の圧下と遠心移動を行った症例 ⋯⋯⋯⋯⋯⋯⋯ 柴田桃子，宮澤　健，後藤滋巳 ● 74

CONTENTS

アンカースクリューを固定源とした MPMD 装置を用いて
叢生を伴う上顎前突を改善した症例 ………………………………内堀志保，藤原琢也，後藤滋巳 ● 82

アンカースクリューにより上顎歯列の遠心移動を行い
非抜歯にて上顎前突の改善を行った症例 ………………………………小笠原　毅，東堀紀尚，森山啓司 ● 89

アンカースクリューにより上下顎大臼歯の加強固定および
上顎歯列の遠心移動を行った症例 ……………………………………………………中嶋　昭，本吉　満 ● 96

5｜先天性欠如のため｜5 を抜歯し
アンカースクリューを用いて前歯部を舌側移動した症例 …………金藤麻紀，馬谷原琴枝，本吉　満 ● 103

アンカースクリューを用いて最大の固定により
上顎前突を改善した症例 …………………………………………………………………丹原　惇，齋藤　功 ● 109

アンカースクリューにより上顎前歯部をエンマッセ牽引し
上顎前突を改善した症例 ……………………………………………中納治久，各務知芙美，槇　宏太郎 ● 116

アンカースクリューを植立し
｜6 欠損スペースを利用して上顎前突の改善を行った症例 ………岩浅亮彦，小笠原直子，田中栄二 ● 123

● 下顎前突

アンカースクリューにより下顎歯列全体の遠心移動を行い
前歯部被蓋を改善した骨格性反対咬合症例 …………………………………………上園将慶，森山啓司 ● 131

アンカースクリューにより臼歯部の近心移動を防止しつつ
下顎前歯部の舌側移動を行った叢生を伴う下顎前突症例 …………田中美由紀，宮澤　健，後藤滋巳 ● 138

● 上下顎前突

アンカースクリューと AGPB を併用して大臼歯の固定と圧下を行い
叢生と正中線偏位を伴うハイアングルに対応した症例 ……………佐藤琢麻，宮澤　健，後藤滋巳 ● 146

アンカースクリューと MPMD 装置を併用して上下顎大臼歯の遠心移動を行い
上下顎前突を改善した症例 …………………………………………鳥井康義，藤原琢也，後藤滋巳 ● 153

上顎臼歯部のアンカースクリューとⅢ級ゴムを併用して
上下顎前歯部の舌側移動を行った症例 …………………………………………………田村隆彦，本吉　満 ● 160

アンカースクリューを用いて上下顎前歯部を牽引し
前歯歯軸を改善して良好な側貌が得られた症例 ……………………………………中嶋　昭，本吉　満 ● 167

アンカースクリューと PLAS を併用し上下顎前歯部の舌側移動および
上顎歯列の遠心移動を行った症例 ……………………………………………………内田靖紀，本吉　満 ● 174

● 開咬

アンカースクリューとパラタルバーを併用して上顎大臼歯を圧下し
下顎の反時計回りの回転によりハイアングルの開咬を改善した症例 …………藤原琢也，後藤滋巳 ● 181

アンカースクリューとダブルパラタルバーを併用して
上顎大臼歯の圧下を行った症例 ………………………………………酒井直子，宮澤　健，後藤滋巳 ● 188

アンカースクリューと PLAS を固定源とし
上顎大臼歯の圧下と遠心移動により非抜歯にて開咬を改善した症例 ………小笠原　毅，東堀紀尚，森山啓司 ● 196

アンカースクリューにより上顎臼歯部を圧下し
下顎頭吸収に起因した前歯部開咬を改善した症例 …………………………森　浩喜，谷本幸多朗，田中栄二 ● 203

過蓋咬合

アンカースクリューにより犬歯を遠心移動して叢生と上顎前突を改善し
さらにアンカースクリューを追加して前歯部を圧下した症例 …………………………田村隆彦，本吉　満 ● 211

アンカースクリューと AGPB の併用により
上顎前突と過蓋咬合を改善した症例 ……………………………各務知芙美，中納治久，槇　宏太郎 ● 218

アンカースクリューを使用して上下顎全歯の遠心移動と挺出を行い
叢生および過蓋咬合を改善した症例 ……………………………森　浩喜，堀内信也，田中栄二 ● 225

叢生

片顎のアンカースクリューにより犬歯の牽引を行い
前歯部叢生の改善を行った症例 ……………………………鈴木淑美，中嶋　昭，本吉　満 ● 233

両顎のアンカースクリューにより犬歯の遠心移動を行い
前歯部叢生の改善を行った症例 ……………………………鈴木淑美，中嶋　昭，本吉　満 ● 240

アンカースクリューを用いて最大の固定により
叢生を伴う歯性上下顎前突の改善を行った症例 ……………………………丹原　惇，齋藤　功 ● 247

上顎第二小臼歯を抜去し
アンカースクリューを用いて最大の固定により叢生の改善を行った症例 ……………………………丹原　惇，齋藤　功 ● 254

M.T.M.

アンカースクリューを用いて片側下顎第三大臼歯の近心移動を行った症例 ………………丹原　惇，齋藤　功 ● 261

アンカースクリューを固定源として下顎大臼歯の整直を行った症例 ……岩浅亮彦，小笠原直子，田中栄二 ● 268

アンカースクリューと第一大臼歯を固定し
セクショナルアーチにて第二大臼歯を圧下した症例 ……………………………田村隆彦，本吉　満 ● 275

ガミースマイル

アンカースクリューと AGPB を併用して
ガミースマイルを伴う上顎前突を改善した症例 ……………………… 柴田桃子，宮澤　健，後藤滋巳 ● 281

アンカースクリューと AGPB を併用して上顎大臼歯を圧下させ
ガミースマイルを改善した症例 ……………………………田渕雅子，宮澤　健，後藤滋巳 ● 289

アンカースクリューを用いた上顎歯列全体の圧下により
ガミースマイルを改善した症例 ……………………………田中栄二，岡　彰子，荒井大志，天真寛文 ● 297

その他

アンカースクリューと AGPB を併用して
正中離開と鋏状咬合を改善した症例 ……………………………関谷健夫，宮澤　健，後藤滋巳 ● 304

CONTENTS

アンカースクリューにより上下顎大臼歯の近心移動を行い
小臼歯の先天性欠如を伴う切端咬合を改善した症例 ……………………… 樋田真由，藤原琢也，後藤滋巳 ● 311

アンカースクリューをペンデュラム装置の固定源として用い
上顎大臼歯遠心移動と圧下を行った正中線偏位症例 ………………………… 川口美須津，宮澤　健，後藤滋巳 ● 318

アンカースクリューを固定源としたリンガルアーチを用いて
前歯部被蓋を改善した症例 ……………………………………………………………… 東堀紀尚，森山啓司 ● 325

アンカースクリューにより下顎大臼歯の近心移動を行い左右差を改善した症例 ……… 庄司あゆみ，森山啓司 ● 332

アンカースクリューにより上顎左側小臼歯を圧下させ
鋏状咬合の改善を行った症例 …………………………………… 芳賀秀郷，宮野二美加，槙　宏太郎 ● 339

アンカースクリューによって
⌞3⌟ 埋伏歯の開窓牽引を行った症例 ……………………………… 市原亜起，渡邉佳一郎，堀内信也，田中栄二 ● 346

column アンカースクリュー臨床のヒント
　　　　～こういうときはこうやって使うと効果的 ……………………………… 堀内信也，田中栄二 ● 353

AGPB と MPMD 装置の基本設計について ………………………………………………………………………354

※本書の編纂にあたり，下記の部分は『安心・安全 歯科矯正用アンカースクリュー この症例にこの方法』（医歯薬出版刊，2013 年
1月25日　第1版第1刷発行）掲載済みのものに加筆・修正を加えている．内容の異同については直接原典を参照していただきたい．

Part1　歯科矯正用アンカースクリュー概説
1. 矯正歯科治療における固定とアンカースクリュー
2. アンカースクリューの変遷と展望

Part2　歯科矯正用アンカースクリュー使用時のリスクマネジメント
1. アンカースクリュー植立前のリスクマネジメント
2. アンカースクリュー植立中のリスクマネジメント
3. アンカースクリュー植立後のリスクマネジメント
4. 動的治療中におけるリスクマネジメント
5. アンカースクリュー除去におけるリスクマネジメント

Part3　歯科矯正用アンカースクリューの植立にあたって
2. アンカースクリュー植立のための診査・検査
3. アンカースクリューの植立手技
4. アンカースクリューを用いたメカニクスの基本概念と選択
5. アンカースクリュー植立後の確認―注意事項と投薬

Part 1

歯科矯正用アンカースクリュー概説

1. 矯正歯科治療における固定とアンカースクリュー
2. アンカースクリューの変遷と展望

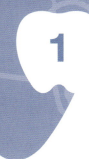

Part 1　歯科矯正用アンカースクリュー概説

1 矯正歯科治療における固定とアンカースクリュー

後藤滋巳，宮澤　健，藤原琢也

固定の概念と固定のコントロール

　矯正歯科治療における固定（アンカレッジ）とは，歯の移動を行う場合の抵抗（固定源）のことである．矯正歯科医にとって，矯正歯科治療における固定は，過去から現在に至るまで最大のテーマの1つであり，固定をいかにコントロールするかについて日夜思考錯誤を繰り返してきた．

　ニュートンの運動の第三法則では，「力は相互作用によって生じるもので，一方が受ける力と他方が受ける力は向きが反対で大きさが等しい」とされており，「作用・反作用の法則」として知られている．矯正歯科治療では歯の動きをコントロールし，治療目標の位置まで歯を移動することが必要となるが，移動を行いたくない歯が移動歯の固定源となった場合には，「作用・反作用の法則」により望まない歯の移動が生じることとなる．これを「固定の喪失」（アンカレッジロス）という．したがって，矯正歯科治療においては，移動歯のみならず，移動させたくない歯をいかにコントロール（アンカレッジコントロール）し，望まない歯の移動を起こさないようにするかが，効率的・効果的な治療を進めるのみならず，治療結果の向上ならびに予後の安定を図るうえで重要となる．

　固定のコントロールを考える際には，顎顔面の垂直的な成長パターンにも注意を払う必要がある．ヒトの顔面は，①咀嚼筋などの筋力が弱くハイアングルとなる長顔型，②咀嚼筋などの筋力が強くローアングルとなる短顔型，③その両者の中間である中顔型の3タイプに分類される．ハイアングルでは，ローアングルと比較して咬筋や側頭筋などの筋力が弱く，咬筋の走行も第一大臼歯の後方に位置する場合が多いため，臼歯部が近心移動して固定の喪失が起こりやすいとされている．したがって，矯正歯科治療において治療目標を設定する際には，不正咬合や顎顔面形態の状態を診断により把握し，どの程度の固定源が必要となるかを判断し，治療方針・方法の立案時にはどのような方法により固定のコントロールを行うかを選択する必要がある．

固定源としてのアンカースクリュー

　抜歯を行った際の固定は，臼歯部の近心移動量がほとんど許されない「最大の固定」から順に，「中等度の固定」「最小の固定」の3つに分類されている．実際の矯正歯科治療において固定のコントロールに最も注意が必要となるのは「最大の固定」で，従来はその治療テクニックに応じて最も強い固定源が得られるように，ヘッドギアや顎間ゴムなどの装置が選択されてきた．しかし，これらは患者の協力を必要とすることが多いため，患者の協力度によって治療結果が左右され，その結果，予知性の低い治療目標となることも否めなかった．

　そこで，顎矯正手術の際に顎骨の固定に使用している骨接合用品としてのスクリュータイプインプラントを，矯正歯科治療の固定源として用いるようになった．これが現在「歯科矯正用アンカースクリュー」（以下，アンカースクリュー）といわれるものである．従来の固定法では，最大の固定を行っても抜歯窩の1/4程度の固定の喪失を考慮する必要があったが，アンカースクリューを用いた場合には固定の喪失が全

く生じない（絶対的固定）ことが報告されており，患者の協力度に左右されない，予知性の高い治療方法として脚光を浴びている（表1）.

アンカースクリューを固定源として用いることで，反作用を考慮する必要がなくなり，固定の喪失に対する懸念は軽減してきた．しかし，その植立部位や牽引方向・方法によっては，移動歯以外の歯に対してさまざまな影響を及ぼす場合があり，単純に移動を行いたい歯のみを理想的に移動させることが可能になったわけではない．したがって，アンカースクリューを固定源として用いる場合には，牽引ベクトルが移動歯に対してどのようなモーメントを引き起こすことになるか，また，歯が移動する際に矯正力がワイヤーを介して移動対象ではない歯の移動（二次的な作用）を生じさせないかなど，従来の「作用・反作用」とは異なる治療の概念が必要となり，特有の知識や治療に対する配慮が必要となってきている.

表1　固定の分類とアンカースクリューの位置づけ

■ 固定源の部位による分類

① 顎内固定
　固定源が移動歯と同一歯列内に存在するもので，特に歯根の形態に影響を受け，歯根の表面積が大きいほうが強い固定が得られる．顎内のいずれかの歯が固定源となるため，固定源の歯数に限度がある.
② 顎間固定
　固定源が移動歯の対顎歯列に存在するもので，主に顎間ゴムなどを介在して対顎の歯を移動することになる．患者の協力が必要であり，固定源となる臼歯が挺出することにより下顎下縁平面角が開大することもあるので注意が必要となる.
③ 顎外固定
　固定源が口腔外に存在するもので，頭部や頸部などが固定源となる．顎内固定，顎間固定と比較して大きな負荷をかけることが可能となるが，ヘッドギアなどの可撤式装置が必要となるため，患者の協力が不可欠であり，装着時間に限度がある.

アンカースクリューは顎内固定，顎間固定として使用が可能で，患者の協力を必要とせず，使用時間にも制限がない絶対的固定源となるため，顎外固定以上の固定が得られる．アンカースクリュー自体が固定源となるため，顎内固定，顎間固定の欠点であった，歯や歯列に対する反作用はなくなるが，アンカースクリュー特有のメカニクスに対する配慮が必要となる.

■ 固定の性質による分類

① 単純固定
　固定源が傾斜移動するような様式で抵抗すること.
② 相反固定
　移動歯と固定源となる歯の双方が同様の矯正力で移動し，抵抗すること.
③ 不動固定
　固定源が歯体移動するような様式で抵抗すること.
④ 準備固定
　Tweedによって提唱されたもので，エッジワイズ法において下顎臼歯部を遠心傾斜させて固定を強化すること.
⑤ 加強固定
　固定の喪失を防ぐことを目的として，固定の強化・保護を図ること.
⑥ 絶対的固定
　固定源が骨内に存在し，固定の喪失が起きないこと.

アンカースクリューを用いた方法には，それ自体を固定源として移動歯の牽引を行う直接牽引と，パラタルバーなどの装置とアンカースクリューを連結することで間接的に移動歯の牽引を行う間接牽引がある．直接牽引の場合には，絶対的固定源として移動歯に作用し，間接牽引の場合には加強固定や準備固定の代用としての性質をもつ.

■ 抜歯空隙を利用するための固定の分類

① 最小の固定
　臼歯部の近心移動量が抜歯窩の1/2以上となること.
② 中等度の固定
　臼歯部の近心移動量が抜歯窩の1/2〜1/4となること.
③ 最大の固定
　臼歯部の近心移動量が抜歯窩の1/4以下となること.

アンカースクリューを固定源とするのは，基本的に最大の固定または臼歯部の遠心移動が必要となる症例である．しかし，最小の固定や中等度の固定により，大臼歯の圧下や臼歯部の大きな近心移動量が必要な場合にも有効である.

Part 1 歯科矯正用アンカースクリュー概説

2 アンカースクリューの変遷と展望

藤原琢也，後藤滋巳

デンタルインプラントの変遷

　デンタルインプラントについては，紀元前2世紀頃のヒトの上顎骨に鉄製のインプラントが埋入されていたことが発見されており，歯の欠損部をデンタルインプラントで補う方法は太古からすでに考えられていたとされている．
　その後，近代インプラントが1910年代頃から臨床で使われるようになったが，当初は予後がよいものではなかった．しかし，1952年，スウェーデンのBrånemarkがウサギの実験によりチタンと骨が結合するオッセオインテグレーションを発見し，1962年頃から本格的にインプラント治療が開始されるようになった．1981年には，Adellらが骨内インプラントを無歯顎者の固定式ブリッジとして使用し，チタン製インプラントが骨とオッセオインテグレーションして5年以上の良好な予後が得られたことを報告した．また，1982年には，予後15年のデンタルインプラント症例が報告され，これを機に，北米を中心としてチタン製のデンタルインプラントが普及し始めた．
　当初，デンタルインプラントの形態は，ブレードタイプといわれる板状のものと，ルートフォームといわれる歯根タイプに大別されたが，その後，ルートフォームが主流になり，現在に至っている．

インプラントの固定源としての応用

　インプラントを固定源として歯の移動を行った最初の実験としては，1945年にGainsforthとHigleyにより行われた動物実験で，イヌの下顎枝にバイタリウムスクリューを植立し，牽引を行ったものが挙げられる．しかし，その実験においては固定源を得ることができず，失敗に終わったことが報告されている．そのせいか，以後，インプラントを用いた歯の移動の報告は行われなかったが，1969年にはLinkowらが，下顎臼歯部に欠損補綴として永久埋入したブレードタイプインプラントをⅡ級ゴムの固定源として使用し，上顎前歯の舌側移動の固定源として有効であったことを報告した．その後，再び，インプラントを固定源とした臨床応用の報告はなされなくなったが，1980年以降のデンタルインプラントの普及と相まって，インプラントを矯正歯科治療の固定源として使用することへの関心が高まり，研究報告が増加した．
　1983年にCreekmoreとEklundが行った報告は，現在のアンカースクリューのコンセプトに近いもので，前鼻棘直下に暫間的に埋入したスクリュータイプのバイタリウム骨インプラントを固定源として上顎前歯を圧下し，過蓋咬合の改善を行ったものである．また，1985年には，JennerとFitzpatrickが顎矯正手術時に暫間埋入したプレートを固定源として用い，下顎大臼歯の遠心移動を行った症例を報告した．そして，1988年にはBrånemarkの研究チームのÖdmanらが，歯の部分的欠損を有する患者にチタン製デンタルインプラントを埋入し，欠損部補綴として使用するだけではなく，歯の移動の固定源としても利用した報告を行った．
　以降の研究報告では，デンタルインプラントの材料の発展ともリンクし，固定源として用いられるインプラントもチタン製が主流となった．

スクリュータイプインプラントの使用

　1990年代中頃までのインプラントを用いた固定源の報告は，歯の欠損を伴った症例において，欠損部の補綴として用いるために永久埋入されたデンタルインプラントを固定源として利用するというものが大半であった．しかし，デンタルインプラントは強い固定源となる反面，埋入部位に制約があることや，患者に対する外科的侵襲が大きいため，歯の欠損を伴わない不正咬合の症例においては適さなかった．

　そこで，1997年に，Kanomiは直径1.2 mmのチタン製スクリュータイプインプラントを固定源として用い，下顎前歯の圧下や上顎前歯の舌側移動を行った症例を報告した．そのなかで，デンタルインプラントを固定源として用いる場合と比較して患者に対する侵襲も小さく，大きさによる植立部位の制約を受けないため，治療目的に適した部位に植立することが可能で，予期しないことが起こった場合にも簡単に除去できるなどの多くの利点を有し，矯正歯科治療の固定源として有用であることが示された．

　それ以降，スクリュータイプインプラントを固定源として用いた報告は多数なされ，2006年にはThiruvenkatachariらが，10名の患者に対して行った犬歯の遠心移動で，直径1.3 mmのチタン製スクリュータイプインプラントを用いた場合と，インプラントを使用せずに臼歯部を固定源とした場合の固定の喪失量を比較し，臼歯部を固定源とした場合には上顎が1.6 mm，下顎が1.7 mmの固定の喪失を起こしたのに対し，スクリュータイプインプラントを用いた場合は固定の喪失が認められなかったとし，スクリュータイプインプラントの絶対的固定源としての有用性を報告した．また，2007年には，Xunらが，上顎口蓋正中縫合部後方と下顎大臼歯頰側歯槽骨にスクリュータイプインプラントを植立し，12名の骨格性開咬症例の治療を行った結果，平均で上顎大臼歯は1.8 mm，下顎大臼歯は1.2 m圧下し，下顎の反時計回りの回転が起こり開咬が改善したことを報告した．

　その他，国内外の多くの研究者により臨床研究論文が示され，従来のエッジワイズ法のメカニクスでは得ることが困難であった大臼歯の圧下や遠心移動などが，スクリュータイプインプラントの使用により患者の協力度に左右されることなく行えることが報告されている．

アンカースクリューの誕生

　スクリュータイプインプラントは，欧米諸国においては「矯正用インプラントアンカー」として薬事承認され，前述のとおり，矯正歯科治療を受ける患者にとって有効な治療法として，その有用性が報告されていた．

　しかし，日本においては，スクリュータイプインプラントは，顎矯正手術の際に離断した顎骨や歯槽骨を固定する際に使用する「骨接合用品」として薬事承認された医療機器であるため，矯正歯科治療のための固定源として用いるには，歯科医師個人の裁量による適用外使用で行う必要があった．

　そこで，日本矯正歯科学会が，日本国内でも「骨接合用品」が「矯正用インプラントアンカー」として薬事承認され，適切に製造販売されて臨床使用できることを目指し，2007年に「矯正用インプラントアンカー（仮称）適応拡大の要望書」を厚生労働省に提出した．また，2009年には，日本矯正歯科学会，日本歯科矯正器材協議会および日本歯科材料工業協同組合の連名で，「矯正用インプラントアンカー（仮称）の適応拡大に係るサマリー」を厚生労働省医政局長および医薬食品局長宛てに提出した．その結果，2012年7月，インプラントアンカー（仮称）の公知申請が認められ，一般的名称が「歯科矯正用アンカースクリュー」となって承認されるに至った（官報第5851号）．このように，産臨学の連携によりアンカースクリューが承認されたことは，今後の矯正歯科治療の発展において大変意義深いものであった．

　なお，2012年9月には日本矯正歯科学会より『歯科矯正用アンカースクリューガイドライン』の第一版，2018年3月には第二版が発行されている．アンカースクリューを使用する歯科医師は，ガイドラインの

指針に則って安全かつ適正に運用し，患者に対してもアンカースクリューを使用した矯正歯科治療の利点・欠点について十分な情報提供を行う必要がある．

アンカースクリューの展望

　今後は，アンカースクリューを用いることで，従来のエッジワイズ法では行えなかった歯の移動が可能となり，外科的矯正治療が必要とされるような重篤な不正咬合を矯正歯科治療単独で改善できたり，従来は治療が困難とされてきたさまざまな症例に対して，これまでとは異なったアプローチにより改善できる可能性が考えられる．したがって，アンカースクリューを使用した際の治療法や治療目標のガイドラインを新たに設定し，アンカースクリューの確固たる治療法を確立することが重要となる．

　一方で，友成ら（2012）によるアンカースクリューの安定性に関する報告では，17編の臨床論文データを集計した結果，平均成功率は86.3％であったとし，現況のシステムでは脱落の可能性は回避できないとしている．治療法の確立だけではなく，歯科医師ならびに歯科材料メーカーが協力することで，より成功率の高い材料，形状の開発や，患者にとっては不快感・痛みが少なく，術者にとっては牽引や固定源に利用しやすいアンカースクリューを開発していく必要がある．

Part2

歯科矯正用アンカースクリュー使用時のリスクマネジメント

1. アンカースクリュー植立前のリスクマネジメント
2. アンカースクリュー植立中のリスクマネジメント
3. アンカースクリュー植立後のリスクマネジメント
4. 動的治療中におけるリスクマネジメント
5. アンカースクリュー除去におけるリスクマネジメント

1 アンカースクリュー植立前の リスクマネジメント

宮澤　健，後藤滋巳

治療計画

● アンカースクリュー植立の計画

アンカースクリューの植立に際しては，十分な計画を立案したうえで行うべきである．

まず，アンカースクリューの必要性を確認する．侵襲性が低いとはいえ，骨に到達するまで穿孔し，長ければ数年にわたり生体外異物を植立することを踏まえ，まずは従来の矯正歯科治療による術式を最優先に考える．

そのうえで，従来の方法では治療目標を達成することが不可能な症例や，顎外固定装置などの使用が必要にもかかわらず患者の協力を得られない場合に，アンカースクリューの使用を検討する．予防的な意味合いでの固定源の確保や，とりあえず植立しておいて矯正歯科治療中に必要があれば使用するというような安易で不必要な植立は，患者のためにも慎むべきである（図1）.

治療計画書の例を 図2 に示す.

治療目標の立案とインフォームドコンセント

前歯の移動量や臼歯の圧下量，それに要する期間などの実際の目標を術前に立案することが重要である．そのうえで，アンカースクリューを植立することによる利点，欠点について具体的に患者に説明できるようにしておく.

患者に対するインフォームドコンセントでは，アンカースクリューの臨床的な成功率や脱落時の対応，炎症を起こした場合の対応などについてあらかじめ説明し，同意を得ておく（図3）.

植立予定部位の診査・検査

植立予定部位については，模型，パノラマエックス線写真，デンタルエックス線写真，歯科用コーンビームCTなどによる術前の診査・検査が必要となる．特に，アンカースクリューの植立に必要な骨の厚みの確認，正確な植立位置や植立方向の決定のためには，歯科用コーンビームCTと診断用ガイドプレートを用いた診査・検査が重要である（Part3-2 参照）.

植立予定部位の診査・検査では，植立部位の解剖学的構造を把握し，骨の厚み，歯根の位置，神経・血管の位置などに留意する．特に，上顎唇・頬側においては上顎洞の位置，上顎中切歯根尖上部では切歯孔や鼻腔の位置，上顎口蓋部においては大口蓋動脈の存在や鼻腔の位置を把握し，穿孔や損傷などを起こさないようにする（図4）．また，歯根間が近接している部分では，歯根や歯槽骨に損傷を与えないよう細心の注意を要する（図5）.

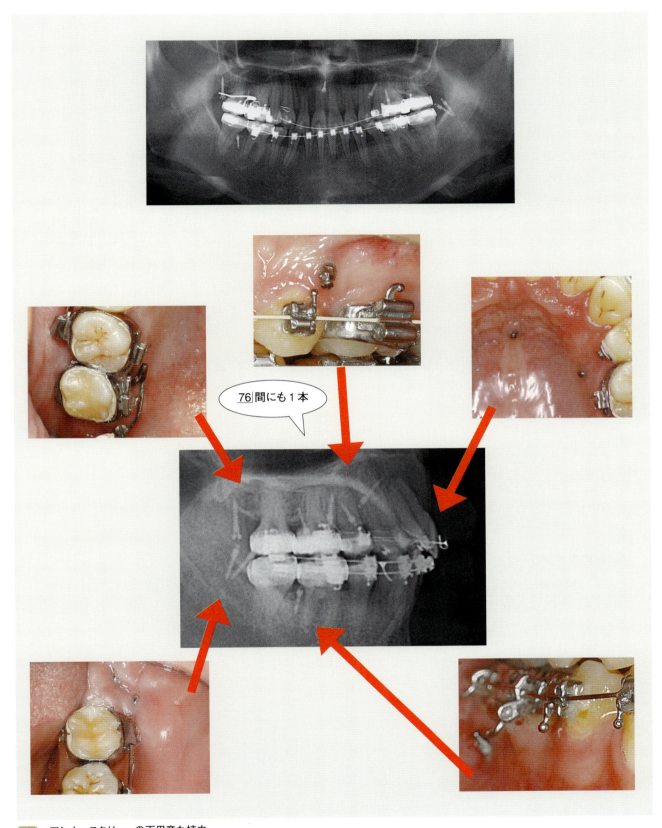

図1 アンカースクリューの不用意な植立
23歳,男性.他院で矯正歯科治療中の患者である.8本のアンカースクリューが,矯正力を付与されずに植立されたままとなっている.自然脱落した4本を含めると12本のアンカースクリューが植立されていた.

Part 2 歯科矯正用アンカースクリュー使用時のリスクマネジメント

歯科矯正用アンカースクリュー治療計画書（例）

開催日時 20XX. XX. XX　　提出担当医 _____印　　主治医_____印

　　　　　　　　　　　　　　　　　　　　　　　共同担当口腔外科医_____印

患者氏名_____　矯正番号_____　　ID番号_____

初診時年齢_____　現在の年齢_____　FMA_____

歯科矯正用アンカースクリューの使用を計画した理由（利点を含める）　治療目標，方法，期間など

　この症例を叢生と正中線の偏位を伴う上顎前突と診断し，治療方針・方法として上下左右第一小臼歯を抜歯し，叢生，正中線偏位の改善を行うこととした．今回，L.A.S.のチャートで「7.0°，6.0mm，13.5mm」であり，さらにガミースマイルを呈していた．そこで，目標を「6.0°，4.0mm，10.0mm」としたが，この治療目標を達成するためには，上顎第一大臼歯の近心移動は許されない．そのため，ハイプルヘッドギアの使用（1日12時間以上）が必須となり，患者に説明したところ，ヘッドギアの1日12時間の使用は不可能とのことであったため，歯科矯正用アンカースクリューにより，第一大臼歯近心移動の防止を行うことを計画した．また，ガミースマイルを呈しているため，歯科矯正用アンカースクリューを併用して上顎前歯・上顎大臼歯を圧下し，咬合平面を前上がりにさせ，ガミースマイルを改善することとした．利点としては，ヘッドギアの使用期間を0にすることが可能な点である．また，いままでの治療において困難であったガミースマイルの改善を試みることができる点である．

植立予定部位について（別紙があれば添付）　植立数，位置，サイズ，注意すべき点

　口蓋部分（第一・第二大臼歯の間付近）に直径2.0mm×長さ6.0mmのデュアル・トップオートスクリューを2本，上顎梨状口下部に直径2.0mm×長さ8.0mmのデュアル・トップオートスクリューを1本使用予定．

→口蓋部分への植立時は鼻腔への穿孔に気をつける．診断用ガイドプレートを製作し，アルファードを用いて確認後，植立部位を最終決定する．

治療のフォースシステムについて（別紙があれば添付）　注意すべき点

　上顎口蓋部の歯科矯正用アンカースクリューにより上顎第一大臼歯を固定する．また，上顎前方部の歯科矯正用アンカースクリューにより上顎前歯の圧下ならびに咬合平面の改善を行う．

歯科矯正用アンカースクリューを用いない場合の治療目標，方法

　再度，固定の必要性を説明し，上顎前歯の舌側移動時にヘッドギアを1日12時間以上使用してもらう．ただし，使用時間が短い場合や使用ができない場合には治療目標が下がり，口唇の突出感の改善が得られないことがある．さらにガミースマイルの改善がされない可能性が高い．

歯科矯正用アンカースクリューの使用中断（除去）の場合の対処方法，動的処置開始前・中・後において

　上記の治療目標に向かってL.A.S.で治療を行う．

担当口腔外科医の治療予定に対するコメント，注意点

　　　　　　　　　　　　　　　　　　　　　　　　　共同担当口腔外科医_____

現在まで患者に説明した内容と今後の説明予定

　診断時に，①矯正歯科治療単独による治療，②歯科矯正用アンカースクリューを併用した治療ついて，それぞれ利点，欠点を説明した．今回，②の方法を選択された．

料金_____　　　画像検査代・投薬料_____

備考

図2　アンカースクリューを使用する場合の治療計画書の例

アンカースクリュー植立前のリスクマネジメント

歯科矯正用アンカースクリューを用いた新しい治療方法についての説明書
―骨ネジの固定力を利用して矯正歯科治療を進める治療方法について―

1．はじめに

　　今回行う治療は，実際の診療にたずさわる歯科医師が医学的な必要性と重要性に基づいて立案・計画して行うものです．この治療法を受けられるかどうかはあなたの自由意思で決めてください．受けられなくても，患者さんが今後の治療を受診するにあたり不利益となることはありません．

2．この治療の目的

　　矯正歯科治療をできるだけ短期間で良好に終了するためには治療中における患者さんの協力が不可欠です．たとえば，ヘッドギアという装置は1日10～12時間の装着を長期間（通常，1～2年）行う必要があり，この装置の使用を前提に治療計画を立てます．協力が得られない場合は，治療が長引いたり，予定の治療結果が得られないこととなります．しかし，この装置を毎日継続して装着することの患者さんへの負担は大きいため，患者さんへの負担をなるべく減らし，目標とする治療結果に確実に到達する治療方法の開発が行われるようになりました．それが，患者さんの顎の骨を利用し，骨に小さな装置をネジ止めしてそのネジの固定力を利用してヘッドギアの代わりにしようとするものです．この治療方法によって，より小さな装置で，患者さんがより快適に，よりよい治療結果を得ることができます．

3．この治療の方法

　　1）　対象者　　不正咬合の改善のために矯正歯科治療を行う患者さん

　　2）　治療方法　歯から近い部分の顎の骨に小さい装置をネジ止めし，その固定力を利用して矯正歯科治療を行う．

　　3）　検査項目　写真診査：顔面写真，口腔内写真　　　　模型診査：口腔内模型

　　　　　　　　　　エックス線写真検査：正面セファロ，側面セファロ　　　CT検査：歯科用コーンビームCT

　　　　　　　　　　エックス線写真検査など放射線を受ける検査に関しては，なるべく少ない量ですむように撮影の頻度や撮影条件に留意します．

　　4）　診査・検査日程　初診時，ネジ止め手術直前・直後，矯正歯科治療終了時

4．この治療の予定期間

　　期間は，状況によって変わりますが，動的治療期間中を目安としています．

5．この治療方法で予想される効果と起こるかもしれない副作用

　　従来の治療方法では，ヘッドギアが必要な場合，毎日10～12時間の装着が1～2年間必要でしたが，本治療方法によって不要になると考えられます．また，確実に治療目標に到達しやすくなるので矯正歯科治療の期間を短縮できる可能性があります．さらに，現在までの矯正歯科治療では困難であった大臼歯の圧下などの治療が可能となったため，より高い治療目標への到達が可能になるものと予想されます．

　　起こるかもしれない副作用としては，ネジ止めのために骨に直径1～2mm，深さ4～8mmの穴をあける必要があるので，その際に歯根を傷つけたり，歯科矯正用アンカースクリューが骨の中で破折する可能性があります．また，治療途中においては，感染の可能性や，動揺・脱落の可能性があります．これらのことが起こった場合，歯科矯正用アンカースクリューの除去や再植立などを行います．また，感染が起こった場合は，洗浄や抗生物質の投薬など適切な対応を行います．

6．自由意思による参加と撤回の自由について

　　この治療方法に参加するかしないかは，自由な意思で決めることができます．また，いったんこの治療方法に参加することに同意した後でも，いつでも自由に新しい治療への参加をとりやめることができます．参加しない場合や同意を取り消した場合でも，その後の治療などに何ら不利益をうけることはなく，治療にも差し支えることはありません．

私は，歯科矯正用アンカースクリューを用いた新しい治療方法についての説明を受け，その方法，危険性などについて十分理解しました．ついては，本治療に同意します．

令和　　　年　　　月　　　日

氏名 ＿＿＿＿＿＿＿＿＿＿＿＿＿＿＿＿＿＿　　　　　　　　印

代諾者の署名または記名・捺印 ＿＿＿＿＿＿＿＿＿＿＿＿＿＿　　印

説明者の氏名および職名 ＿＿＿＿＿＿＿＿＿＿＿＿＿＿

説明者の署名または記名・捺印 ＿＿＿＿＿＿＿＿＿＿＿＿＿　　印

図3　患者同意書の例

Part 2 歯科矯正用アンカースクリュー使用時のリスクマネジメント

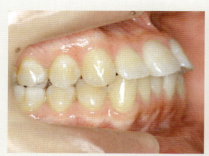
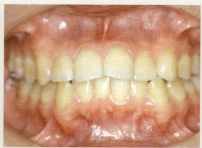
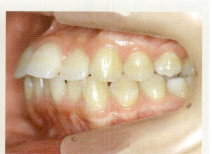
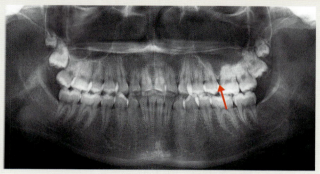

A 初診時．上顎洞の下垂が認められる．

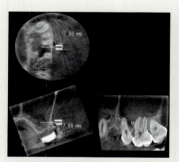
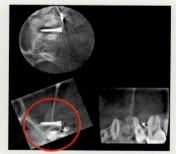

B 術前のCT検査で上顎洞の下垂が認められたので，アンカースクリューが上顎洞底部の皮質骨に接触するように修正したが，この後，脱落した．

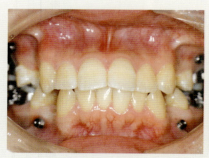
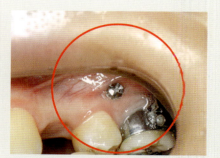

C アンカースクリュー植立時の口腔内写真．口腔内締め付けトルクが低く，4Ncm以下であった．

図4 アンカースクリューによる上顎洞への穿孔
上顎前歯の舌側移動の際の固定源として，6|5間，|5|6間頬側にアンカースクリューを植立することは多い．この部位は，植立操作が行いやすく，植立後もフォースシステムを単純にできるなどの利点があるが，上顎洞が下垂している場合には上顎洞へ穿孔しやすく，脱落も起こりやすい．術前の診査・検査が重要である．

アンカースクリュー植立前のリスクマネジメント

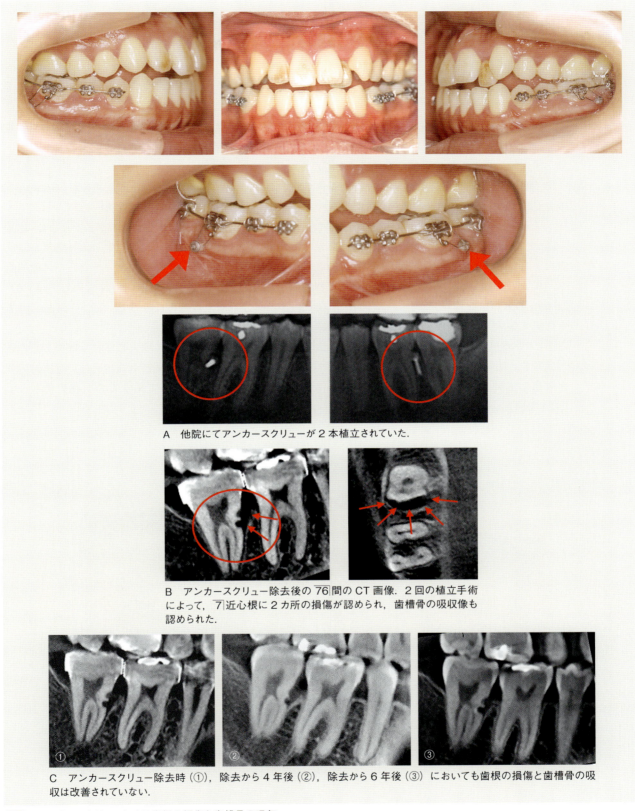

A 他院にてアンカースクリューが2本植立されていた.

B アンカースクリュー除去後の 7̄6̄ 間のCT画像. 2回の植立手術によって, 7̄ 近心根に2カ所の損傷が認められ, 歯槽骨の吸収像も認められた.

C アンカースクリュー除去時 (①), 除去から4年後 (②), 除去から6年後 (③) においても歯根の損傷と歯槽骨の吸収は改善されていない.

図5 アンカースクリューによる歯根の損傷と歯槽骨の吸収

Part 2 歯科矯正用アンカースクリュー使用時のリスクマネジメント

適切なアンカースクリューの選択

アンカースクリュー選択における注意点

アンカースクリューは，素材，直径，長さ，ネジの形状などがさまざまである．一般的には，植立部位と付与する力の種類により，使用するアンカースクリューを選択する．また，アンカースクリュー頭部の形態・大きさと口腔内への露出の程度もアンカースクリューの選択における重要な因子となる．アンカースクリュー頭部が大きく，露出部分が大きいほど，矯正歯科治療における操作性はよくなるが，その一方で，植立後の感染や軟組織との擦過傷の原因にもなりやすい（図6）．

① 上顎口蓋正中部や下顎枝部などの皮質骨が厚い部分には直径1.8〜2.0 mm，長さ6.0〜8.0 mm程度の太くて短いアンカースクリューを選択する．このほかにも，骨密度が高く皮質骨が厚い部位ではアンカースクリューの破折が起こりやすいので，破折強度を加味したアンカースクリューの選択が必要となる（図7）．

② 上顎臼歯部頬側などの皮質骨が薄い部分には，矯正力に耐えうるような長いアンカースクリューを選択することが多い．8.0〜10.0 mm程度のものを選択する場合が多いが，植立部の骨ならびに軟組織の厚みによってはさらに長い12.0〜15.0 mm程度のものを選択する場合もある．直径に関しては，1.8〜2.0 mmの太いアンカースクリューは歯根間などの狭い部分の植立に適さないので，1.2〜1.6 mmのものを選択する．

③ アンカースクリュー頭部を口腔内に露出させるのか，または粘膜内に埋入して結紮線などを口腔内へ通過させ使用するのかを選択し，アンカースクリュー頭部を粘膜内に埋入させる場合は，除去時の操作を考慮してアンカースクリュー頭部にプラスまたはマイナスの溝が切ってあるものを選択するとよい（p.24参照）．

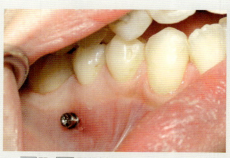
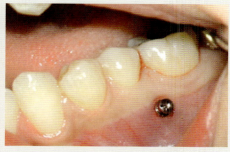

A ⑥⑤｜間，｜⑤⑥間頬側にアンカースクリューを植立した．

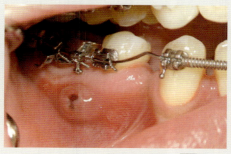
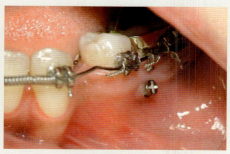

B アンカースクリュー植立8カ月後，⑥⑤｜間のアンカースクリュー周囲の軟組織が肥厚し，アンカースクリュー頭部が埋入して接触痛も認められた．｜⑤⑥間には炎症，動揺などは認められなかった．洗浄などを行ったが改善しなかったので，その後，除去した．

図6 アンカースクリュー植立による周囲軟組織の肥厚

アンカースクリュー植立前のリスクマネジメント

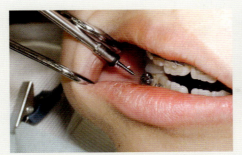
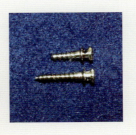

A ⎿6 近心頬側に 1.6 × 8.0mm のアンカースクリューを植立中，先端から約 2.0mm の部分で破折した．

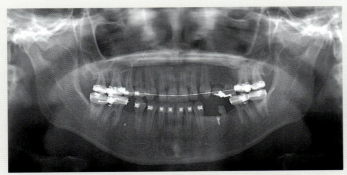

B ⎿6 近心歯槽骨に破折したアンカースクリューの先端が認められる．

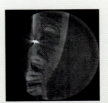
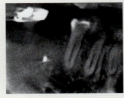
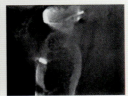

C 植立部位の歯槽骨の皮質骨が厚く，破折した先端が皮質骨内に存在している．破折した後，CT 画像を確認して皮質骨が非常に厚いことに気付いた．

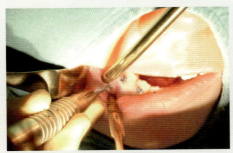
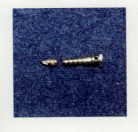

D ただちに切開して破折片を明示し，バーで周囲骨を削除しながら破折片を摘出した．破折片の除去はできるかぎり早期に行う．日を異にすると植立部位が治って破折片の発見がしづらくなる．

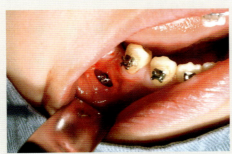
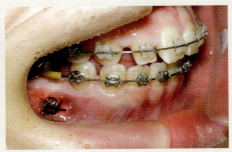

E 破折片摘出直後，同部の近接部に 2.0 × 6.0mm のアンカースクリューを植立し，縫合した．皮質骨が厚いので，破折強度を加味した太めのアンカースクリューの選択が必要であった．

図7 アンカースクリューの破折

Part 2 歯科矯正用アンカースクリュー使用時のリスクマネジメント

column アンカースクリューの破折

堀内信也，田中栄二

●症例1　35歳，男性．B-max　type-TK（1.6mm×7mm）

　下顎歯列の遠心移動を目的に，6|7間頬側にガイドホールを形成し，ロングドライバーにて傾斜埋入したが，位置不良のため遠心に再植立することにした（図1）．ガイドホールを再形成し，撤去したスクリューを再植立したが，違和感があったので除去してみると，先端が破折していた（図2）．エックス線写真では，アンカースクリュー先端が6|遠心根付近に残存していたが（図3, 4），深部のため経過観察とした．半年ほど症状なく経過したため，新たにアンカースクリューを再植立して治療を継続した（図5）．
　破折の原因は，傾斜埋入したアンカースクリュー先端が，歯根から横方向の荷重を受けたためと考えられる．ロングドライバーを口腔内深部で使用する際は，口唇，頬から相応の圧力を受けながら植立することになるため，植立時の繊細なキックバックを得にくい．コントラアングルのトルクドライバーを使用するなどの対応により，破折を避けることができると考えられる．

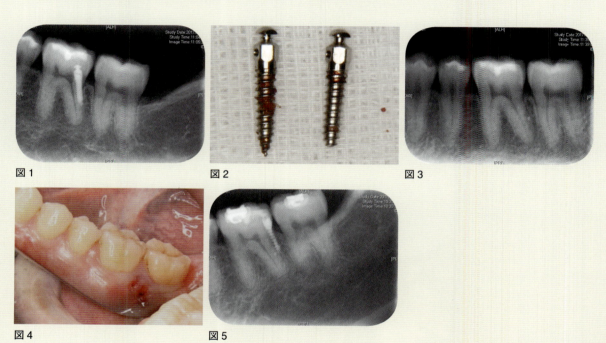

図1　　図2　　図3
図4　　図5

●症例2　27歳2カ月，女性．AbsoAnchor 1615-08

　外科的矯正治療における術前矯正治療として，下顎歯列の遠心移動のため|8抜歯窩のやや頬側寄りにアンカースクリューを植立した（図1～3）．1年10カ月後，動揺の訴えがあったため除去したところ，先端3mmを残して破折を確認した．深部ではあったものの顎離断手術の骨切り線上であったため，口腔外科に依頼しアンカースクリュー片周囲の骨を削合して破折片を摘出した．
　破折の原因は，対合歯による咬合力が食塊などを介してアンカースクリュー頭部に伝達されたことによるものと考えられる．アンカースクリューを粘膜下まで埋入するか，咬合挙上によりアンカースクリューと対合歯とのクリアランスを大きくする，もしくは径の大きいアンカースクリューを使用することにより破折を防止できたかもしれない．

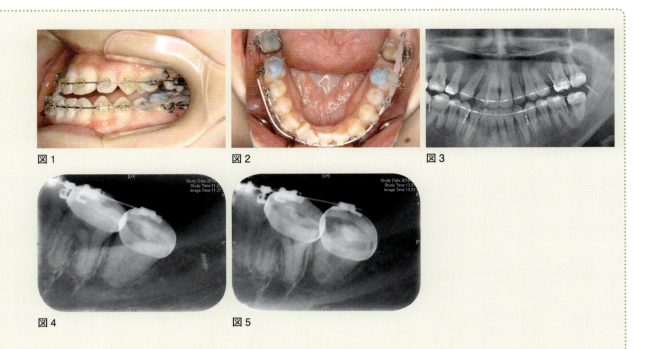

図1　図2　図3

図4　図5

●症例3　27歳10カ月，男性．AbsoAnchor 1413-06

　上顎前歯部を圧下するため，3 2|間，|2 3間にガイドホールを形成後，アンカースクリューを傾斜埋入した．翌月，3 2|間のアンカースクリューが動揺し，周囲の歯肉が腫脹を来したため除去した．|2 3間のアンカースクリューについては増し締めを行ったところ定着したため，数カ月使用したものの，やはり脱落に至った．

　本ケースは，①皮質骨が薄く脆弱な上顎前歯部の唇側に植立したこと，②圧下を行うために主線との垂直的なクリアランスを確保するため，可動粘膜との境目を狙って植立したこと，③アンカースクリューが2|歯根と近接したこと，④プラークコントロール不足，などの要因が複合してアンカースクリューの動揺に至ったものと推測された．フラップ形成を行い，より上方（鼻側）への植立を試みるといった対応が考えられる．

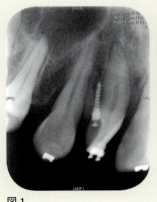

図1

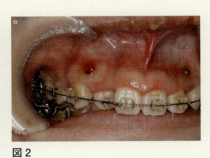

図2

Part 2 歯科矯正用アンカースクリュー使用時のリスクマネジメント

2 アンカースクリュー植立中の リスクマネジメント

宮澤 健，後藤滋巳

感染の防止

　アンカースクリューの植立に際しては，使用器具の滅菌や，清潔・不潔の概念などの外科的配慮が必要である．植立操作はデンタルインプラントの場合と基本的に同様であるが，アンカースクリューはデンタルインプラントに比較して小さく，上顎口蓋部や臼歯部頬側など口腔内の狭い部分に植立することが多いため，スクリュー部が歯に接触したり口腔粘膜に触れたりして汚染されやすい．アンカースクリューと植立用のスクリュードライバーを連結する際には，特にスクリュー部に直接グローブで触れないなど，汚染させない配慮が必要である．

歯根や神経・血管の損傷の防止

　植立中は植立の方向や深さなどに常に配慮する．特に，コントラアングルを用いて植立する場合やストレートドライバーを用いて植立する場合は，植立中に方向が変わらないように注意する．植立中に方向が変化していることに気付かない場合もあるので，それを防ぐためにもガイドを用いた植立が確実である．可能であれば，補助員に異なった角度から観察してもらい，植立方向の確認を行いながら植立する．
　植立時の方向の変化は，コントラアングルを用いる場合は特に上顎口蓋部，ストレートドライバーを用いる場合は上顎中切歯根尖上部で起こりやすい．

破折の防止

　アンカースクリューの破折にも注意を払う必要がある．破折を防ぐためには，植立のトルクに常に配慮し，過度な力がかからないように注意する．
　術前のCT画像により皮質骨が厚いことが確認されたときは，パイロットドリルの使用を検討する．特に，上顎口蓋部や下顎臼歯部頬側では必要になることが多い．

疼痛への対応

　アンカースクリューの植立は，通常，局所麻酔下で行うが，麻酔が十分に効いていない場合は患者が痛みを訴えることもある．その場合は，適宜，浸潤麻酔を追加する．
　また，上顎口蓋正中部に植立する場合，約10％の割合で前頭部または上顎部全体に痛みを訴えることがある．これは，アンカースクリューにより口蓋正中縫合部を拡大する力が働くためと考えられ，術後2時間から翌日までには痛みや不快感は消失する．

3 アンカースクリュー植立後の リスクマネジメント

宮澤 健，後藤滋巳

エックス線写真や CT の撮影

　植立直後にエックス線写真や CT を撮影し，歯根への接触や上顎洞，鼻腔への穿孔がないかを確認する．これらが認められた場合な，状況によってはただちに再植立を行うなど，適切な対応が必要となる．

患者への注意事項と投薬　　　　　　　　　　　　　　　　　→ Part3-5 参照

　植立後は，患者に安静にするように伝える．特に，アンカースクリューに舌で常に触れたり，押したりするなどの行為を控えさせる．また，口腔内を強く陰圧にするとアンカースクリューの植立部位から出血が起こる場合があることを説明しておく．
　必要に応じて消炎鎮痛剤や抗菌薬の投薬を行う．筆者らの調査では，縫合を行わないアンカースクリューの植立による消炎鎮痛剤の頓服は，術後の夜に 20％程度必要なくらいで，翌日以降はほとんど頓服していなかった．このことも，術後の痛みに対する患者への情報の1つとして伝えるとよい．
　部位によっては，アンカースクリュー頭部を粘膜内に埋入し，縫合する場合がある．この場合は，1週間後に抜糸のため来院してもらい，経過を観察する．

矯正力の付与

　通常は，植立から2週間程度の間をおき，植立による炎症が治まってから矯正力を付与する．この時点で動揺があるようであれば，経過を観察し，動揺が止まらない場合は再植立を検討する．

Part 2 歯科矯正用アンカースクリュー使用時のリスクマネジメント

4 動的治療中におけるリスクマネジメント

宮澤　健，後藤滋巳

腫脹への対応

　アンカースクリューを固定源として用いた場合の動的治療中に認められる症状として，感染・炎症にともなう腫脹，動揺・脱落，アンカースクリューに接触する口腔粘膜の擦過傷などが考えられる．これらは一連の症状として起こりやすく，感染・炎症による腫脹は，特に下顎臼歯部頬側に好発する．
　感染・炎症による腫脹は，矯正力の付与を中止し，洗浄や抗菌薬の投与を行ったり，増殖した口腔粘膜を除去することで改善する場合があるが（図1），経過を観察しても排膿や疼痛が治まらない場合は直下の骨吸収を惹起することがあるので，アンカースクリューを早めに除去する（図2）．
　治癒を待ち，原因が改善できるようであれば，再植立を計画するか，もしくは他の部位への植立などを検討する．

動揺・脱落への対応

　アンカースクリュー植立後，矯正力を付与してからアンカースクリューが動揺・脱落する場合，筆者らの調査では植立後6カ月以内に生じる割合が70％以上を占めている（図3）．
　たとえば，65⏌間，⎿56間頬側にアンカースクリューを植立し，これを固定源として前歯を舌側移動させる場合，片側が動揺・脱落すると矯正力を正しく付与できない．そのような場合は，いったん前歯の舌側移動を中止し，1～2カ月経過後に再度，同部位周辺への植立を試みる．再脱落することも多いので，その場合は左右側ともに抜歯窩に再植立したり（図4），植立部位を口蓋側に変更したり，上顎口蓋正中部に植立してパラタルバーと併用する（間接牽引）などして対応する．
　脱落を繰り返した場合の次の一手として，新たな植立部位とフォースシステムの設計を念頭に入れておく必要がある．

動的治療中におけるリスクマネジメント

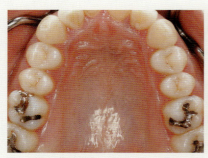
A 上顎口蓋正中部に前後的に2本のアンカースクリューを植立し,上顎大臼歯の圧下を行う.

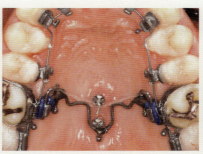
B アンカースクリュー植立1カ月後,アンカースクリュー頭部周囲に腫脹,発赤が認められた.

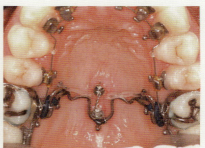
C アンカースクリュー植立2カ月後,腫脹,発赤が顕著になった.

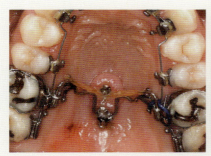
D アンカースクリュー植立3カ月後,腫脹,発赤が強くなり,アンカースクリュー頭部が埋入してきた.

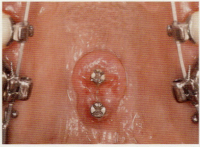
E アンカースクリュー植立4カ月後,腫脹,発赤がさらに著しくなったため,パラタルバーを除去した.

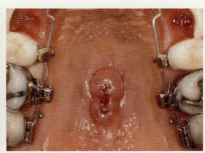
F アンカースクリュー植立5カ月後,アンカースクリュー頭部はほぼ埋入した.

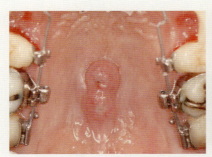
G アンカースクリュー植立6カ月後,アンカースクリュー頭部が完全に埋入し,排膿が認められたため,腫脹した粘膜の外科的切除を行った.切除は,先端がループ状の電気メスを用い,アンカースクリュー頭部に触れないように注意しながら行った.

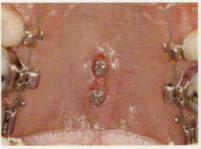
H 粘膜切除後,腫脹が消失し始め,アンカースクリュー頭部が露出した.

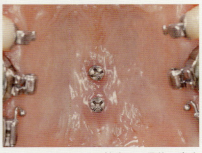
I アンカースクリュー植立8カ月後,炎症が消失した.

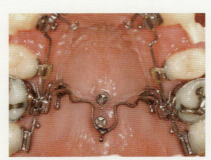
J 矯正力の付与を再開した.

図1 アンカースクリュー植立による腫脹

Part 2　歯科矯正用アンカースクリュー使用時のリスクマネジメント

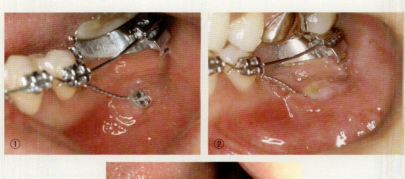

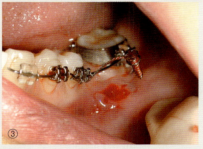

A　アンカースクリュー植立3カ月後より腫脹，発赤が出現し（①），その後，アンカースクリュー頭部が埋入した（②）．洗浄，軟膏塗布を繰り返すも腫脹，排膿，自発痛が著しくなったため，6カ月後にアンカースクリューを除去した（③）．

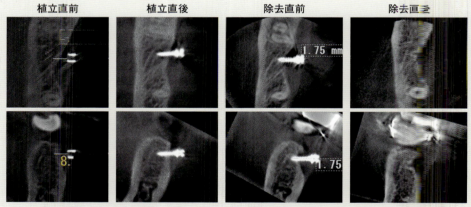

B　アンカースクリュー除去直前のCT画像では，歯槽骨が吸収している所見が認められる．感染，排膿している状態で，洗浄，投薬などの処置では改善が認められない場合，歯槽骨の吸収を防止するために早期の除去が必要である．

図2　アンカースクリュー植立後の腫脹にともなう歯槽骨の吸収

動的治療中におけるリスクマネジメント

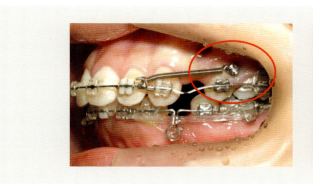
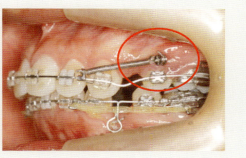

図3　アンカースクリューの動揺・脱落
アンカースクリュー植立1カ月後にアンカースクリューが近心に傾斜し，動揺していた．自発痛はないが，引っ張ると「ズルッ」と抜けてきた．

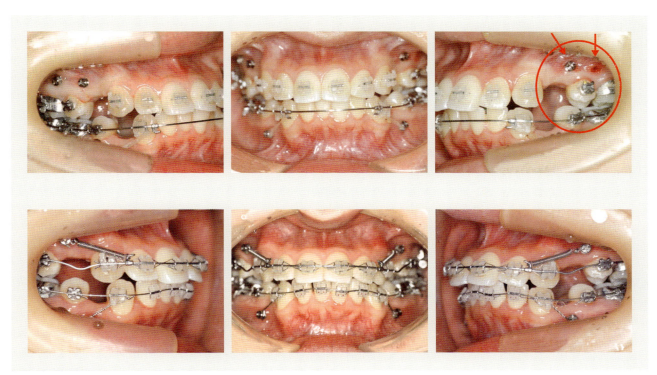

図4　動的治療中のアンカースクリューの脱落
アンカースクリュー植立1カ月後に|56 間頬側のアンカースクリューが脱落したため，左右側ともに抜歯窩に再植立した．

23

Part 2　歯科矯正用アンカースクリュー使用時のリスクマネジメント

5 アンカースクリュー除去における リスクマネジメント

宮澤　健，後藤滋巳

アンカースクリュー除去の時期

　動的治療が進行し，アンカースクリューの必要性が低下した場合は，感染の可能性や脱落による誤飲・誤嚥の危険性を回避するため，できるかぎり早期に除去する．

アンカースクリュー頭部の形状の考慮

　通常，アンカースクリュー頭部が口腔内に露出している場合は，除去のためのドライバーを装着しやすいため問題になることは少ないが，上顎中切歯根尖上部や下顎臼後隆起部などでアンカースクリュー頭部を粘膜内に埋入させた場合，その除去には注意を要する．除去のためには，浸潤麻酔下で切開してアンカースクリュー頭部を探すことになるが，アンカースクリュー頭部が肉芽組織で覆われている場合，除去用ドライバーがレンチ状になっているとアンカースクリュー頭部すべてを保持することができず，肉芽の除去にかなりの時間と手間を要する．
　したがって，アンカースクリュー頭部を粘膜内に埋入させる場合は，アンカースクリュー頭部にプラスまたはマイナスの溝が切ってあるものを選択し，溝に合わせた形状のドライバーを用いるとスムーズな除去が可能となる．特に，上顎中切歯根尖上部に植立する場合は効果的である．

アンカースクリュー除去後の説明

　アンカースクリューを除去した後の骨孔について，CT画像による筆者らの調査では，除去後半年程度でかなり縮小するが，1年経過後も骨表面に痕跡が残っていることもある．臨床上問題となることはないが，患者への説明や質問に対する答えの1つとして用意しておく必要がある．

Part 3

歯科矯正用アンカースクリューの植立にあたって

■ **アンカースクリュー植立の流れ**

1. アンカースクリュー植立のための口腔解剖
2. アンカースクリュー植立のための診査・検査
3. アンカースクリューの植立手技
4. アンカースクリューを用いたメカニクスの基本概念と選択
5. アンカースクリュー植立後の確認—注意事項と投薬
6. アンカースクリューの除去操作と注意点

Part 3　歯科矯正用アンカースクリューの植立にあたって

アンカースクリュー植立の流れ

（1）症例カンファレンス
症例カンファレンスにてアンカースクリュー植立を決定後，患者説明のための診療予約をとる．

（2）インフォームドコンセントと同意書の記載
患者にアンカースクリューの説明を行い，同意書（p.11参照）にサインをもらう．
その後，診断用ガイドプレートを製作するための印象採得を行い，植立前CT撮影の予約をとる．

（3）診断用ガイドプレート製作，試適
診断用ガイドプレートを製作し，口腔内に試適して問題がないかチェックする．

〔診断用ガイドプレートの製作手順〕（p.41参照）
①アンカースクリュー植立部位を作業用模型上で決定する．
②光硬化型レジンを歯の咬合面，頰側もしくは舌側を覆うように圧接する．
③アンカースクリュー植立部周囲をバーで削る．
④ステンレス製ガイドチューブを通し，その周囲を常温重合レジン（即時重合レジン）で固定する．
⑤形を整え，研磨する．
⑥ステンレス製ガイドチューブの内部を歯間ブラシなどで十分に清掃する．

〔診断用ガイドプレートの口腔内試適の手順〕
①ワイヤーが装着されている場合は，ワイヤーを外す．
②口腔内に試適し，適合状態を確認する．
③CT撮影時に診断用ガイドプレートが安定するように，必要に応じて咬合面にレジンを盛り，対合歯を咬ませて印記し，固定する．

(4) 植立前 CT 撮影

　CT 撮影を行う．骨の厚さや植立方向を検討し，診断用ガイドプレートの修正が必要な場合は修正し，再度 CT 撮影を行う．

　その後，アンカースクリューの植立と植立後 CT 撮影の予約をとる．

(5) アンカースクリューカンファレンス

　カンファレンスまでに，アンカースクリュー治療計画書 (p.10 参照) を用意し，主治医と口腔外科医にコメントと検印をもらう．

　カンファレンス時には治療計画書に基づいて，アンカースクリュー治療計画書，初診時模型，現在の模型，エックス線写真一式，口腔内写真，顔面写真を提示し，口腔外科医を含めたカンファレンスを行い，アンカースクリューの植立を行うか否かの最終判断を行う．

　手術日までに診断用ガイドプレートの滅菌処置を行う．

(6) アンカースクリュー植立，植立後 CT 撮影

　植立前 CT 画像を参考にしながら，滅菌済みの診断用ガイドプレートを用いてアンカースクリューの植立を行う．植立後，CT 撮影を行い，その後，アンカースクリューの固定の状況の確認を行う．また，消炎鎮痛剤と抗菌薬を処方する．

　次回診療の予約をとる．

(7) 荷重開始

　通常，植立後 2 週間から力をかけ始める．

　ただし，若年者の場合は植立後 3 カ月の治癒期間をおく（日本矯正歯科学会『歯科矯正用アンカースクリューガイドライン』より）．

Part 3 歯科矯正用アンカースクリューの植立にあたって

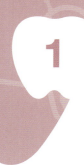

1 アンカースクリュー植立のための口腔解剖

中納治久，中脇純華，槇 宏太郎

　アンカースクリューの偶発症には，動揺，脱落，周囲粘膜の感染・炎症にともなう腫脹・疼痛，骨・粘膜の過形成，破折，歯根への接触・損傷などが挙げられる．アンカースクリューの臨床的有用性について，2010年6月までの報告をもとに行われたメタアナリシスの結果，成功率は87.7％であり，さまざまなグループ間で有意差は認められなかったことが報告されている．裏を返せば，12.3％はなんらかの合併症を起こしていることになる．

　2017年10月までに報告されたアンカースクリュー植立部位と脱落率に関する論文のシステマティックレビューよると，脱落率は植立部位によって異なることが示唆されている．上顎口蓋正中に植立されたアンカースクリューの脱落率は1.3％，上顎第二小臼歯-第一大臼歯間は9.2％，下顎第二小臼歯-第一大臼歯間は13.5％，頬骨buttressは16.4％となっている．特に，第二小臼歯-第一大臼歯間の植立ではアンカースクリューの歯根接触が脱落に大きく影響していることが示され，歯根への接触・損傷を避けるために，術前に植立部位の解剖学的精査を行う必要があることも指摘されている．また，51人の不正咬合患者に対して行われた後ろ向き研究の結果では，アンカースクリューの脱落や破折には，アンカースクリューの直径，周囲粘膜組織の状態，そして皮質骨の厚みなどが関係していると結論づけられている．

　一方で，歯・顎顔面用コーンビームエックス線CT装置（以下，CBCT）を用いた研究では，皮質骨の厚さは，下顎臼歯部＞頬骨下稜，上顎臼歯部＞下顎前歯部＞上顎前歯部の順に薄くなっていることが示され，咬合力と皮質骨幅との関連性が示唆されている．また，アンカースクリュー植立位置決定のために行われた解剖学的構造に関する研究においては，次のことが示されている．

- 近遠心的には，上顎では第二小臼歯-第一大臼歯間口蓋側が最も骨があり，上顎結節が最も少ない．
- 下顎は第一・第二小臼歯間が最も長く，犬歯-第一小臼歯間が最も短い．
- 頬舌的には，上顎では第一・第二大臼歯間が最も厚く，上顎結節では最も薄い．
- 下顎では第一・第二大臼歯間が最も厚みがあり，犬歯-第一小臼歯間が最も薄い．

　つまり，植立の安全性を確保するためには，歯根間距離，上顎洞底の位置，下顎管の位置，オトガイ孔の位置，大口蓋孔の位置，切歯管の位置，皮質骨の厚さなど，顎顔面骨の解剖を熟知し，皮質骨の厚み，骨質が十分である部位を選択する必要がある．

　アンカースクリューの植立部位として，上顎では梨状口下縁，前歯部歯槽骨，臼歯部歯槽骨，頬骨下稜，口蓋正中部，硬口蓋，上顎結節部，下顎では前歯部歯槽骨，臼歯部歯槽骨，臼後隆起部，下顎骨体部，オトガイ部が挙げられる．特に，上顎では第一大臼歯近遠心頬側および口蓋側，側切歯-犬歯間唇側，口蓋正中部の第二小臼歯部から第二大臼歯部の範囲内が推奨され，下顎では第一大臼歯近遠心頬側への植立が推奨される．いずれも，付着歯肉領域への植立が推奨されている．

　なお，日本矯正歯科学会『歯科矯正用アンカースクリューガイドライン 第二版』では，アンカースクリュー使用に際しては，目的，必要性，有効性，代替の治療法などについて患者に十分な説明を行い，必ず文書により同意を得ること（インフォームドコンセントおよびインフォームドチョイス），特に，動揺，脱落，感染，破折，歯根への接触等のリスクに関しては説明義務を有することが記載されている．

　ここでは，アンカースクリュー植立部位の骨の解剖に関して，CBCT（KaVo 3D eXam：カボデンタルシステムズジャパン，撮影条件120kV，5mA，Voxel Size 0.4 mm）のMPR（Multi Planar Reconstruction）画像および三次元再構築画像を用いて解説する．

アンカースクリュー植立のための口腔解剖

上顎骨

● 梨状口下縁
使用目的：上顎前歯部の圧下

上顎前歯部は歯根間にアンカースクリューを植立することが難しく，梨状口下縁を選択することがある．しかし，歯根から離して十分上方に植立する場合，可動粘膜上からの植立となるため切開が必要になるとともに，アンカースクリュー頭部を露出させない方法（closed method）が求められる．

図1 に上顎中切歯部 CBCT 画像を示す．梨状口下縁の皮質骨は薄く，口蓋方向には切歯管も存在するため，アンカースクリューの長さや植立方向を慎重に検討する必要がある．さらに，切歯管の位置，太さは症例によって異なるため，CT 等による精査が望ましい（図2）．

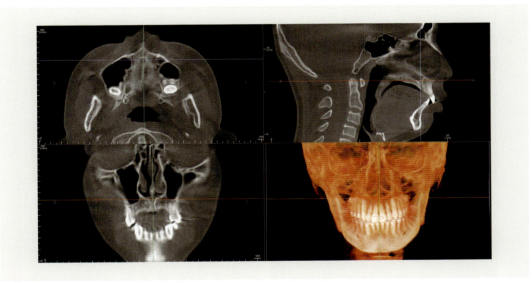

図1　上顎中切歯部

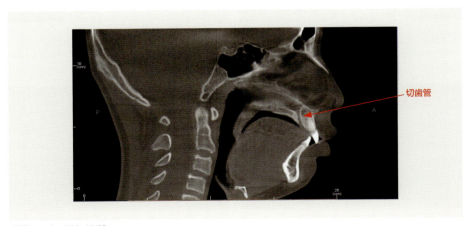

図2　1|1 間矢状断

29

Part 3　歯科矯正用アンカースクリューの植立にあたって

上顎前歯部唇側歯槽骨
使用目的：上顎前歯部の圧下

上顎前歯部の圧下量を十分に考慮しなければ歯根の損傷を招く危険性がある．

図3～5に上顎中切歯部，側切歯部，犬歯部の矢状断を示す．唇舌側の歯槽骨は薄く皮質骨も菲薄である．アンカースクリューを上方へ傾斜させて埋入すると，鼻腔，上顎洞への穿孔の可能性もあるため，アンカースクリューの長さや植立方向を慎重に検討する必要がある．

一般的には，CTにて3|2間，|2 3間のスペースが十分に存在するときは同部位に植立する．植立にあたっては，歯槽骨の唇舌側幅と上顎洞底線を考慮する（図6）．

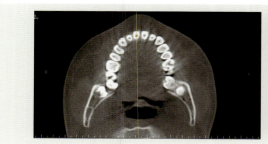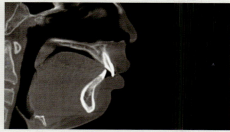

図3　1|矢状断

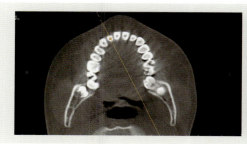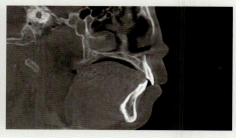

図4　2|矢状断

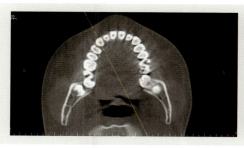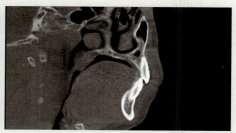

図5　3|矢状断

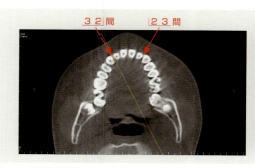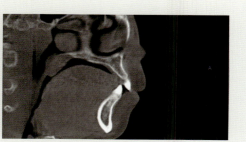

図6　3|2間矢状断

上顎臼歯部頬側歯槽骨
使用目的：前歯部・臼歯部の後方移動，大臼歯の圧下，加強固定

　固定の強化のために上顎臼歯部に植立する機会が最も多い．上顎では，図7 に示すように 5 6|間，|5 6 間に十分なスペースがあることが多く，植立を行いやすい．ただし，5|5 根尖部には上顎洞底線が低く位置することもあるため，注意が必要である（図8）．

　5 6|間，|5 6 間から 6|，|6 にかけては頬骨下稜に位置することもあり十分な骨が存在する（図9, 10）．しかし，症例によっては歯根の方向・長さ，歯槽骨の厚み，上顎洞底線などが異なるため注意が必要である．

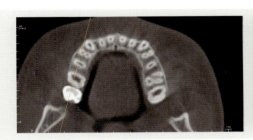
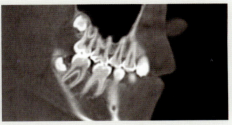

図7　6 5|間矢状断

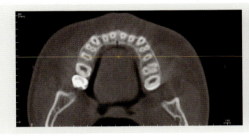
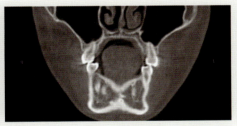

図8　5|5 部前額断

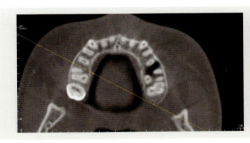
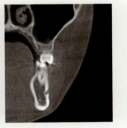

図9　5 5|間前額断

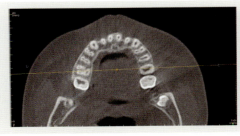
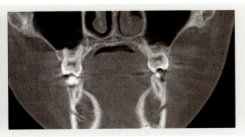

図10　6|6 部前額断

Part 3　歯科矯正用アンカースクリューの植立にあたって

一方，7 6｜間，｜6 7 間はスペースが少なく植立が難しい（図11，12）．また，7｜7 頰側は骨量も少なく，上顎洞底線に近接している（図13）．

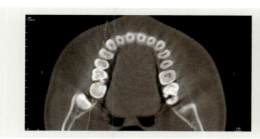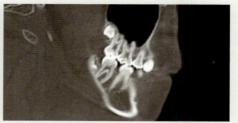

図11　7 6｜間矢状断

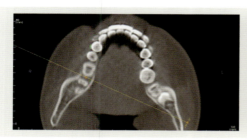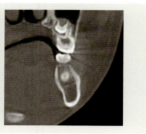

図12　7 6｜間前額断

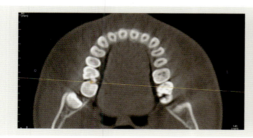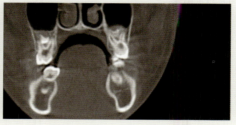

図13　7｜7 部前額断

● 頰骨下稜

使用目的：前歯部・臼歯部の後方移動，大臼歯の圧下，加強固定

硬い皮質骨で構成されているが，可動粘膜下に位置しているため粘膜切開が必要であるとともに，すぐ内側に上顎洞があるため注意が必要である（図14）．

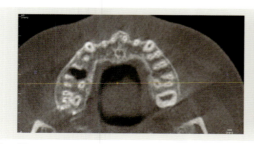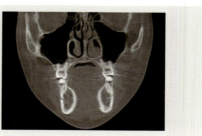

図14　頰骨下稜部前額断

上顎臼歯部口蓋側歯槽骨
使用目的：前歯部・臼歯部の後方移動，大臼歯の圧下，加強固定

大臼歯の歯根は頬側が2根であるのに対し，口蓋側では1根であるため，頬側に比べて口蓋側の歯根間距離は長い．したがって，第一大臼歯の近心または遠心への植立が推奨されている．

おもに ７６｜間，｜６７ 間（図15）に植立するが，５４｜間，｜４５ 間，６５｜間，｜５６ 間に植立することも可能である（図16, 17）．しかし，個人差はあるものの口蓋粘膜は非常に厚いため，骨内に十分維持できるような長さのアンカースクリューを選択する必要がある．また，第二大臼歯遠心には大口蓋孔があるので注意が必要である（図18）．

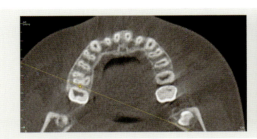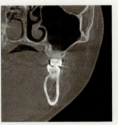

図15　７６｜間前額断

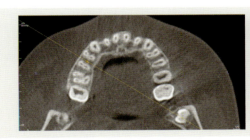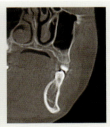

図16　５４｜間前額断

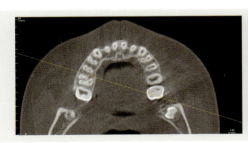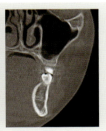

図17　６５｜間前額断

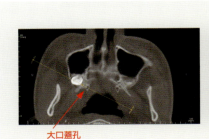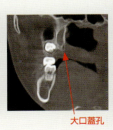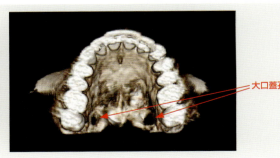

図18　７｜７ 口蓋側歯槽骨，硬口蓋前額断

口蓋正中部，硬口蓋
使用目的：前歯部・臼歯部の後方移動，加強固定

一般的には，トランスパラタルアーチをつなぐ間接法が用いられる．

口蓋正中部では第一小臼歯部遠心より後方で第二大臼歯部近心までの間に植立する．第一小臼歯より前方には切歯管があり，第二大臼歯より後方は軟口蓋になるためである（図19）．

上顎結節部
使用目的：前歯部・臼歯部の後方移動

第三大臼歯がある場合は，抜歯後に歯槽骨の治癒が完了してから植立する．骨質は比較的弱く，症例によっては上顎結節部に植立スペースがない場合がある（図20）．しかし，解剖学的に比較的長いアンカースクリューを選択することが可能である．

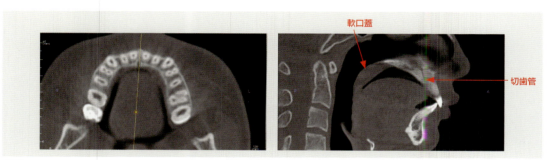

図19 上顎口蓋前方部および第二大臼歯部矢状断

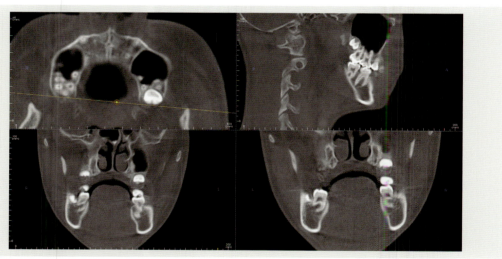

図20 上顎結節部水平断，前額断

アンカースクリュー植立のための口腔解剖

下顎骨

下顎前歯部歯槽骨
使用目的：下顎前歯部の圧下

下顎前歯部歯槽骨は歯根間距離が短いため危険性が高い（図21）．歯根下方には十分な植立スペースがあるが，口腔前庭部の可動粘膜部に位置し，また，ジンフィシスは薄いため注意が必要である（図22）．

下顎臼歯部歯槽骨
使用目的：大臼歯の圧下，臼歯部の整直，下顎歯列の前方・後方移動，加強固定

下顎では 6|6 近遠心頰側歯槽部への植立が推奨されている．図23 に下顎臼歯部歯槽骨矢状断を示す．CT画像で示されるように 6 5|間，|5 6 間 7 6|間，|6 7 間のいずれもスペースが十分に存在する．

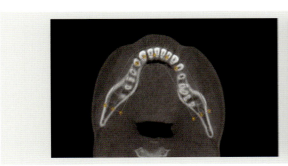
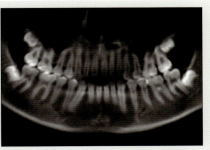

図21 下顎体断面

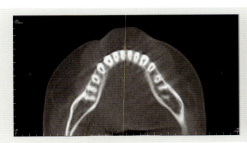
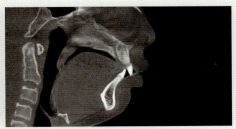

図22 下顎中切歯部矢状断（ジンフィシス）

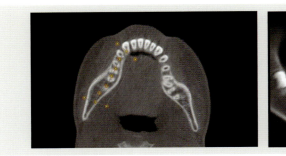
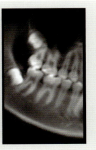

図23 下顎臼歯部歯槽骨矢状断

35

Part 3　歯科矯正用アンカースクリューの植立にあたって

　下顎臼歯部は皮質骨が十分に厚く，ほとんどの場合，下顎管も舌側に位置しており，大臼歯部から小臼歯の近心に向かうほど下顎管は頰側方向に位置する（図24〜28）．

　なお，症例によっては $\overline{6|6}$ 近心根周辺にオトガイ孔が開口していることがあるので注意が必要である．

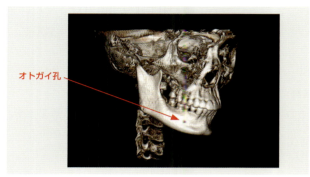

図24　オトガイ孔

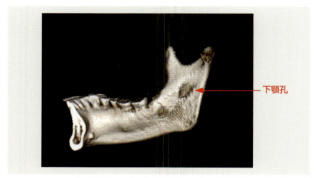

図25　下顎孔

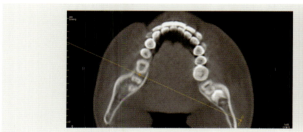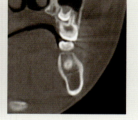

図26　$\overline{7\,6|}$ 間前額断

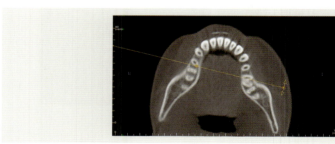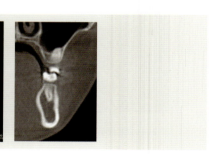

図27　$\overline{6\,5|}$ 間前額断

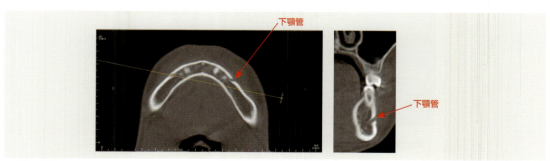

図28　$\overline{5\,4|}$ 間前額断

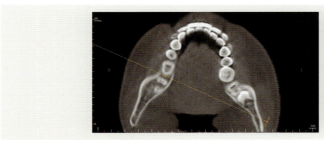
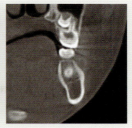

図29　下顎臼後隆起部前額断

下顎骨体部
使用目的：臼歯部の圧下

下顎歯列の近遠心移動や圧下には歯槽骨への植立で十分であるため，可動粘膜部に位置する下顎骨体部への植立頻度は低い．第二小臼歯部からオトガイ孔に向かうにしたがい，下顎管は頬側に位置してくるので注意が必要である．

なお，オトガイ孔は $\overline{5|5}$ 部のほぼ骨体中央に存在することが多いため，解剖学的位置をエックス線で確認する必要がある．

臼後隆起部
使用目的：大臼歯の圧下，臼歯部の整直，下顎歯列の後方移動，加強固定

頬側皮質骨が非常に厚いため，アンカースクリューの破折に注意する必要がある（図29）．また，上顎臼歯とのクリアランスが少ないため，植立位置を考慮しなければならない．

なお，下顎管は舌側に位置しているため問題になることは少ない．

オトガイ部
使用目的：下顎前歯部の圧下

ジンフィシスは薄いため，植立部位に注意する必要がある．

なお，下顎前歯部の圧下を行う際は，唇側傾斜を起こしやすいのでアーチワイヤーによる十分なコントロールが必要である．

Part 3 歯科矯正用アンカースクリューの植立にあたって

2 アンカースクリュー植立のための診査・検査

宮澤 健，後藤滋巳

口腔内診査

● 頬側に植立する場合

① 歯根の位置の確認
植立部位の近くに歯根が存在していたり，歯の移動にともなってアンカースクリュー自体がその障害となる場合があるので，注意が必要である．特に，前歯部と小臼歯部では歯根の存在が波打った状態で観察されるので，歯根間距離や歯根の方向を確認し，植立部位決定の参考にする．

② 付着歯肉の位置の確認
アンカースクリューを歯槽粘膜に植立すると，歯槽粘膜は可動粘膜であるため植立後に擦過傷や感染を起こす危険性が高くなる．したがって，アンカースクリューは付着歯肉内に植立することが望ましい．
付着歯肉の位置を視覚的に確認するためには，歯肉にヨードを塗布するとよい（図1）．濃染しない部分（薄染）が付着歯肉，濃染した部分が歯槽粘膜であるので，そのラインを模型上に描記して植立部位決定の参考にする．

③ 小帯の付着位置の確認
小帯が高位に付着しているとアンカースクリュー植立後の炎症や疼痛の原因となることがあるので，小帯の存在と付着位置を確認しておく．

● 上顎口蓋正中部に植立する場合
上顎口蓋正中部に植立する場合は，口蓋隆起の有無を確認する（図2）．口蓋隆起が認められるようであれば，植立に十分な骨の厚みを獲得できる可能性が高くなる．口蓋部は角化性の粘膜に覆われ，また，皮質骨も比較的厚く，アンカースクリューの植立には有利と考えられるが，粘膜や骨の厚みを十分考慮して植立部位を決定する必要がある．

● 下顎臼後隆起部に植立する場合
臼後隆起部は，ガイドを用いた植立が難しい．また，第三大臼歯が存在していると植立部位が制限されるため，抜歯後の骨修復を考慮してアンカースクリュー植立の半年程度前に抜去することが望ましい．

模型診査

● 頬側に植立する場合
多方向から模型を観察し，隣接歯根が認められない部位・方向を見極めることが重要である．

● 上顎口蓋正中部に植立する場合
口蓋隆起の有無を確認する．前述のとおり，口蓋隆起が認められる場合は十分な骨の厚みを得やすく，アンカースクリュー植立に対する安心度・安全度が高まる．

アンカースクリュー植立のための診査・検査

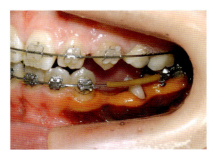

図1 付着歯肉の位置の確認
歯肉にヨードを塗布すると，付着歯肉は薄染し，歯槽粘膜は濃染する．確認後，付着歯肉の位置を模型に書き込む．

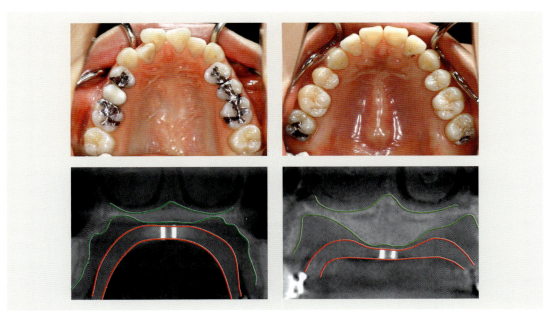

図2 口蓋隆起の有無による骨の形態の違い
口蓋隆起が認められる場合（右図）は骨が厚い．

エックス線写真検査

アンカースクリュー植立のための検査としてまず挙げられるのが，エックス線写真検査である．エックス線写真検査では，パノラマエックス線写真やデンタルエックス線写真を用いて植立部位や方向を確認する．

● 頰側に植立する場合

植立予定部位の隣接歯根が近接していないかを確認することが重要である．もし，歯根が近接していれば歯根損傷の可能性が高くなるため，接触しない部位に植立するよう計画を変更する．歯根近接の可能性が高いときは，隣接歯を矯正装置で移動させ，歯根間に十分なスペースを獲得してから植立することもある（図3-A）．

また，6 5 間，5 6 間に植立する場合には，上顎洞底の下垂が認められることもある（図3-B）．パノラマエックス線写真などで位置を確認し，アンカースクリューが上顎洞へ穿孔しないように植立することが重要である．

● 下顎臼後隆起部に植立する場合

第三大臼歯の存在を確認する．

39

Part 3 歯科矯正用アンカースクリューの植立にあたって

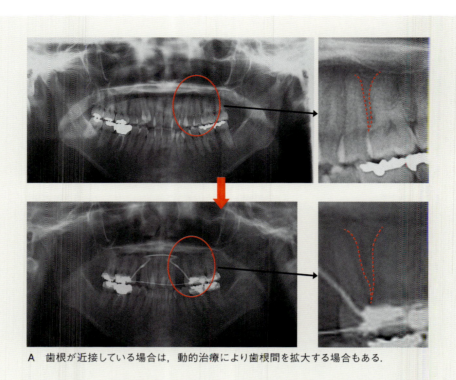

A 歯根が近接している場合は，動的治療により歯根間を拡大する場合もある．

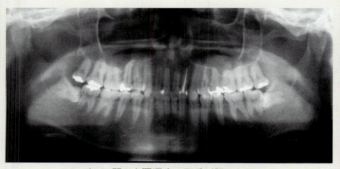

B |56 間で上顎洞底の下垂が認められる．

図3 パノラマエックス線写真検査

CT検査

　エックス線写真検査は二次元の検査となるため，隣接歯根や上顎洞との関係を三次元的に精査するためにCT検査を行うことが望ましい．CTには，ヘリカルCTや歯科用コーンビームCTがあるが，撮影画像の先鋭さや被曝線量の軽減，撮影の簡便さなどの点により，歯科用コーンビームCTが多用されている．
　CT検査では，アンカースクリューの植立部位を確認するため，診断用ガイドプレートを併用して撮影を行うべきである．

診断用ガイドプレートの製作

　診断用ガイドプレートの併用は，アンカースクリューの植立部位を診査するための最も有効な方法の1つで，特に，歯根が隣接する頰側に植立する場合には重要な診査となる．
　診断用ガイドプレート製作のポイントとしては，模型診査，CT検査で決定した植立部位・方向を植立

時に正確に再現できることである.

以下，上顎臼歯部頬側に植立する場合の製作法を示すが，上顎口蓋正中部や他の部位に植立する場合も同様の方法で製作する.

① 植立方向の設定 （図4-A）

作業用模型に隣接歯の歯根を描記し，植立予定部位を決定する.

② レジン床の製作 （図4-B）

作業用模型上で，隣接歯冠の咬合面を覆い，植立予定部位を含むように光硬化型レジンの圧接を行い，概形を形成する．デザインナイフなどを用いて余剰部分は削合する．その後，光照射を行い，十分に硬化させる.

③ 植立ガイドの製作 （図4-C）

まず，硬化したレジン床に，ステンレス製ガイドチューブが通る穴をバーで形成する.

次に，形成した穴にステンレス製ガイドチューブを通し，植立方向の確認を行う．植立方向の確認は多方向から行い，歯根に接触しないかをチェックする．ステンレス製ガイドチューブは，アンカースクリューの直径よりも内径が 0.2 mm 程度大きいものを用いる.

その後，ステンレス製ガイドチューブをアンカースクリューの 2/3 程度の長さに切断し，光硬化型レジン内に埋入して隙間を常温重合レジンで埋め，固定する.

④ 診断用ガイドプレートの完成 （図4-D）

装置全体が硬化したら，レジンの切削片などの異物がアンカースクリューとともに骨内に埋入されることがないよう，ステンレス製ガイドチューブの内面を歯間ブラシなどを用いてしっかりと清掃する.

● 診断用ガイドプレートの試適

完成した診断用ガイドプレートは口腔内で試適を行い，適合状態を確認する．CT 検査では咬合した状態で撮影を行うため，咬合状態で安定するかを確認することが重要である.

もし，咬合した状態で診断用ガイドプレートが安定しない場合には，咬合が強い箇所を削合し，必要に応じて内面のリベースを行うなどして調整する.

● CT 検査

① 方向の確認 （図5）

CT 検査における重要なポイントの 1 つ目は，水平断・矢状断・前額断の 3 方向において植立予定方向に歯根がなく，アンカースクリューが安全に植立できるかを確認することである.

下顎臼後隆起部に植立する場合は，下顎管損傷の可能性もあるため，CT 検査により下顎管の位置・距離を確認し，植立の際には特にアンカースクリューの長さ，植立の深度に注意を払う.

② 骨の厚さの確認

CT 検査におけるポイントの 2 つ目は，植立予定部位の骨の厚さを計測し，植立に十分な厚さがあるかを確認することである．それによって，アンカースクリューの長さと太さを決定する.

骨の厚さのうち，特に皮質骨の厚さは重要である．皮質骨が厚いと，骨が固く固定力は強固となるが，厚すぎるとアンカースクリューが破折する危険性が高くなる．したがって，皮質骨の厚さは CT 検査の段階で把握しておく必要がある.

Part 3　歯科矯正用アンカースクリューの植立にあたって

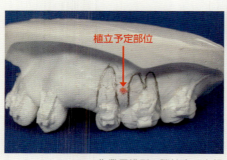
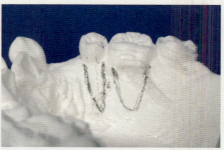

A 作業用模型に隣接歯の歯根を描き，植立予定部位を決定する．

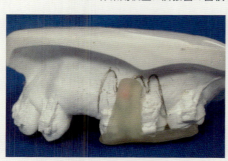
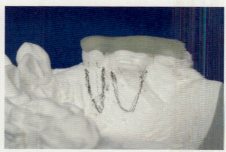

B 植立予定部位と隣接歯冠咬合面を含むように光硬化型レジンを圧接し，レジン床を製作する．

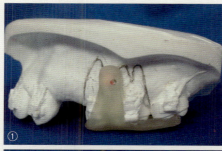
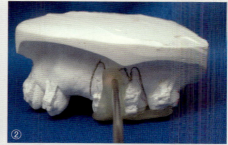
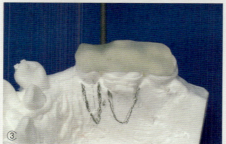
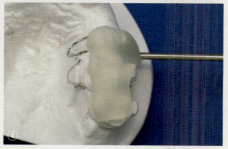

C ステンレス製ガイドチューブを通すための穴あけを行い（①），頰側からステンレス製ガイドチューブを通して植立方向を確認する（②）．口蓋側や咬合面など多方向から確認する（③，④）．

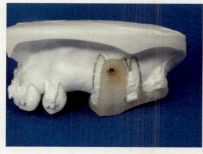
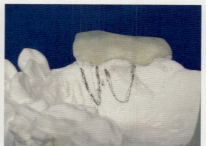
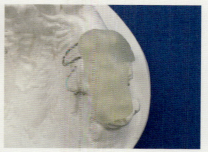

D ステンレス製ガイドチューブをレジン床に埋没し，完成させる．

図4 診断用ガイドプレートの製作

アンカースクリュー植立のための診査・検査

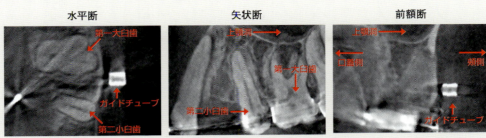

A　CT検査では，水平断・矢状断・前額断の3方向から，隣接歯や上顎洞の位置，骨の厚さを確認する．

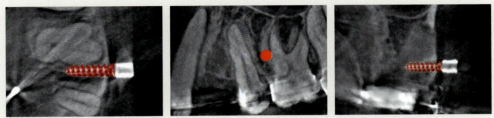

B　CT画像を用いた予想図により，アンカースクリューと隣接歯根との関係を確認する．

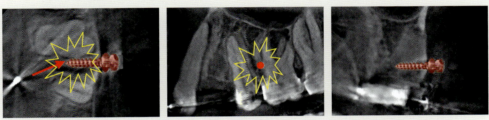

C　CT画像を用いた予想図より，第一大臼歯近心根を損傷する可能性が認められる．

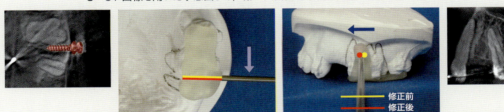

D　CT画像を用いた予想図により，近心に2.0mm移動すると歯根に接触しないことが示されたため，ステンレス製ガイドチューブの位置を変更して，植立方向を修正する．

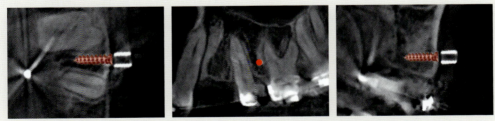

E　CT画像を用いた予想図では，3方向からの画像すべてにおいて周囲組織に損傷が認められないことから，隣接歯根を損傷する可能性がないことが確認される．

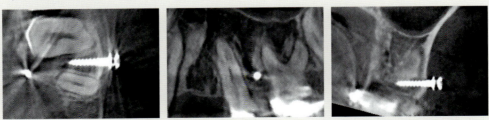

F　アンカースクリュー植立後のCT画像では，すべての方向において上顎洞への穿孔は認められず，歯根への接触も認められない．

図5　CT検査

Part 3 歯科矯正用アンカースクリューの植立にあたって

3 アンカースクリューの植立手技

宮澤　健，後藤滋巳

アンカースクリューには大きく分けて次の2種類がある．
①セルフドリル型：セルフドリル機構がついている．
②セルフタップ型：セルフドリル機構がなく，誘導孔を歯科用モーターやコントラアングルなどで形成する必要がある．
　ここでは，セルフドリル型のアンカースクリューを 6 5|間，|5 6 間頬側歯槽骨に植立する場合について説明するが，他の部位への植立に関しても同様に行うと考えてよい．

アンカースクリューの植立に必要な材料

　一般的に植立に必要な材料を 図1 に示す．滅菌グローブ，ザルコニン液などの術野消毒剤，キシロカイン®などの浸潤麻酔液，アンカースクリュー，トルクドライバーやトルクレンチなどのスクリュードライバーが必要となる．当然のことであるが，外科小手術になるので，すべて滅菌された材料を使用する．製作された診断用ガイドプレートは，植立前にプラズマ滅菌するか，ザルコニン液などに5〜6時間浸しておく．
　このほか，上顎中切歯根尖上部（梨状口下部）や下顎臼後隆起部に植立する場合などで歯肉の切開・剝離が必要な場合は，メスホルダー，メス刃，骨膜剝離子，縫合糸などが必要になる．

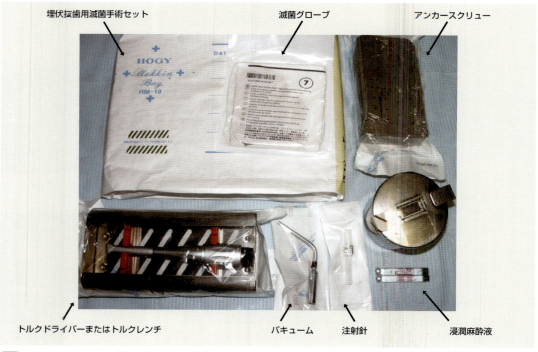

図1　アンカースクリュー植立時に用いる材料

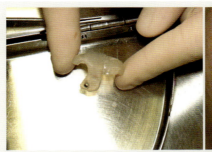
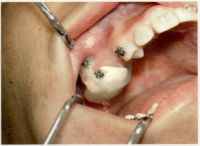

A　ザルコニン液などで術野を消毒した後，診断用ガイドプレートの試適を行って適合状態を確認する．

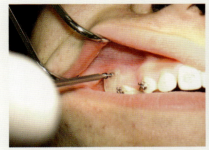
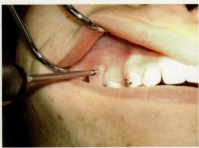
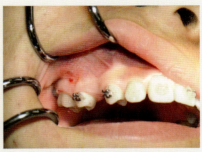

B　アンカースクリュー植立部位近辺にキシロカイン®などを用いて浸潤麻酔を行い，麻酔奏功後に診断用ガイドプレートを装着してステンレス製ガイドチューブに沿ってアンカースクリューをドリルする．

C　アンカースクリューの約2/3の長さまで埋入したら（アンカースクリュー頭部が診断用ガイドプレートに触ったら）ドリルを停止する．

D　ドリルを逆回転させてアンカースクリューをいったん除去し，診断用ガイドプレートを口腔内から除去する．骨内にはアンカースクリューの2/3の長さの植立ガイド孔が形成されている．

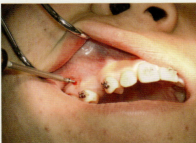
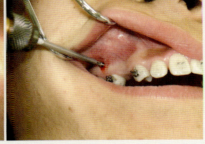

E　アンカースクリュー植立のための刺入点が多少出血して明示されているので，再び同じアンカースクリューを植立ガイド孔に沿って完全にドリルし，植立を完了する．

図2　アンカースクリューの植立手順

アンカースクリューの植立手順

　アンカースクリューの植立手順を 図2 に示す．この方法に従えば，皮質骨，海綿骨の破壊や歯根の損傷を起こすことなく植立でき，十分な安全性を保つことができる．アンカースクリューの種類や頭部の形態，大きさに影響されず，ステンレス製ガイドチューブの直径にさえ注意すればよいため，汎用性も高い．診断用ガイドプレートを使用して術前の精査を十分に行えば，植立は約10分程度で終了し，非常に短時間で簡便である．もし，診断用ガイドプレートを使用せずに植立する場合は，歯根損傷の可能性が高くなることに留意する．

　植立後は，歯根の損傷がないか，植立方向に問題がないかなどの確認を行う．そして，通常の外科的処置と同様，消炎鎮痛剤と抗菌薬を処方する．

　なお，上顎中切歯根尖上部（梨状口下部）や下顎臼後隆起部では，比較的口腔粘膜が厚く，動きが大きいため，アンカースクリュー頭部を粘膜下に完全に埋入し，結紮線などを粘膜部に貫通させて口腔内に露出させることが多い．その場合は，アンカースクリュー頭部への結紮線の装着ならびに粘膜貫通部の設定，縫合操作が必要となる．

Part 3 歯科矯正用アンカースクリューの植立にあたって

4 アンカースクリューを用いたメカニクスの基本概念と選択

東堀紀尚, 森山啓司

　矯正歯科治療の大きな目標の1つは，患者の自律的な行動変容を促したり，矯正装置を用いた能動的な治療介入を行うことで，顎口腔系を取り囲む力学的環境を変化させ，個々の歯の位置や顎骨・歯列の形態異常を是正して機能や審美性の最適化を図ることである．したがって，たとえば，マルチブラケット装置を用いた治療では，個々の症例に対してどのような矯正力（大きさ，方向，時間，分布）を，どのような材料・装置を用いて作用させるかについて，バイオメカニクスの観点から事前に綿密な計画を立てることが不可欠となる．言い換えれば，あたかも内科医が患者に薬を処方するかのように，矯正歯科医は各症例に応じた最適な矯正力を作用させて治療を行っていくことが求められる．

　治療に用いられるこの矯正力は，物理学の大原則であるニュートンの「作用・反作用の法則」に従う．つまり，歯に矯正力を作用させる場合，作用点に負荷される力とは全く正反対の力が固定源に作用するため，固定が十分に得られれば目標どおり効果的に歯を移動させることが可能となるが，逆に固定の強度が不足すれば，歯の移動を十分に達成できないだけでなく，固定源に好ましくない変化を生じさせることにもなる．したがって，矯正歯科治療においては，固定の設定は治療結果に影響を与える最も重要な要素の1つであるといってよい．

　固定源としてアンカースクリューを用いると，固定の喪失を伴わない，いわゆる「絶対的固定」を実現することが可能となり，矯正力の反作用による望ましくない歯の移動を最小限に食い止めることができる．また，根尖方向からの牽引が可能となり，これまで困難とされてきた歯の圧下や遠心移動も可能となる．しかし，アンカースクリューは，ほかの矯正装置と同様に決して万能なツールではなく，メカニクスの設定を誤れば満足のいく治療結果は得られない．

　ここではアンカースクリューを適切に治療メカニクスに組み込んでいくための基本概念について解説する．

前歯部の舌側移動のメカニクス

著しい上顎前突や叢生の症例では，小臼歯の抜歯窩にできたスペースを最大限に利用して前歯部の突出や叢生を解消する方法がしばしば行われる．このような症例においては，臼歯部に対していかに強固な固定を設定するかが，治療結果の成否を決める大きな鍵となる．

そのために，従来の矯正歯科治療では，パラタルバーのような顎内固定装置に加えて，ヘッドギアなどの顎外固定装置がしばしば用いられてきた．しかし，ヘッドギアのような可撤式装置は，使用時間が不十分であると固定の喪失が生じてしまい，設定した治療目標に到達できないことがある．

そこで，強固な固定を設定するために，アンカースクリューが用いられるようになってきた．アンカースクリューを用いれば，患者の協力度に依存することなく絶対的固定を実現することが可能となる．

アンカースクリューによる固定の設定を行うためには，まず歯体移動を行うか傾斜移動を行うかの判断を行い，その移動様式に従ってアンカースクリューの植立部位および歯に力を作用させるためのメカニクスを計画する必要がある（図1）．

① 歯体移動：歯の抵抗中心を通るように矯正力の作用線（アンカースクリューから作用点を結ぶ線）を設定する．

② 傾斜移動：作用線を抵抗中心から離れた部位を通るように設定し，抵抗中心に対して適切なモーメントを発生させるように工夫する．

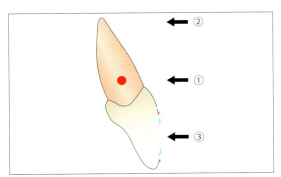

図1 作用線と抵抗中心
力の作用線が抵抗中心を通ると，歯は歯体移動する（①）．一方，力の作用線が抵抗中心から離れた場所を通る場合は，歯は抵抗中心を中心に回転し，傾斜移動する（②，③）．この回転力（モーメント）は，抵抗中心から離れるほど大きくなる．

Part 3　歯科矯正用アンカースクリューの植立にあたって

● 頰側に植立する場合

　歯体移動を行いたい場合，従来の矯正歯科治療における治療メカニクスでは，前歯-臼歯間の矯正力の作用線がアーチワイヤーに沿って歯列上を通過するため，前歯部には舌側傾斜させるモーメントが生じる．そこで，ゲーブルベンドや調節彎曲などを組み込み，これを相殺する必要がある（図2）．

　一方，アンカースクリューを用いる場合，矯正力の作用線を従来の方法とは異なる方向に設定することが可能となる．たとえば，アンカースクリューを臼歯部のブラケットスロットより 8.0 〜 10.0 mm 根尖側に植立し，作用線が前歯部の抵抗中心を通るようにアーチワイヤーに設置したレバーアームとの間で牽引を行えば，理論上はプレーンアーチによる最も効率のよい（一方向からのみ力が加わる）歯体移動を行える（図3-A）．ただし，この植立部位は，通常，歯槽粘膜（可動粘膜）部にあり感染が生じやすいため，実際の臨床ではこれよりやや歯冠側に植立し，アーチワイヤーに設置したレバーアームとの間で牽引する方法がよく用いられる．このとき，作用線は前歯部の抵抗中心より少し歯冠側を通り，前歯部にはわずかながら舌側傾斜のモーメントが生じるため，前歯部のアーチワイヤーにリンガルルートトルクを付与してモーメントを補償する必要がある（図3-B）．

● 口蓋正中部に植立する場合

　症例によっては，臼歯部歯根間の距離が小さいために頬側歯槽骨にアンカースクリューを植立できないこともある．その場合は，上顎口蓋正中部にアンカースクリューを植立し，6|6 に装着したパラタルバーと連結して固定源を確保する．

　このような症例では，アンカースクリューを直接的な固定源とすることができないため，あくまでも前歯-臼歯間の牽引を行うための加強固定と考え，従来のスライディングメカニクスに準じた治療計画を立てる必要がある

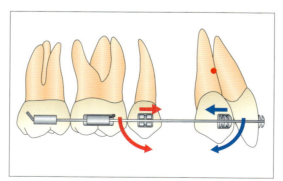

図2　従来の矯正歯科治療における前歯部舌側移動時のメカニクス

臼歯部から前歯部を牽引すると，前歯部には後方移動の力が，臼歯部には前方移動の力がかかる．それらの作用線はブラケットを装着している歯冠を通るため，前歯部，臼歯部にはスペースに向かって倒れこむモーメントが生じる．このモーメントを相殺するために，アーチワイヤーにゲーブルベンドや調節彎曲などを付与する必要がある．

48

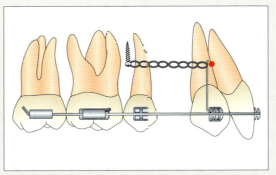

A　アンカースクリューとアーチワイヤーから伸ばしたレバーアームのフックを結ぶ線（作用線）が抵抗中心を通ると，歯体移動する．

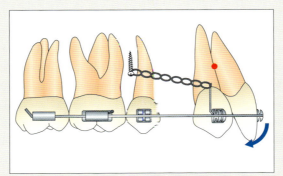

B　作用線が抵抗中心よりわずかに歯冠側を通るため，前歯部には少なからず舌側傾斜のモーメントが生じる．そこで，アーチワイヤーにリンガルルートトルクを付与することでそのモーメントを打ち消し，歯体移動を行う．

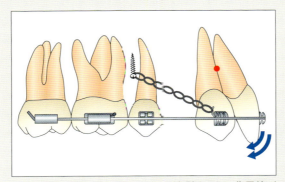

C　アーチワイヤー上のフックにより牽引すると，作用線が抵抗中心よりかなり離れた位置を通るため，傾斜移動を起こす．

図3　アンカースクリュー使用時における前歯部舌側移動時のメカニクス

圧下のメカニクス

　圧下は，固定源に対して最も大きな力がかかる移動様式である．それに加えて，従来の矯正歯科治療におけるメカニクスでは，垂直方向の力（根尖方向への牽引力）を発生させにくいという欠点があり，圧下を伴う矯正歯科治療は非常に困難とされてきた．

　一方，アンカースクリューは植立部位が歯冠より低位にあるため，歯に圧下力を作用させることが容易であり，また，反作用による悪影響を最小限に留めることが可能という利点がある．

　圧下の治療メカニクスも，前歯部の舌側移動時の考え方とほぼ同様である．つまり，作用線が抵抗中心を通るように考慮しつつ，咬合面に対して垂直的な力がかかるようにすれば，傾斜移動を伴わない圧下が可能となる（図4-A）．しかし，実際には頬側もしくは口蓋側のどちらか一方の歯槽骨に植立したアンカースクリューから歯冠部に装着したブラケットに対して牽引を行うことが多く，歯には頬舌的傾斜のモーメントが多少なりとも生じてしまう（図4-B）．臨床上このようなモーメントを避ける必要がある場合は，頬側と口蓋側の両方にアンカースクリューを植立して牽引を行うか，もしくはパラタルバーなどを装着して牽引方向への傾斜を抑制しつつ圧下を行う（図4-C）．

　側方歯群全体の圧下を行う場合は，小臼歯の歯根表面積が大臼歯と比べて小さいため，小臼歯のほうがより大きく圧下されやすい．したがって，抵抗中心が側方歯群の近遠心的中央部よりもやや遠心側にあると想定して治療計画を立案する必要がある．

遠心移動のメカニクス

　臼歯部もしくは歯列全体の遠心移動は，圧下とともに矯正歯科治療のなかで最も難易度が高い移動様式である．従来の矯正歯科治療では，ヘッドギア，ペンデュラム装置，ディスタルジェットなどを利用して臼歯部の遠心移動を図るが，患者の協力度が低い場合は期待した治療効果が得られなかったり，力の反作用によって前歯部の唇側傾斜が生じたりするという問題がある．

　一方，アンカースクリューを用いると絶対的固定源を獲得できるため，矯正力の反作用による好ましくない影響を排除しながら臼歯部に持続的な力を加えることができ，より効率的な遠心移動が可能となる．

　臼歯部の遠心移動を行うためには，作用線と抵抗中心との関係を考慮したメカニクスを計画する必要があり，アンカースクリューの植立部位は，頬側歯槽骨，口蓋側歯槽骨，上顎口蓋正中部などから選択する．

● 頬側に植立する場合

　頬側歯槽骨へのアンカースクリューの植立は比較的簡単であるが，アンカースクリューが歯根間に植立されるため歯の遠心移動時に歯根と接触する可能性がある．もし，接触した場合には，アンカースクリューを適切な位置に再植立し，遠心移動を継続する必要がある．

● 口蓋側に植立する場合

　口蓋側歯槽骨にアンカースクリューを植立する場合は，作用線が抵抗中心を通りやすいため，シンプルなメカニクスを計画することが可能である．ただし，歯の移動の妨げになる場合も多いので，注意が必要である（図5-A）．

● 上顎口蓋正中部に植立する場合

　上顎口蓋正中部に植立したアンカースクリューは歯の移動を妨げることがないため，移動量の制限なく

アンカースクリューを用いたメカニクスの基本概念と選択

遠心移動が行える．口蓋の深さにより，アンカースクリューから直接パラタルバーを牽引する方法と，アンカースクリューからエクステンションアームを伸ばして，そのフックからパラタルバーを牽引する方法などが考えられる（図5-B）．このような症例では，頭部エックス線規格写真により臼歯部の抵抗中心を通る作用線を設定し，牽引方法を決定する必要がある．

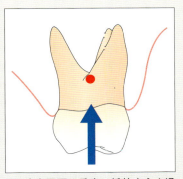

A 咬合平面に垂直に抵抗中心を通るように力を作用させると，傾斜せずに圧下される．

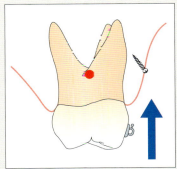

B アンカースクリューを頬側に植立してブラケットに圧下力をかけると，圧下力に加えて頬側に傾斜するモーメントが生じる．

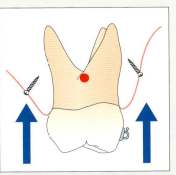

C 頬側だけでなく口蓋側にもアンカースクリューを植立するか，パラタルバーなどを使用することで，頬側傾斜するモーメントを打ち消し，咬合平面に垂直に圧下できる．

図4 アンカースクリュー使用時における圧下のメカニクス

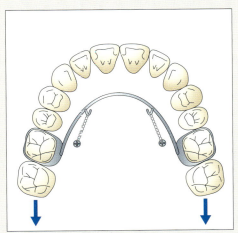

A 口蓋側歯槽骨に植立する場合，アンカースクリューからパラタルバーへの作用線が臼歯部の抵抗中心を通り，咬合平面に平行になるように牽引を行うと，臼歯部は遠心に向かって歯体移動する．

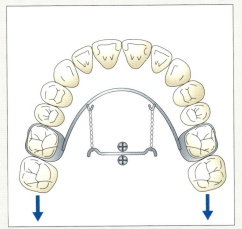

B 上顎口蓋正中部に植立する場合，アンカースクリューから，臼歯部の抵抗中心を通り咬合平面に平行な線上までエクステンションアームを伸ばし，その線上とパラタルバーが交わるところにフックをつけてエクステンションアームとフックを牽引するなどの方法により臼歯部の歯体移動が行える．

図5 アンカースクリュー使用時における上顎臼歯部遠心移動のメカニクス

51

Part 3 歯科矯正用アンカースクリューの植立にあたって

5 アンカースクリュー植立後の確認 ——注意事項と投薬

東堀紀尚, 森山啓司

アンカースクリューは絶対的固定源として作用するため，従来の治療メカニクスに比べて固定の喪失を回避できるという最大の利点がある．また，植立部位の選択肢の自由度，低侵襲，植立・除去術式の簡便性といった治療操作上の利点もある．

その反面，植立する際の歯根の穿孔・損傷や，植立後の動揺・脱落といった偶発症が，従来の治療法にはなかった新たな問題として生じている．アンカースクリューの動揺や脱落の最大の原因は患者の骨質や骨量によるといわれているが，それ以外にも植立部周囲粘膜の感染・炎症，術後の機械的刺激などの関与も考えられる．

ここでは，それらのリスクファクターを最小限にするために，アンカースクリュー植立後の確認事項および投薬を含めた患者管理について解説する．

植立後の確認

アンカースクリュー植立後は，ただちに初期固定の状態や隣接歯との位置関係を確認する．

● 初期固定の状態の確認

歯科用ピンセットを用いてアンカースクリュー頭部を軽く左右に揺らし，初期固定の状態を確認する．このとき，過度の機械的刺激を加えると動揺・脱落の原因となるので十分な注意が必要である．

もし，この時点で明らかな動揺が認められる場合は，予後不良が予測されるため，アンカースクリューをいったん除去してほかの部位に再度植立することを検討する．

動揺が軽度の場合は，1〜2回転さらにスクリューを締め込んだ後に動揺度の変化を確認し，それで安定するようであればそのまま経過を観察する．再手術を回避するためにほかの部位に予備のアンカースクリューを植立しておく場合もある．

● 隣接歯との位置関係の確認

頰側や口蓋側の歯槽骨にアンカースクリューを植立する場合は，アンカースクリューが歯根に接触していないかを確認する必要がある．通常，アンカースクリュー植立時に誤って歯根に接触してしまった場合は，術者の手に抵抗を感じ，また患者は痛みを感じることが多い．したがって，この時点でただちにアンカースクリューを除去し，異なる部位に植立しなおす．

アンカースクリューが歯根膜にわずかに接触した程度である場合は，麻酔下では感知できないこともある．しがたって，打診を行い，打診音の変化や疼痛の有無などを確認する．歯根や歯根膜に接触している場合は咬合痛などを生じるので，タッピングをさせて確認してもよい．

エックス線写真やCTによる検査も必要である．デンタルエックス線写真による検査では異なる2方向から撮影し，アンカースクリューの先端が2枚のエックス線写真上で異なる場所に写っていれば問題ないと考えてよい．しかし，アンカースクリュー先端が歯根と重なって同じような位置に写っている場合は，歯根に近接もしくは接触している可能性が高いので，打診などの結果と総合して対応を考える．

患者への説明

アンカースクリューの安定性を得るためには，術者が植立後に行う確認・管理も大切であるが，患者自身の管理も重要である．たとえば，アンカースクリュー周囲の清掃不良による感染や，過度の力によるアンカースクリュー周囲への機械的刺激などは，動揺・脱落の原因にもなるので避けなければならない．また，咬合痛を始めとする疼痛やアンカースクリューの動揺・脱落に対する対処方法についても，患者との信頼関係を保つため十分な説明を行っておくべきである．

アンカースクリュー植立後に患者に対して説明すべき事項を 表1 に示す．

● 口腔衛生指導

アンカースクリューの植立は低侵襲であり，感染を起こすことはまれであるが，周囲が不潔になっていると粘膜貫通部位を通じて術後感染を生じてしまう場合がある．感染はアンカースクリューの動揺・脱落の大きな原因となるので，アンカースクリュー周囲の清掃指導を行うことが非常に重要である．

アンカースクリュー頭部はブラケット周囲と同様，食物残渣が停滞しやすいので，植立の翌日から毛先の軟らかい部分磨き歯ブラシを用いて周囲をなぞるように清掃することを指導する．ただし，過度の機械的刺激はアンカースクリューの動揺・脱落の原因となるので，強い力での清掃は避けるように注意を促す．

また，口腔内をより清潔に保つため，植立後5日間は含嗽薬の使用をすすめる．

● 機械的刺激について

アンカースクリュー頭部は比較的小さな構造となっているが，口腔粘膜組織は非常に敏感であるため，突出したアンカースクリュー頭部に対する違和感により無意識のうちに指や舌などで触れてしまうことがある．アンカースクリューへの不要な機械的刺激は動揺・脱落の原因となるため，アンカースクリューには指や舌で触れないように指導する．

また，咀嚼時に食塊によって付与される圧力は，アンカースクリューに対して好ましくない機械的刺激を与えることにもつながりかねない．特に，ブラケットやワイヤーが装着されていない場合は，食塊による圧力が直接アンカースクリューに付与されるため，動揺・脱落の危険性が高くなる．したがって，大きな食物は，なるべく小さくしてから食べるように注意を促すのが望ましい．

表1 アンカースクリュー植立後の患者への説明
事項

① アンカースクリュー周囲の清掃を慎重に行うこと．
② 5日間は含嗽薬を使用すること．
③ 指や舌で触らないようにすること．
④ 大きな食物を食べる際は注意すること．
⑤ 2～3日間は痛みが生じる場合があること．
⑥ 疼痛が長引く場合は連絡すること．
⑦ 咬合痛がある場合は連絡すること．
⑧ 動揺や脱落が生じた場合は連絡すること．

Part 3　歯科矯正用アンカースクリューの植立にあたって

● 疼痛について

アンカースクリュー植立の大きな特徴の1つとして低侵襲であることが挙げられるが，口腔粘膜組織を貫通するものである以上，植立部位の周囲に疼痛を惹起する可能性も否定できない．したがって，消炎鎮痛剤を処方しておき，疼痛時に服用するよう指示する（**投薬** 参照）．

疼痛は通常，2〜3日で消失することが多いが，疼痛が長引く場合は植立部からの感染などが疑われるので，できるかぎり早期に再来院するよう伝える．

● 咬合痛について

咬合痛を訴える場合は，アンカースクリューが歯根や歯根膜に接触している可能性が高いので，再来院するよう伝える．その場合，植立したアンカースクリューを除去し，再植立の必要があることを説明する．

● 動揺・脱落について

アンカースクリュー植立後に動揺・脱落が生じる可能性があること，動揺が大きい場合はアンカースクリューを除去して再植立を試みる可能性があることについて，患者に十分説明しておく必要がある．また，動揺が生じた場合はただちに来院するよう指示する．

動揺が軽度な場合は，再度締め込んで経過観察を行う．このとき，痛みを生じるようであれば，表面麻酔もしくは浸潤麻酔を行う．

投薬

投薬においては，すべてのケースで術者がその薬剤の作用・副作用をよく理解し，また，必ず十分な問診を行う必要がある．

消炎鎮痛剤，抗菌薬についてはさまざまな種類があるが，歯科で一般的に用いられている比較的安全性が高い薬品について，その投薬処方例を **表2** に示す．

● 消炎鎮痛剤

アンカースクリュー植立時には口腔粘膜組織を少なからず損傷させるため，植立後，2〜3日は疼痛や炎症が生じることがある．したがって，消炎鎮痛剤を投薬するとよい．

なお，口腔内を清潔に保つ目的で，消炎鎮痛剤とともに含嗽薬（塩化ベンゼトニウム）を処方する場合が多い．含嗽薬については，少なくとも5日間は使用するよう指導する．

① 非ステロイド性抗炎症薬（NSAIDs）

非ステロイド性抗炎症薬（NSAIDs）であるプロピオン酸系 NSAIDs は，比較的副作用が少なく，高い効果が期待されるため頻用されている．ただし，アスピリン喘息*・気管支喘息患者への投与は絶対禁忌のため，投薬する前に問診による確認が非常に重要となる．特に，成人喘息患者では約 10％がアスピリン喘息患者であるといわれており，成人喘息患者への投薬の際は十分な注意が必要である．

② アセトアミノフェン

アセトアミノフェンは抗炎症作用が弱く，鎮痛作用もプロピオン酸系 NSAIDs より穏やかである．通常の投与量であれば喘息発作が誘発されにくく比較的安全といわれているが，添付文書ではアスピリン喘息・気管支喘息患者への投与は絶対禁忌となっており，大量投与によって肺機能低下を来した症例も報告されている．

アンカースクリュー植立後の確認──注意事項と投薬

表2 アンカースクリュー植立後の投薬処方例

1　消炎鎮痛剤の選択
　　アスピリン喘息・気管支喘息の既往について必ず問診する．

　第一選択
　　プロピオン酸系 NSAIDs（例：ロキソニン®60mg 1 錠，疼痛時，3 回分）
　　　※アスピリン喘息・気管支喘息時は絶対禁忌
　　塩化ベンゼトニウム含嗽薬（ネオステリン G 0.2% 40mL 1 本，1 日 4 回〈朝・昼・夜・就寝前〉）

　第二選択
　　アセトアミノフェン（例：カロナール®300～1,000mg 1 錠，疼痛時，3 回分）
　　　※アスピリン喘息・気管支喘息時は絶対禁忌
　　塩化ベンゼトニウム含嗽薬（ネオステリン G 0.2% 40mL 1 本，1 日 4 回〈朝・昼・夜・就寝前〉）

　　塩化ベンゼトニウムは，含嗽用として鎮痛剤とセットで処方する．

2　抗菌薬の選択

　第一選択
　　ペニシリン系（例：サワシリン　250mg 1 錠，分 3，食後 3 日分）
　　　※ペニシリンアレルギーの場合は絶対禁忌

　第二選択
　　リンコマイシン系（例：ダラシン　150mg 1 錠，分 4，食後 3 日分）
　　もしくは
　　マクロライド系（例：ジスロマック　250mg 2 錠，分 1，食後 3 日分）
　　　※ペニシリンアレルギーの場合に投与する．

抗菌薬

　アンカースクリューを植立する際に生じる口腔粘膜組織への侵襲は非常に低く，口腔衛生状態を良好に保ってさえいれば患者のもつ自己防衛機能によって感染を防ぐことが可能であるため、筆者らは積極的な抗菌薬の投与を行っていない．しかしながら，口腔粘膜組織の損傷が大きい場合や上顎洞への穿孔が疑われる場合など術後感染の可能性が考えられる場合は，抗菌薬の投与を行ったほうが安全である．

　抗菌薬の第一選択は，広い抗菌スペクトルをもつペニシリン系抗菌薬である．これらは安全性が高く，副作用が少ない．ただし，ペニシリン系抗菌薬に対するアレルギーをもつ患者に対しての投与は絶対禁忌なため，十分な問診が必要である．

　ペニシリンアレルギーの患者には，リンコマイシン系もしくはマクロライド系の抗菌薬を投薬する．

＊アスピリン喘息：アスピリンを含む酸性 NSAIDs によって誘発される喘息発作であり，軽度なものから致死的な喘息症状が誘発されるケースまでさまざまである．通常，服用後 1 時間以内に鼻症状が生じ，その後，喘息発作が起きる．若年者の発症はまれであるが，成人喘息患者では約 10%がアスピリン喘息患者であるといわれている．

6 アンカースクリューの除去操作と注意点

東堀紀尚，森山啓司

　アンカースクリューの除去は植立時と比較し，その操作は容易である．通常，浸潤麻酔の必要はなく，カスタムドライバーを用いて，アンカースクリューに植立時とは逆の回転を与えて除去する．まれに，骨膜や口腔粘膜に対する逆回転時の刺激により，不快感や軽い痛みを生じる場合があるため，痛みが強い場合は浸潤麻酔の使用を検討する．

　除去後に，植立孔周囲の消毒を行う．止血処置や投薬は不要である．

　植立する部位によっては，アンカースクリュー頭部が口腔粘膜に覆われてしまう場合がある（図1, 2）．このような場合は，口腔粘膜を切開し，アンカースクリュー頭部を露出させる必要がある．浸潤麻酔を行った後，切開する範囲を最小限に留め，アンカースクリューを覆った口腔粘膜を切開してアンカースクリュー頭部を露出させる．その後，前述の操作方法により除去する．

　切開が大きくなった場合は，アンカースクリューを除去した後に縫合を行う必要がある．口腔粘膜への侵襲が大きい場合は，消炎鎮痛剤や抗菌薬の投与を検討する．

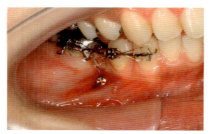

図1 アンカースクリュー植立直後
アンカースクリュー頭部は口腔内に露出している．

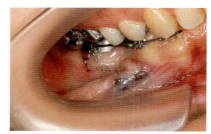

図2 口腔粘膜に覆われてしまったアンカースクリュー
アンカースクリュー植立後6コ月．植立直後に露出していたアンカースクリュー頭部は口腔粘膜に覆われている．除去する際は，口腔粘膜の切開が必要である．

Part 4

歯科矯正用アンカースクリュー活用術

上顎前突
下顎前突
上下顎前突
開咬
過蓋咬合
叢生
M.T.M.
ガミースマイル
その他

■レベルアンカレッジシステム（LAS）の eSNA と eANB について

　従来より，A 点は，前鼻棘から上顎中切歯歯槽突起稜との間の上顎骨外形線上の最深点に設定している．しかし，レベルアンカレッジシステム（LAS）において A 点は，N 点と従来の A 点を結んだ線（N-A Line）と，上顎中切歯長軸間の角度を加味して評価する．これを「effective A 点」と呼び，この effective A 点を用いた SNA 角を eSNA，ANB 角を eANB としている．
（参考：T. L. Root 著，木下善之介監修，川本達雄ほか編：レベルアンカレッジ・システム 概念と治療法．1990．スリーエムユニテック．）

Part 4 歯科矯正用アンカースクリュー活用術

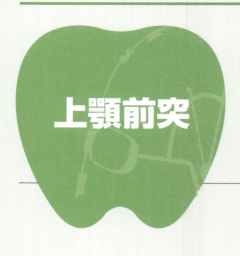

上顎前突

予後不良の上顎第二小臼歯および下顎第一小臼歯を抜去しアンカースクリューとAGPBを固定源として 4+4 の一括遠心移動を行った症例

宮澤 健, 後藤滋巳

アンカースクリュー植立部位：上顎口蓋正中部（2本）
使用アンカースクリュー：デュアル・トップオートスクリュー
　　　　　　　　　　　（10.0mm×6.0mm, プロシード）

症例の概要

患者：23歳10カ月, 女性
主訴：前歯部の突出
一般的所見：全身的な問題はなく，既往歴に特記事項はなかった．家族歴として，父親が上顎犬歯低位唇側転位だった．
習癖：特記事項なし．
顔貌所見：正貌では口唇が厚い所見が認められ，オトガイ部が左方に偏位していた．側貌では上唇の突出感が認められた（図1）．
口腔内所見：大臼歯の対向関係は左右側ともにAngle I級で，オーバージェットは+4.5 mm，オーバーバイトは+2.0 mmであった．下顎前歯部に叢生が認められた．顔面正中に対して上顎正中は一致していたが，下顎正中は1.0 mm左方に偏位していた（図2）．
模型分析所見：歯冠幅径は 1 2 3 5, 1 2 3 4 6 が+1S.D.を超えて大きく，上下顎の歯列弓長径は+1S.D.を超えて大きかった．現状歯列弓におけるスペース計測の結果，上顎は0.6 mm，下顎は4.2 mmのスペース不足であった（図3）．Spee彎曲は2.0 mmであった．
パノラマエックス線写真所見：歯数の異常は認められなかった．1|1 には外傷の既往があり，上顎前歯部の根尖はやや丸い所見が認められた．また，|5 6 が根管処置済みであった．|8 の存在が認められた（図4）．
頭部エックス線規格写真所見：〈距離的計測〉Is-Mo，Ii-Mo が+1S.D.を超えて大きく，上下顎歯列弓長径は大きかった．また，Is-Is' および Ii-Ii' は-1S.D.を超えて小さく，上下顎中切歯は低位であり，Mo-Ms および Mo-Mi は-1S.D.を超えて小さく，上下顎大臼歯も低位であった．〈角度的計測〉SNA，SNB は標準範囲内であり，ANB が+2.9°で骨格性 I 級を呈していることより，A点，B点，P点は標準的であると評価した．Mandibular plane は-1S.D.を超えて小さく，ローアングルであった．歯系では，U-1 to SN，L-1 to Mandibular が+1S.D.を超えて大きく，図には示さないがFMIA は-1S.D.を超えて小さく，上下顎中切歯は唇側傾斜と評価した（図13, 14参照）．

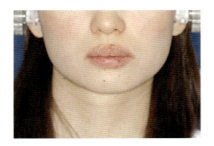
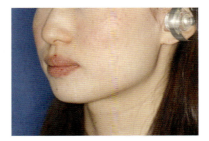
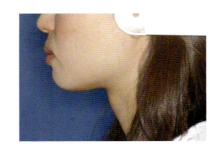

図1 初診時顔面写真

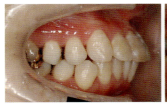
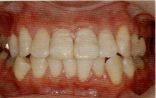
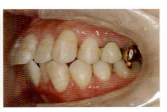
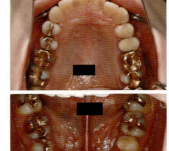

図2 初診時口腔内写真

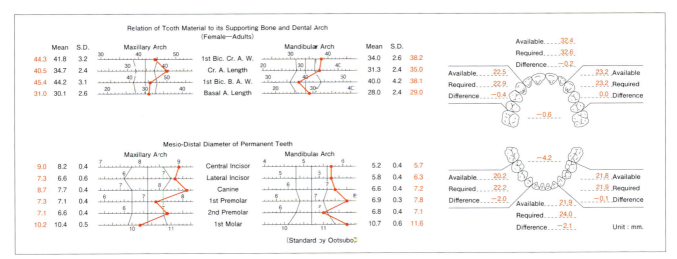

図3 初診時模型・スペース分析

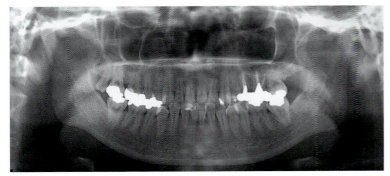

図4 初診時パノラマエックス線写真

Part 4　歯科矯正用アンカースクリュー活用術

診断と治療方針

診断：上下顎中切歯の著しい唇側傾斜と正中線の偏位を伴う上顎前突症例（Angle Ⅰ級）

治療方針・治療方法・治療目標：治療方針の立案にあたってはレベルアンカレッジシステム（以下, LAS）の analysis chart（**図5**）を利用した．初診時は, eSNA が 80.0°, SNB が 76.0°, eANB が +4.0°, FMA が 22.0°で, NA ラインに対する上顎中切歯の位置は 10.0 mm, 37.0°, NB ラインに対する下顎中切歯の位置は 11.0 mm, 37.5°であった．治療目標として, eANB は +3.0°, U-1 to NA は 3.5 mm, L-1 to NB は 5.0 mm に改善する設定としたところ, 目標に到達するためには, 4|4, 4|4 抜歯の必要性が示されたが, 患者は根管処置済みの |5 抜歯を希望したため 5|5, 4|4 を抜歯し, 上下顎前歯部の舌側移動および咬合の緊密化と上顎臼歯部の固定を目的としてアンカースクリューを併用し, マルチブラケット装置により治療を行うこととした．chart より, Ⅱ級ゴムを4カ月使用すること, 動的治療期間は2年2カ月必要であることが示された．

アンカースクリューの選択理由（利点）

- 上顎前突の治療では, 下顎側方歯の整直のためのⅢ級ゴムおよびハイプルヘッドギアなどの使用により, 上顎大臼歯を強固に固定することが求められるが, 本症例では 5|5 を抜歯する治療方針としたため固定の喪失が考えられ, その場合は十分な治療目標の達成が期待できず, オーバージェットが残存したり治療目標の再設定が必要な可能性がある．
- アンカースクリューは植立のための術式が単純であり, 植立時の外科的侵襲が少なく除去も簡便で, 患者への負担が少ない．
- アンカースクリューを使用することにより, 上顎前歯部ならびに第一小臼歯牽引時の大臼歯の近心移動の防止が期待できる．

植立部位の選択理由（利点）

　上顎大臼歯の固定のため, 神経・血管や歯根のない上顎口蓋正中部に植立することとした．診断用ガイドプレートを製作後, 歯科用コーンビーム CT による術前診査にて植立予定部位の骨や口蓋粘膜の厚みを測定し, 植立の可否を判断した．診断用ガイドプレートを植立時のガイドとして使用することにより, 術前診査で植立を予定した部位に植立することが可能となった．

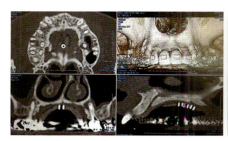

診断用ガイドプレート試適時　前方

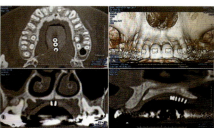

診断用ガイドプレート試適時　中央

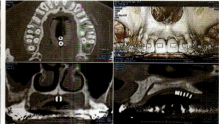

診断用ガイドプレート試適時　後方

アンカースクリュー使用時の注意点

- 上顎大臼歯の近心移動を防止するため，AGPB を装着してアンカースクリューと結紮することにしたが，アンカースクリュー頭部の高さが上顎臼歯部の根尖側 1/3 になるように植立したとしても上顎大臼歯の近心傾斜が起こる可能性があるため，その場合は大臼歯に遠心傾斜への力が生じるようにする．
- AGPB のアンテリアルフックならびにスタビライジングフックとアンカースクリューの結紮，もしくは牽引力のコントロールが重要である．

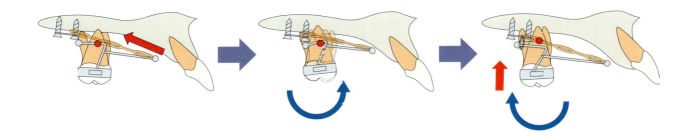

フォースシステム

　上顎前歯部舌側移動時の反作用を考慮し，AGPB とアンカースクリューを結紮，牽引することで加強固定の強化を行う．前方部のフック（アンテリアルフック）には結紮線やエラスティックチェーンをかけられる設計とし，後方部のフック（スタビライジングフック）は上顎第一大臼歯に近心傾斜が生じた場合にアンカースクリューと結紮することで大臼歯に圧下力を加える．また $\overline{4\,3}$ 間，$\overline{3\,4}$ 間にはオープンコイルスプリングを装着し，接触点を外しながら上顎前歯部の牽引を行うことで，円滑な上顎前歯部の舌側移動を期待する．

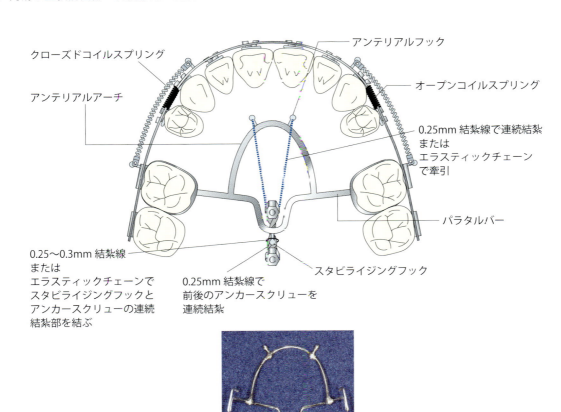

Part 4 歯科矯正用アンカースクリュー活用術

 治療経過

LASでは通常，STEP 1からSTEP 7まで順に行うが，本症例ではSTEP 2を先行して行うこととした．まず，上顎にハイラックスタイプの急速拡大装置を装着し，その後 4|4 を抜歯し，下顎側方歯のレベリングとアンカレッジプレパレーションを行うため，Ⅲ級ゴムを4カ月間併用しながら，.018×.018 ニッケルチタンワイヤーから.018×.025 ステンレスワイヤーまで順次装着した（図6）．

STEP 1では，上顎歯列のレベリングとスタビライズを行うため，上顎に.017×.017 ニッケルチタンワイヤーから.018×.025 ステンレスワイヤーまで順次装着した．

STEP 3では，3|3 の遠心移動を行うため，下顎に.017×.025 ニッケルチタンワイヤーと，3+3 にブラケット間距離の1.5倍のオープンコイルスプリングを装着した（図7）．

STEP 4では，下顎前歯部のレベリングを行うため，前歯部のみを.016 ラウンドワイヤーにリデュースした.018×.025 ステンレスワイヤーを装着した．

STEP 5では，下顎歯列のスタビライズを行うため，抜歯部位にキーホールループを屈曲した.018×.025 ステンレスワイヤーを装着し，その後，5|5 を抜歯した．

STEP 6では，上顎に.017×.025 ニッケルチタンワイヤーとクローズドコイルスプリングを用いてスライディングメカニクスにより上顎6前歯のエンマッセ牽引を行った．その際，4 3|間 |3 4 間にオープンコイルスプリングを装着し，接触点を外しながら上顎前歯部の円滑な牽引を行った．また，上顎口蓋正中部にアンカースクリュー植立し，AGPBとアンカースクリューを結紮することで，大臼歯の近心移動に対する加強固定を行った（図8）．

STEP 7では，上下顎の咬合が緊密になるように調整し，治療を終了した（図9）．

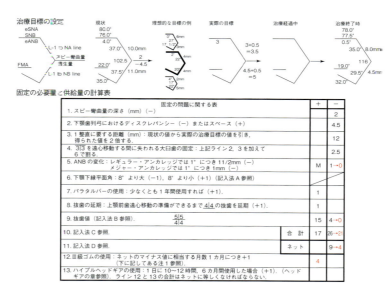

図5　レベルアンカレッジシステムの analysis chart

※ eSNA, eANBについては，p.57参照

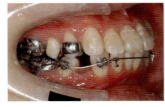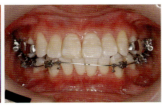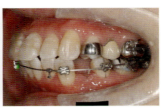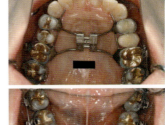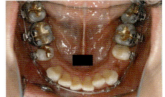

図6　上顎歯列弓幅径拡大終了，下顎歯列レベリング開始，Ⅲ級ゴム併用（STEP2 治療時）

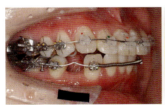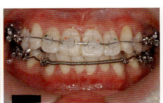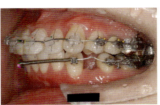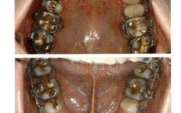

図7　上顎歯列レベリング開始，3|3 遠心移動開始時（STEP3 治療時）

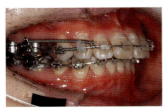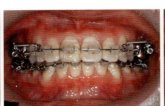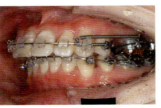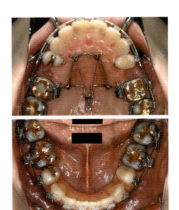

図8　アンカースクリュー植立時（STEP6 治療時）

5|5 抜歯症例では，上顎前歯部の牽引時に大臼歯の固定が失われやすく，治療期間が長期に及ぶことがある．固定の喪失を防ぐためには，来院ごとに装置と結紮線に緩みがないかを確認する．また，治療期間の延長を防ぐために，4 3|間，|3 4 間にオープンコイルスプリングを装着し接触点を外すことで，上顎前歯部の円滑な牽引を図る．

63

Part 4　歯科矯正用アンカースクリュー活用術

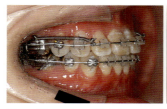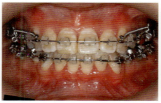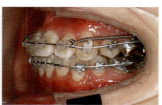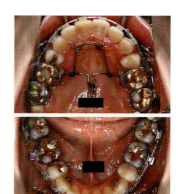

図9　ディテイリング時（STEP6 終了時）

治療結果

当初の計画では2年2カ月であったが，実際の治療期間は1年11カ月であった．

顔貌所見：正貌では左右の対称性は良好であり，側貌では初診時に認められた上下口唇の突出感が改善し，良好な顔貌を呈していた（図10）．

口腔内所見：大臼歯の対向関係は左右側ともにAngle I級で，犬歯関係もI級となり，上顎前突，叢生は改善して適正なオーバーバイト，オーバージェットを獲得できた．また，緊密な咬合が確立された（図11）．

パノラマエックス線写真所見：歯根の平行性は良好だが，外傷既往のある上顎前歯部の歯根には吸収像が認められた．歯周組織に特に大きな問題は認められなかった（図12）．

頭部エックス線規格写真所見：SNAはほぼ変化せず，SNBは77.5°に増加し，ANBは+1.9°に変化した．U-1 to FHは3.5°減少して上顎中切歯がほぼ舌側へ歯体移動し，FMIAは11.4°増加して下顎中切歯は舌側傾斜した．その結果，Interincisalは117.3°に改善した（図13，14）．LASのchartでは，eSNAは80.0°から78.0°，SNBは76.0°から77.5°，eANBは+4.0°から+0.5°に変化した．NAラインに対する上顎中切歯の位置は10.0 mm, 37.0°から5.0 mm, 35.0°に変化し，NBラインに対する下顎中切歯の位置は11.0 mm, 37.5°から4.5 mm, 29.5°に変化した．また，FMAは22.0°から19.0°に変化した．

保定

固定式のボンディングリテーナーを選択し，上顎は 6 4|, |4 6 頬側と 4+4 舌側，下顎は 3+3 舌側を固定した．また，可撤式のラップアラウンドリテイナーも上下顎に装着した．

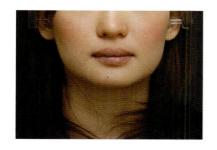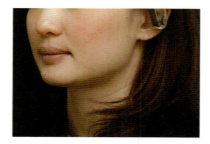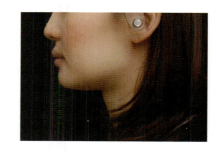

図10　治療終了時顔面写真

上顎前突

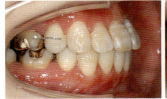
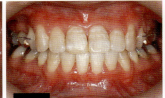
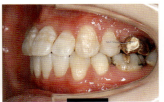
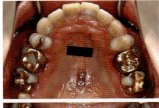
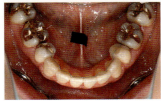

図11 治療終了時口腔内写真

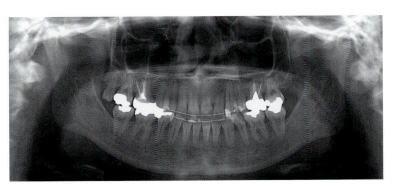

図12 治療終了時パノラマエックス線写真

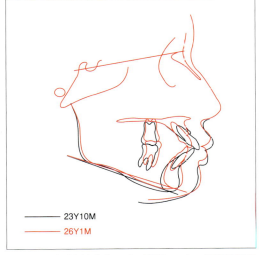

図13 初診時と治療終了時の頭部エックス線規格写真（トレース）の重ね合わせ

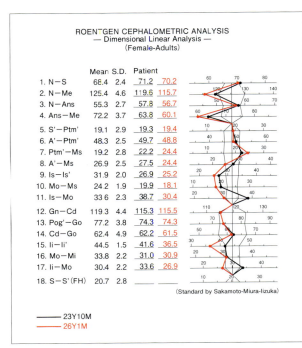
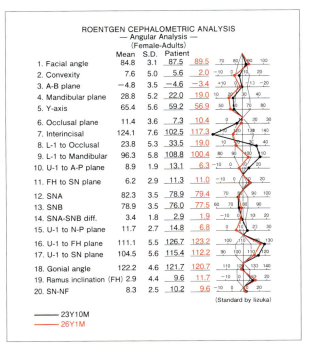

図14 初診時と治療終了時の頭部エックス線規格写真分析（左：距離的計測，右：角度的計測）

65

Part 4 歯科矯正用アンカースクリュー活用術

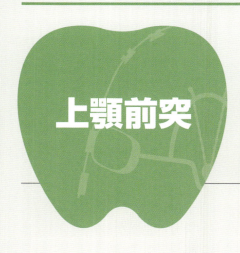

上顎前突

アンカースクリューの脱落に対応し片顎第一小臼歯抜去にて上顎前突の改善を行った症例

加古駿輔，田渕雅子，宮澤　健，後藤滋巳

アンカースクリュー植立部位：上顎口蓋正中部（2本，※1本脱落）
使用アンカースクリュー：デュアル・トップオートスクリュー
　　　　　　　　　　　（2.0mm×6.0mm，プロシード）

症例の概要

患者：19歳9カ月，女性
主訴：上顎前歯部の叢生，突出
一般的所見：既往歴として，小学校の低学年まで吸指癖があった．全身的な特記事項はなかった．
習癖：舌突出癖を認め，頬杖も認められた．
顔貌所見：正貌はほぼ左右対称であった．側貌は凸顔型で，下唇の翻転と上唇の軽度の突出が認められた（図1）．
口腔内所見：大臼歯の対向関係は左右側ともにAngle II級で，オーバージェットは＋9.5mm，オーバーバイトは＋4.0mmであった．2|2 は舌側転位を呈し，3|3 は近心傾斜が認められ，Spee彎曲が大きかった．咬合面観では，上下顎前歯部に叢生が認められ，下顎はボックス形態の歯列弓を呈していた．8|8 が萌出しており，8|8 は水平半埋伏が認められた．顔面正中に対して上下顎正中は一致していた（図2）．
模型分析所見：歯冠幅径は 2 4 5，1 4 5 6 が＋1S.D.を超えて大きかった．また，上顎歯列弓長径が＋1S.D.を超えて大きかった．現状歯列弓におけるスペース計測の結果，上顎は5.7mm，下顎は5.0mmのスペース不足であった（図3）．Spee彎曲は3.0mmであった．
パノラマエックス線写真所見：歯数の異常および歯冠，歯根の形態異常は認められなかった．8|8 の萌出と，8|8 の水平半埋伏が認められた（図4）．
頭部エックス線規格写真所見：〈角度的計測〉骨格系では，SNA，SNBは標準範囲内であるものの，ANBは＋6.0°と＋1S.D.を超えて大きく，Convexityは標準範囲内であるものの，A-B planeは－1S.D.を超えて小さく，下顎の後方位を認めた．垂直的には，Mandibular planeが－2S.D.を超えて小さく，ローアングルを呈していた．歯系では，U-1 to FHが＋3S.D.を超えて大きく，上顎中切歯は著しい唇側傾斜を示し，図には示さないがFMIAは56.0°で標準範囲内であり，Interincisalに－2S.D.を超えて小さかった（図13，14参照）．

上顎前突

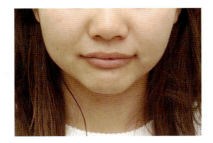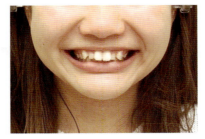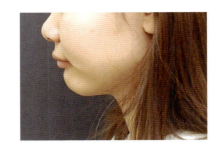

図1　初診時顔面写真

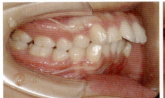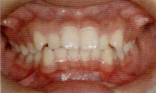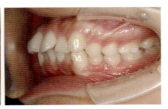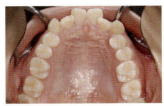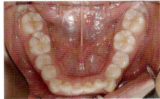

図2　初診時口腔内写真

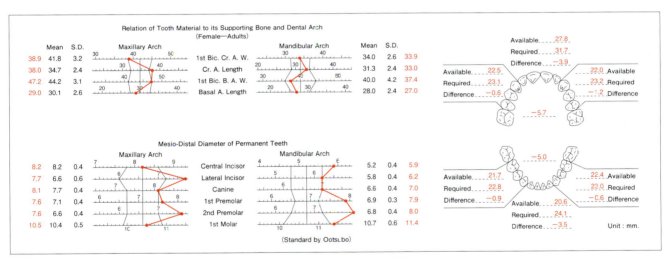

図3　初診時模型・スペース分析

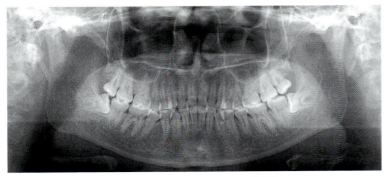

図4　初診時パノラマエックス線写真

67

Part 4　歯科矯正用アンカースクリュー活用術

診断と治療方針

診断：過蓋咬合を伴うローアングル上顎前突症例（Angle Ⅱ級）．

治療方針・治療方法・治療目標：治療方針の立案にあたってはレベルアンカレッジシステム（以下，LAS）の analysis chart（図5）を利用した．初診時は，eSNA が 82.5°，SNB が 77.5°，eANB が +5.0°，FMA が 17.0°で，NA ラインに対する上顎中切歯の位置は 11.0 mm，39.0°，NB ラインに対する下顎中切歯の位置は 8.0 mm，31.0°であった．治療目標として，eANB は +4.0°，U-1 to NA に 7.0 mm，L-1 to NB は 10.0 mm に改善する設定としたところ，目標に到達するためには，4|4 抜歯，上顎前歯部の舌側移動，下顎臼歯部の整直が必要であることが示され，これらをマルチブラケット装置で行うこととした．LAS の analysis chart ではパラタルバーの1年以上の装着，Ⅲ級ゴムの4カ月の装着が示され，上顎大臼歯の近心移動の防止および下顎大臼歯の整直時に用いるⅢ級ゴムの固定源として上顎口蓋正中部にアンカースクリューを植立することとした．

アンカースクリューの選択理由（利点）

- 従来の方法で上顎前歯部の十分な舌側移動を行うためには，固定源の確保に苦慮することが多く，上顎臼歯部の近心移動を抑制するためにパラタルバーやナンスのホールディングアーチなどの加強固定装置のほかに顎外固定装置（ヘッドギアなど）を用いる必要がある．しかし，患者の協力が必要であり，日常生活のなかでヘッドギアを十分に装着できない場合には固定の喪失を見込んで前歯部の後退量を減らすなど，治療目標を妥協的なものにせざるを得ない．
- アンカースクリューは植立および除去の術式が単純であり，外科的侵襲が極めて少なく，矯正歯科治療の延長線上の処置として患者に受け入れられやすい．
- アンカースクリューを使用することにより，上顎前歯部牽引時の臼歯部の近心移動を防止することができる．
- 下顎は非抜歯で治療を行うが，下顎前歯部を目標の位置に到達させるためにはⅢ級ゴムを用いて下顎臼歯部を整直する必要があり，アンカースクリューはその際の強固な固定源となる．

植立部位の選択理由（利点）

　神経・血管や歯根を損傷する可能性が低い上顎口蓋正中部の第一大臼歯部付近とした．植立にあたっては診断用ガイドプレートを製作し，歯科用コーンビーム CT による術前診査にて植立予定部位の骨や口蓋粘膜の厚みを測定し，植立の可否を判断した．診断用ガイドプレートを植立時のガイドとして使用することにより，術前診査で植立を予定した部位に正確に植立することが可能となった．

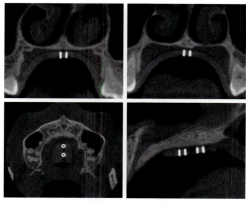

診断用ガイドプレート試適時

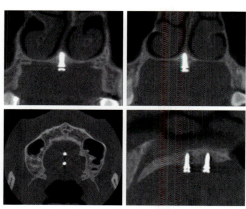

アンカースクリュー植立後

アンカースクリュー使用時の注意点

◆ アンカースクリューと AGPB を固定することにより上顎第一大臼歯の固定源が確保できるが，アンテリアルアーチ上のフック（アンテリアルフック）からアンカースクリューへの牽引ベクトルが上顎大臼歯の抵抗中心より口蓋寄りを通ると，上顎前歯部の舌側移動時の反作用により上顎大臼歯は近心傾斜を生じやすい．したがって，アンテリアルアーチを長めに付与し，アンテリアルフックとアンカースクリューを結紮線で固定もしくはエラスティックチェーンで牽引するなどして，できるかぎり牽引ベクトルが上顎大臼歯の抵抗中心上を通るように配慮して設計する．

◆ 特にアンカースクリューが1本の場合は近心傾斜の改善や垂直的なコントロールが難しいため，牽引ベクトルに注意する．

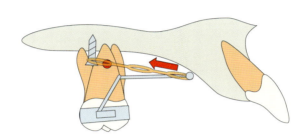

牽引ベクトルが上顎大臼歯の抵抗中心上を通るように配慮して設計する

フォースシステム

アンカースクリュー1本とアンテリアルフックを結紮する場合，牽引ベクトルが上顎大臼歯の抵抗中心より口蓋寄りを通ると，上顎前歯部の舌側移動時の反作用により上顎大臼歯は近心傾斜を生じてしまう．本症例は，口蓋が浅く，短顔型で大臼歯圧下のメカニクスが不要であることを考慮し，アンテリアルアーチを水平に，より長く設定し，さらに圧下が不要なため AGPB とアンカースクリューを近接させ，2つのフックとアンカースクリューができるかぎり水平に結紮できるようにして牽引ベクトルが上顎大臼歯の抵抗中心上を通るように設計し，上顎大臼歯の近心傾斜を防止する．

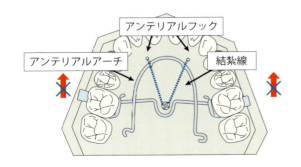

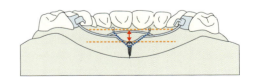

アンカースクリューと AGPB をできるかぎり近接させる

※当初はアンカースクリュー2本を用いて，上顎前歯部の舌側移動時の反作用による上顎大臼歯の近心傾斜が生じた場合に，アンカースクリューとスタビライジングフックを強く結紮することにより近心傾斜の改善を行うことを計画していたが（アンカースクリューと AGPB 間の距離をとった設計とする），1本が脱落したため再設計を行った．

Part 4 歯科矯正用アンカースクリュー活用術

治療経過

　LASでは通常，STEP 1からSTEP 7まで順に行うが，本症例は下顎非抜歯であったため，STEP 3, 5は除いて治療を行った．また，治療期間短縮のため，STEP 2を先行して行うこととした．

　まず，上顎口蓋正中部にアンカースクリューを2本植立したが，後方部のアンカースクリューは植立後1カ月で脱落してしまった（図6）．次にアンカースクリューとAGPBのアンテリアルフックを結紮線で固定し，STEP 2で用いるⅢ級ゴムの固定源の確保を行った後，下顎側方歯にマルチブラケット装置を装着し（図7），Ⅲ級ゴムを併用しながら.014ニッケルチタンワイヤーから.018×.025ステンレスワイヤーまで順次装着し，下顎臼歯部の整直を行った．

　その後，STEP 1とSTEP 4を開始した．下顎は4前歯にマルチブラケット装置を装着し，.014ニッケルチタンワイヤーから.018×.025ステンレスワイヤーまで順次装着することにより下顎歯列のレベリングを行った．上顎は 4|4 の抜歯を行った後，マルチブラケット装置を装着し，.018×.018ニッケルチタンワイヤーから.018×.025ステンレスワイヤーまで順次装着することにより上顎歯列のレベリングとスタビライズを行った．

　STEP 6では，最初に抜歯部位にゲーブルベンドを付与した.017×.025ニッケルチタンワイヤーとクローズドコイルスプリングで上顎6前歯のエンマッセ牽引を行い，残ったスペースはキーホールループを屈曲した.018×.025ステンレスワイヤーを装着して閉鎖を行った（図8, 9）．その際，AGPBのアンテリアルフックとアンカースクリューを結紮線で連結し，6|6 の近心移動の防止を行った．

　STEP 7では，上下顎の咬合が緊密になるように調整し，動的治療を終了した．

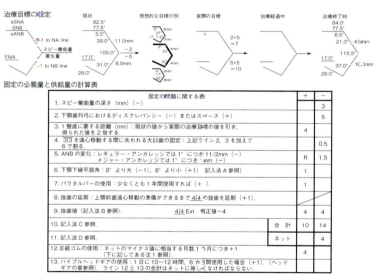

図5　レベルアンカレッジシステムの analysis chart

※ eSNA, eANBについては，p.57参照

上顎前突

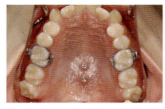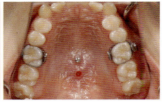

図6　アンカースクリュー植立時と後方部アンカースクリューの脱落時

> **チェックポイント**
> AGPBは目的により設計が異なるため，治療中のアンカースクリューの脱落などのトラブルが生じた場合でも，再設計を行うことでアンカースクリューの再植立を行わずに治療を進めることができる場合がある．

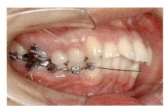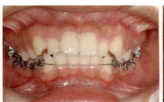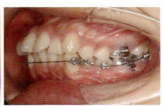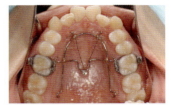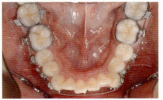

図7　Ⅲ級ゴム使用開始時（STEP2開始時）

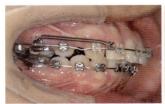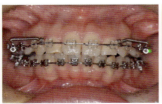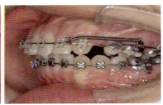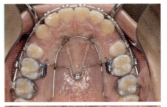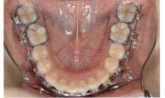

図8　上顎前歯部の舌側移動開始時（STEP6開始時）

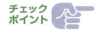

> **チェックポイント**
> ワイヤーは.018×.025ステンレスワイヤーなど剛性の高いものを使用するか，超弾性ワイヤーなどにゲーブルベンド（アンチボーイングベンド）を付与し，臼歯部が近心傾斜を起こさないように注意して牽引を行う．

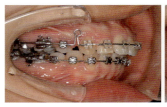
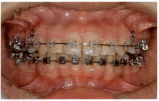
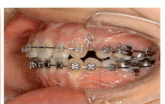
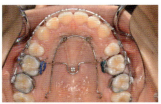
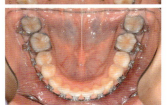

図9　キーホールループ利用時（STEP6 治療時）

治療結果

マルチブラケット装置による治療期間は2年3カ月であった．
顔貌所見：上下顎前歯部の叢生が改善し，良好なスマイルを呈していた．側貌では初診時に認められた上唇の軽度の突出が改善していた（図10）．
口腔内所見：上下顎前歯部の叢生は改善し，上下顎正中は一致し，顔面正中とも一致していた．大臼歯の対向関係は左右側ともにフルステップのAngle II 級となり，緊密な咬合が確立された．また，上顎前歯部の前突および過蓋咬合は改善し，適正なオーバージェット，オーバーバイトを獲得できた（図11）．
パノラマエックス線写真所見：歯根の平行性は良好で，歯周組織に特に大きな問題は認められなかったが，上下顎前歯部に軽度の歯根吸収が認められた（図12）．
頭部エックス線規格写真所見：eSNAは82.5°から84.0°に増大を認めたが，通常のSNAは83.5°から82.5°に減少し，SNBは77.5°から変化がなかった．この結果，eANBは+5.0°から+6.5°に，ANBは+6.0°から+5.0°に変化した．上顎中切歯は舌側に傾斜移動し，NAラインに対する上顎中切歯の位置は11.0 mm，39.0°から4.0 mm，21.0°となった．下顎中切歯は唇側に傾斜移動するとも圧下し，NBラインに対する下顎中切歯の位置は8.0 mm，31.0°から10.0 mm，37.0°となった．FMAは17.0°から変化を認めなかった．上顎大臼歯は挺出することなく1.0 mmの近心移動，下顎大臼歯は2.0 mm整直した（図13，14）．

保定

固定式のボンディングリテーナーを選択し，$\underline{5+5}$，$\overline{4+4}$を固定した．また，上顎にはベッグタイプリテーナー，下顎にはホーレータイプリテーナーを装着した．

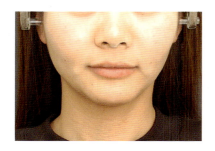
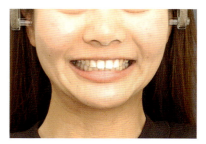
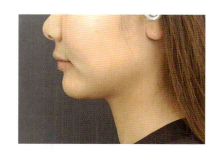

図10　治療終了時顔面写真

上顎前突

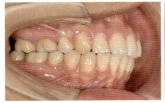
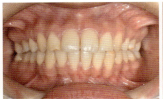
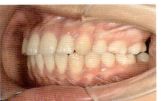
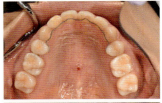
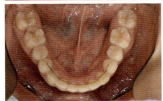

図11　治療終了時口腔内写真

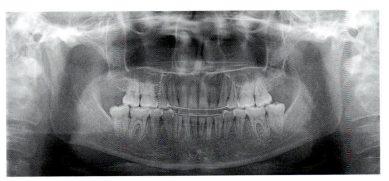

図12　治療終了時パノラマエックス線写真

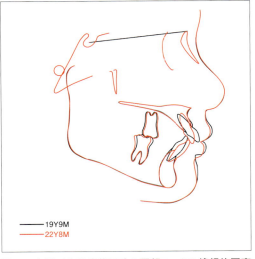

図13　初診時と治療終了時の頭部エックス線規格写真（トレース）の重ね合わせ

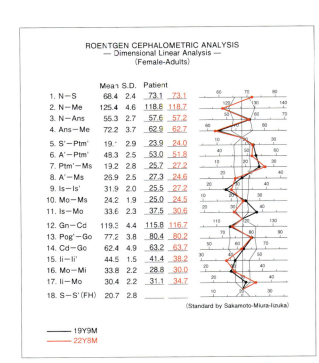
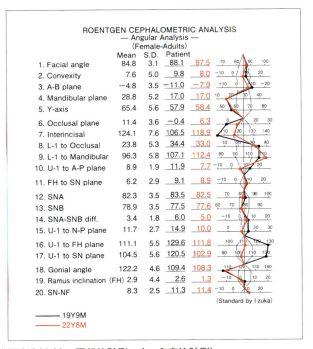

図14　初診時と治療終了時の頭部エックス線規格写真分析（左：距離的計測，右：角度的計測）

73

Part 4 歯科矯正用アンカースクリュー活用術

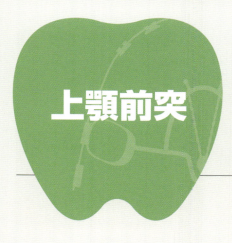

上顎前突

アンカースクリューとAGPBを併用して上顎大臼歯の圧下と遠心移動を行った症例

柴田桃子, 宮澤　健, 後藤滋巳

アンカースクリュー植立部位：上顎口蓋正中部（2本）
使用アンカースクリュー：デュアル・トップオートスクリュー
　　　　　　　　　　　（2.0mm×6.0mm, プロシード）

症例の概要

患者：20歳10カ月，女性

主訴：前歯部の突出

一般的所見：全身的な問題はなく，既往歴にも特記事項はなかった．家族歴として，父親が上顎前突であった．

習癖：小学校の低学年まで咬爪癖，吸指癖があった．また，口呼吸が認められた．

顔貌所見：正貌ではオトガイ筋の著しい緊張が認められた．側貌では上下口唇の突出感と下唇の翻転が認められた（図1）．

口腔内所見：大臼歯の対向関係は左右側ともにAngle II級で，オーバージェットは＋15.0mm，オーバーバイトは＋7.0mmであり，過蓋咬合を呈していた．上下顎前歯部に叢生が認められた．顔面正中に対して上顎正中は一致していたが，下顎正中は2.0mm右方に偏位していた（図2）．

模型分析所見：歯冠幅径は上顎は 6̄ 以外，下顎は 1̄ 以外のすべての歯が＋1S.D.を超えて大きく，上顎の歯列弓長径は＋4S.D.を超えて大きかった．2̄|2̄ が近心捻転しており，|2̄ は 2̄| に比べて舌側位にあった．|7̄ は舌側傾斜し，7̄| は頬側傾斜しており，左側第二大臼歯は鋏状咬合を呈していた．現状歯列弓におけるスペース計測の結果，上顎は1.0mm，下顎は6.0mmのスペース不足であった（図3）．Spee彎曲は5.0mmであった．

パノラマエックス線写真所見：|8̄ が存在し，その他歯数に異常は認められなかった．また，歯冠，歯根の形態異常は認められず，歯槽骨のレベルにも問題はなかった（図4）．

頭部エックス線規格写真所見：〈距離的計測〉Mo-Msが－2S.D.を超えて小さく，上顎大臼歯は低位であった．また，Is-Is'が－2S.D.を超えて小さく，上顎中切歯は低位であった．Is-Moが＋3S.D.を超えて大きく，上顎歯列弓長径は大きかった．また，図には示さないが上顎第一大臼歯から翼口蓋窩後縁接点（PTV）までの距離（U6-PTV）は17.0mmと標準範囲内であった．〈角度的計測〉SNAは＋1S.D.を超えて大きく，SNBは標準範囲内であり，ANBは＋9.0°で＋3S.D.を超えて大きく，上下顎の前後的不調和が認められた（上顎の前方位による骨格性II級）．Mandibular planeは標準範囲内であった．歯系では，U-1 to FHは＋3S.D.を超えて大きく，上顎中切歯の著しい唇側傾斜が認められた．図には示さないがFMIAは標準範囲内であり，下顎中切歯歯軸は標準的であった．Interincisalは－2S.D.を超えて小さかった（図13, 14参照）．

上顎前突

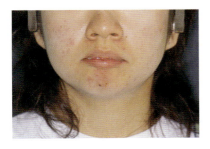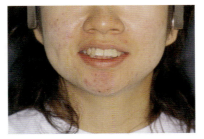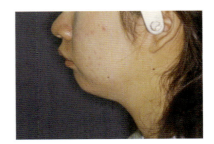

図1 初診時顔面写真

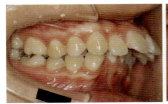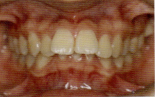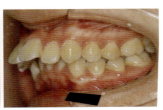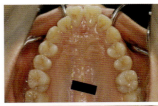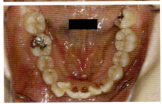

図2 初診時口腔内写真

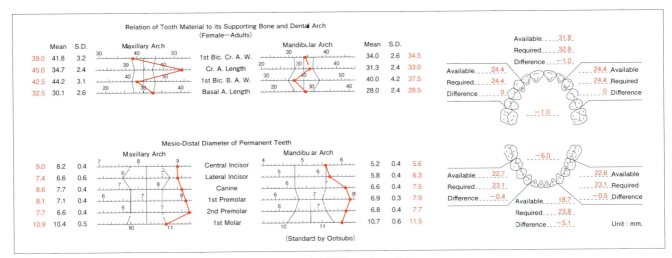

図3 初診時模型・スペース分析

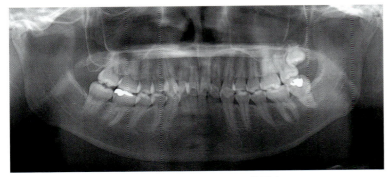

図4 初診時パノラマエックス線写真

診断と治療方針

診断：過蓋咬合と叢生を伴う著しい上顎前突症例（Angle Ⅱ級）

治療方針・治療方法・治療目標：治療方針の立案にあたってはレベルアンカレッジシステム（以下，LAS）の analysis chart（図5）を利用した．下顎は前歯部に叢生が認められたものの，下顎中切歯の位置が標準範囲内にあること，下顎臼歯部が近心傾斜していること，および著しい過蓋咬合を呈していることから非抜歯とし，上顎は 4|4 を抜歯することにより上顎前歯部の舌側移動を行い，上顎前突を改善する治療方針を立案した．初診時は，eSNA が 87.0°，SNB が 78.0°，eANB が＋9.0°，FMA が 30.5° で，NA ラインに対する上顎中切歯の位置は 9.0 mm，34.0°，NB ラインに対する下顎中切歯の位置は 8.5 mm，31.0° であった．治療目標として，eANB は＋8.0°，U-1 to NA は 1.0 mm，L-1 to NB は 10.0 mm に改善する設定としたところ，目標に到達するためにはⅢ級ゴムを 5 カ月間装着することが示された．本症例は，下顎臼歯部が近心傾斜していること，また，できるかぎり下顎前歯部を唇側移動させることなく下顎の叢生と Spee 彎曲の改善を行うために下顎臼歯部の整直が必要であったが，下顎臼歯部を遠心移動すると大臼歯のⅡ級関係が悪化するため，上顎大臼歯を約 2.5 mm 遠心移動する必要があった．上顎大臼歯の遠心移動後の加強固定としては，上顎にパラタルバーを 1 年以上装着すること，ハイプルヘッドギアを 6 カ月間装着することが示されたが，患者はハイプルヘッドギアの使用は不可能であると拒否したため，ハイプルヘッドギアの代替として上顎口蓋正中部にアンカースクリューを植立することにしたところ，動的治療期間は 2 年 9 カ月必要であることが示された．

アンカースクリューの選択理由（利点）

- 上顎前歯部を舌側移動させる際の上顎臼歯部の近心移動を抑制するためには，パラタルバーやナンスのホールディングアーチなどの加強固定装置と顎外固定装置（ヘッドギアなど）を用いる方法があるが，患者の協力が必要であり，日常生活のなかでヘッドギアを十分に装着できない場合は，固定の喪失を見込んで前歯部の後退量を減らすなど，治療目標を妥協的なものにせざるを得ない可能性が考えられる．
- アンカースクリューは植立および除去の術式が単純であり，外科的侵襲が極めて少なく，矯正歯科治療の延長線上の処置として患者に受け入れられやすい．
- アンカースクリューを使用することにより，上顎大臼歯の遠心移動と，上顎前歯部を舌側移動させる際の臼歯部の近心移動の防止を行うことができる．

植立部位の選択理由（利点）

神経・血管や歯根を損傷する可能性が低い上顎口蓋正中部の第一大臼歯部付近に設定した．植立にあたっては診断用ガイドプレートを製作し，歯科用コーンビーム CT による術前診査にて植立予定部位の骨や口蓋粘膜の厚みを測定し，植立の可否を判断した．診断用ガイドプレートを植立時のガイドとして使用することにより，術前診査で植立を予定した部位に正確に植立することが可能となった．植立後，歯科用コーンビーム CT にて確認したところ，アンカースクリューは，十分な骨量の中，予定部位に正しく植立されていた．

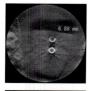
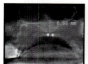

診断用ガイドプレート試適時

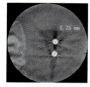
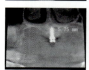
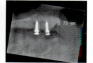

アンカースクリュー植立後

アンカースクリュー使用時の注意点

◆ アンカースクリューから AGPB のアンテリアルアーチ上のフック（アンテリアルフック）をエラスティックチェーンで牽引することにより上顎大臼歯の遠心移動が可能となるが，アンテリアルフックからアンカースクリューに向かう牽引ベクトルの方向が上顎大臼歯の抵抗中心より口蓋寄りを通る場合，上顎前歯部の舌側移動時の反作用により上顎大臼歯は近心傾斜を生じやすい．したがって，アンテリアルアーチを長めに付与し，できるかぎり牽引ベクトルが上顎大臼歯の抵抗中心上を通るよう配慮して設計すべきである．

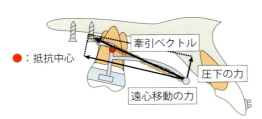

A　AGPB を用いて第一大臼歯の遠心移動を行う際に生じるベクトル

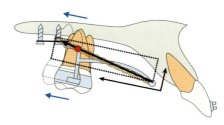

B　アンテリアルアーチの前後的長さと垂直的位置を調整し，牽引ベクトルが第一大臼歯の抵抗中心を通るように設計すると，第一大臼歯は歯体移動しながら遠心移動する

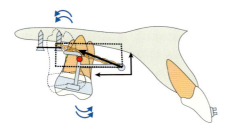

C　アンテリアルアーチの前後的長さが短いと，牽引ベクトルが第一大臼歯の抵抗中心よりも口蓋寄りを通ることになり，第一大臼歯は近心傾斜しながら遠心移動する．また，B と比較して圧下力はほぼ変わらないが遠心移動の力が小さくなるため，近心傾斜の力が大きくなる

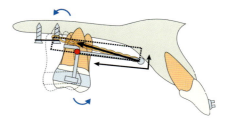

D　アンテリアルアーチの垂直的な位置が口蓋寄りにあると，牽引ベクトルが第一大臼歯の抵抗中心よりも口蓋寄りを通ることになり，第一大臼歯は近心傾斜しながら遠心移動する．しかし圧下力は B よりも小さくなるため近心傾斜の程度も小さい

アンテリアルアーチの前後的長さおよび垂直的位置と牽引ベクトルとの関係

フォースシステム

上顎口蓋正中部に植立した 2 本のアンカースクリューを連続結紮し，その後 6|6 に AGPB を装着し，AGPB の片方のアンテリアルフックにエラスティックチェーンをかけ，アンカースクリューを経由してもう片方のアンテリアルフックに装着することにより，上顎大臼歯の遠心移動および圧下を行う．

遠心移動終了後は，アンテリアルフックとアンカースクリューをワイヤー結紮することによって加強固定を行い，6|6 の近心移動を防止する．

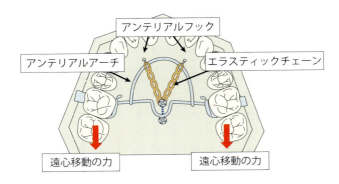

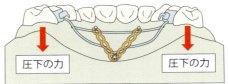

アンテリアルフックよりもアンカースクリューは口蓋寄りにあるため，アンテリアルフックとアンカースクリューをエラスティックチェーンで牽引すると上顎大臼歯には圧下の力も作用する

Part 4 歯科矯正用アンカースクリュー活用術

治療経過

8̲ 抜歯後，左側第二大臼歯の鋏状咬合の改善のために，上顎はパラタルバーにろう着したフックから7̲頰側チューブをエラスティックチェーンで牽引することで7̲の舌側移動を行い，下顎はリンガルアーチの6̲バンドの頰側にろう着したフックから7̲舌側リンガルボタンにエラスティックチェーンをかけて牽引することで7̲の頰側移動を行った（図6）．その後，LASの治療手順に従ってSTEP 1からSTEP 7まで順に行った．

STEP 1では，上顎歯列のスタビライズのために，上顎に.017×.017ニッケルチタンワイヤーから.018×.025ステンレスワイヤーまで順次装着した．STEP 1終了後，上顎口蓋正中部にアンカースクリューを2本植立した（図7）．しかし，後方部のアンカースクリューは植立後1カ月で脱落したため，前方部のアンカースクリューのみを利用することとした．その後，6̲|6̲にAGPBを装着し，上顎大臼歯の遠心移動および圧下を開始した（図8）．遠心移動および圧下開始後2カ月目からはエラスティックチェーンを二重に装着した．

STEP 2では，下顎側方歯のレベリングとアンカレッジプレパレーションのため，下顎に.017×.017ニッケルチタンワイヤーから.018×.025ステンレスワイヤーまで順次装着した．また Ⅲ級ゴムを使用する必要性があったためChartのLine9に補正値「－3」を記入し，STEP 2開始と同時にⅢ級ゴムを5カ月使用した．

STEP 4では，下顎前歯部の圧下のため，下顎側方歯は.018×.025ステンレスワイヤーのセクショナルアーチを装着し，下顎前歯部のみ.016×.022エルジロイワイヤーを屈曲したユーティリティアーチを装着した．

STEP 5では，下顎歯列のスタビライズのため，.018×.025ステンレスワイヤーを装着した．

STEP 6では，4̲|4̲抜歯後，抜歯部位にゲーブルベンドを屈曲した.017×.025ニッケルチタンワイヤーとクローズドコイルスプリングを装着して上顎6前歯のエンマッセ牽引を行い，抜歯スペースを閉鎖した．その際，上顎大臼歯の遠心移動を中止し，AGPBとアンカースクリューをワイヤー結紮することによって加強固定を行い，6̲|6̲の近心移動を防止した（図9）．

STEP 7では，上下顎の咬合が緊密になるように調整し，動的治療を終了した．

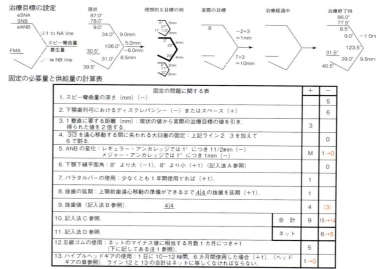

※ eSNA, eANBについては，p.57 参照

図5　レベルアンカレッジシステムの analysis chart

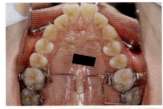
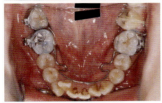

図6 ⎿7 の舌側移動および
⎾7 の頬側移動開始時

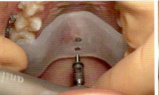
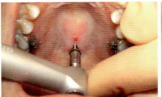
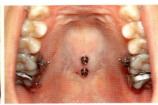

図7 アンカースクリュー植立時

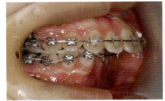
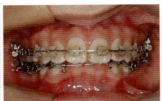
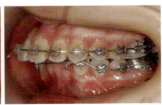

図8 上顎大臼歯の遠心移動と圧下開始時（STEP 1 治療時）

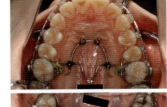
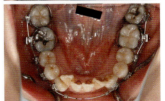

本症例はスタビライジングフックの発案以前の症例であったため，牽引ベクトルができるかぎり上顎大臼歯の抵抗中心を通るように AGPB を設計するとともに，上顎大臼歯の遠心移動終了後には，パラタルバーのループ部分とアンカースクリューを結紮線で結ぶことにより，できるかぎり上顎大臼歯の近心傾斜を防いだ．

Part 4　歯科矯正用アンカースクリュー活用術

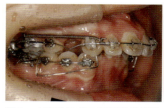
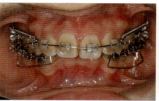
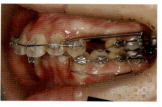
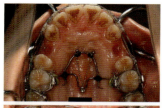
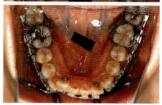

図9　上顎前歯部の舌側移動開始時（STEP6 治療時）

ワイヤーは .018×.025 ステンレスワイヤーなど剛性の高いものを使用するか，超弾性ワイヤーなどにゲーブルベンド（アンチボーイングベンド）を付与し，臼歯部の近心傾斜を起こさないように注意して牽引を行う．

治療結果

マルチブラケット装置による治療期間は3年であった．

顔貌所見：正貌ではオトガイ筋の緊張が軽減し，側貌では上下口唇の突出感が軽減し，良好な顔貌を呈していた（図10）．

口腔内所見：上顎前突および叢生が改善し，適正なオーバージェット，オーバーバイトを獲得した．また，上下顎正中は一致し，1歯対2歯の緊密な咬合が確立された（図11）．

パノラマエックス線写真所見：歯根の平行性はほぼ良好で，歯根や歯周組織に大きな問題は認められなかった（図12）．

頭部エックス線規格写真所見：骨格系では，SNA は 86.0° に減少し，SNB は 77.5° に減少し，結果として ANB は 0.5° の減少が認められた．Mandibular plane は 31.5° へ 1.0° 増加した．歯系では，上顎中切歯は舌側に傾斜移動および歯体移動し，U-1 to SN は 95.5°，NA ラインに対する上顎中切歯の位置は 9.0 mm，34.0° から −1.0 mm，9.0° に変化した．下顎中切歯は圧下および唇側に傾斜移動し，FMIA は 46.5°，NB ラインに対する下顎中切歯の位置は 8.5 mm，31.0° から 9.5 mm，39.0° に変化した．Interincisal は 123.5° に改善した．U6-PTV が 17.0 mm から 14.5 mm に変化したことから上顎大臼歯は 2.5 mm 遠心移動し，Mo-Ms が 2.0 mm 減少したことから 2.0 mm の圧下が認められた（図13，14）．

保定

固定式のボンディングリテーナーを選択し，5+5，3+3 を固定した．また，可撤式のラップアラウンドリテイナーも上下顎に装着した．

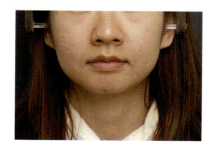
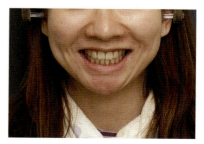
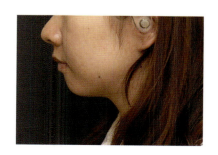

図10　治療終了時顔面写真

上顎前突

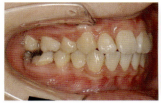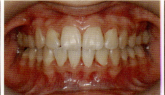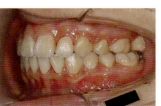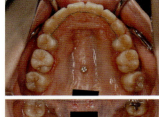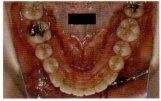

図11　治療終了時口腔内写真

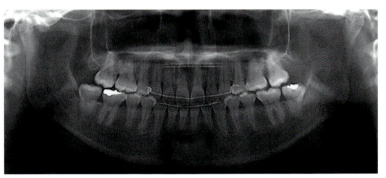

図12　治療終了時パノラマエックス線写真

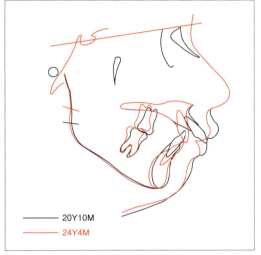

図13　初診時と治療終了時の頭部エックス線規格写真（トレース）の重ね合わせ

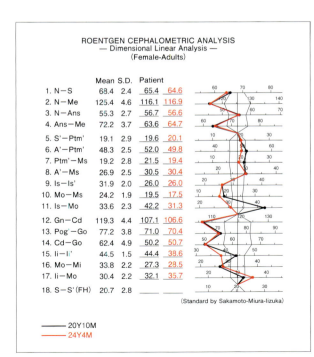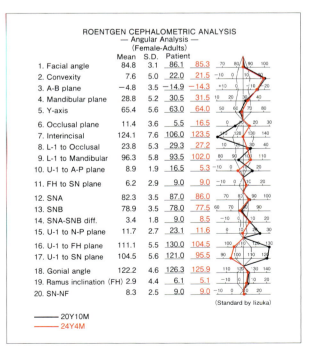

図14　初診時と治療終了時の頭部エックス線規格写真分析（左：距離的計測，右：角度的計測）

81

Part 4 歯科矯正用アンカースクリュー活用術

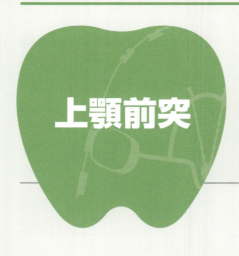

上顎前突

アンカースクリューを固定源とした
MPMD装置を用いて
叢生を伴う上顎前突を
改善した症例

内堀志保，藤原琢也，後藤滋巳

アンカースクリュー植立部位：上顎口蓋正中部（2本）
使用アンカースクリュー：デュアル・トップオートスクリューG2
　　　　　　　　　　　（2.0mm×6.0mm，プロシード）

症例の概要

患者：22歳7カ月，女性
主訴：前歯の突出，前歯部の叢生
一般的所見：全身的な問題はなく，既往歴，家族歴も特記事項はなかった．
習癖：特記事項なし
顔貌所見：正貌はほぼ左右対称であった．口唇閉鎖時に口輪筋ならびにオトガイ筋の緊張が認められた．側貌は上顎の前突により凸顔型で，上下口唇の突出感が認められた（図1）．
口腔内所見：大臼歯の対向関係はAngleⅡ級で，6̲の近心転位によりⅡ級の程度は右側のほうが大きかった．オーバージェットは＋6.0 mm，オーバーバイトは＋0.5 mmであった．顔面正中に対して上顎正中は0.5 mm左方に偏位し，下顎正中は0.5 mm右方に偏位していた（図2）．
模型分析所見：歯冠幅径は 2̲ 4̲，6̲ が＋1S.D.を超えて大きく，5̲，4̲ 5̲ が＋2S.D.を超えて大きかった．上顎の歯列弓長径は＋3S.D.を超えて大きく，下顎の歯列弓長径，歯槽基底弓長径は＋1S.D.を超えて大きかった．現状歯列弓におけるスペース計測の結果，上顎は2.3 mm，下顎は1.5 mmのスペース不足であった（図3）．
パノラマエックス線写真所見：8̲ は埋伏，8̲ は半埋伏していたが，その他歯数に異常は認められなかった．また，上顎洞底が著しく低下している部位はみられず，歯槽骨のレベルにも問題はなかった（図4）．
頭部エックス線規格写真所見：〈**距離的計測**〉Ans-Meが＋1S.D.を超えて大きく，下顔面高は大きかった．A'-Ptm'は標準範囲内で，上顎骨長は標準的であった．下顎骨の骨長，下顎枝長は標準的な大きさであったが，Pog'-Goは＋1S.D.を超えて大きく，骨体長は大きかった．図には示さないがU-1 to NAは9.0 mm，L-1 to NBは12.0 mmで＋1S.D.を超えて大きく，上下顎中切歯は唇側位を示した．〈**角度的計測**〉骨格系では，SNAは標準範囲内であるものの大傾向，SNBは標準範囲内，ANBは＋6.4°で＋1S.D.を超えて大きく，骨格性Ⅱ級を呈していたことより，A点は前方位傾向，B点は標準的であると評価した．またMandibular planeは標準範囲内であった．歯系では，U-1 to FHとL-1 to Mandibularが＋2S.D.を超えて大きく，上下顎中切歯はそれぞれ唇側傾斜を示した（図11，12参照）．

上顎前突

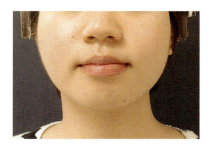
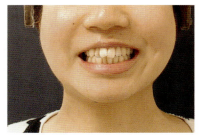
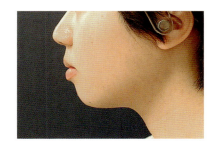

図1　初診時顔面写真

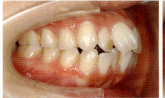
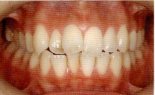
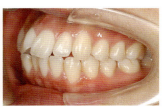
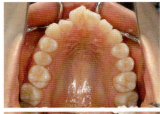
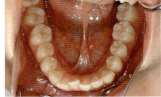

図2　初診時口腔内写真

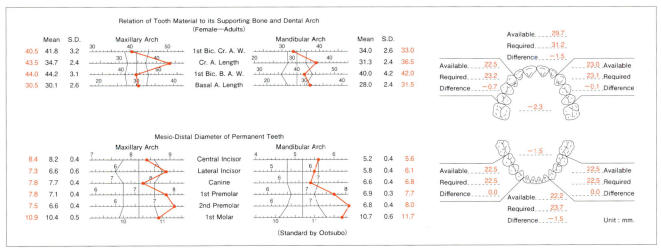

図3　初診時模型・スペース分析

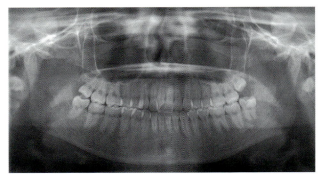

図4　初診時パノラマエックス線写真

83

Part 4 歯科矯正用アンカースクリュー活用術

診断と治療方針

診断：叢生ならびに上下顎中切歯唇側傾斜を伴う骨格性上顎前突症例（Angle Ⅱ級）

治療方針：8 4|4 8，8 4|4 8 を抜歯し，マルチブラケット装置と，アンカースクリューを固定源としたMPMD装置（上顎大臼歯遠心移動装置）を併用し，叢生ならびに上下顎中切歯唇側傾斜と上顎前突の改善を行うとともに，6|6 の遠心移動により Angle Ⅱ級の改善を図る．

治療方法：上顎口蓋正中部にアンカースクリューを2本植立してMPMD装置とマルチブラケット装置を装着し，8 4|4 8，8 4|4 8 を抜歯して上下顎のレベリングと同時に 6|6 の遠心移動により大臼歯の対向関係を Angle Ⅰ級とする．また，MPMD装置を加強固定装置としても利用し，上顎中切歯の舌側傾斜移動を行う．

治療目標：L-1 to NB を 5.0 mm にする治療目標とすると，下顎中切歯は 7.0 mm，上顎中切歯は 11.0 mm の舌側移動となるため，6| は 4.0 mm，|6 は 1.0 mm の遠心移動，下顎第一大臼歯は現状の位置を維持する設定となった．

アンカースクリューの選択理由（利点）

◆ 患者の協力度に依存することなく，上顎前歯部舌側移動時の固定源の喪失の防止や，大臼歯の遠心移動が可能である．

◆ ペンデュラム装置などの従来の大臼歯遠心移動装置は，おもに遠心傾斜移動となり，骨格性Ⅱ級症例で臼歯部の遠心移動を行う際には，同時に臼歯部の圧下が行えないため，くさび状効果により下顎が開大して骨格性Ⅱ級を増悪させる可能性が危惧される．しかし，アンカースクリューとMPMD装置を併用することで，上顎大臼歯の圧下を伴う歯体移動に近似した移動様式となるため，下顎の開大を引き起こすことが少ない．

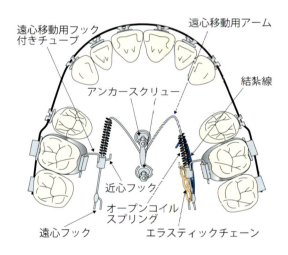

植立部位の選択理由（利点）

6 5|間，|5 6 間頬側のアンカースクリューは，上顎大臼歯の遠心移動量が大きい場合には歯の移動中に歯根と接触する可能性がある．しかし，上顎口蓋正中部の第一大臼歯部付近は，植立時や歯の移動の際にアンカースクリューと歯根が接触するリスクがなく，大きな神経・血管も存在しないため安全である．また，骨の厚みも比較的厚く，直径 2.0 mm のアンカースクリューの植立が可能であるため，大臼歯の遠心移動や圧下を行う際に必要となる大きな矯正力に対する固定源としても優れている．

上顎前突

アンカースクリュー使用時の注意点

- 口蓋側から遠心移動の矯正力を負荷するため，大臼歯には近心回転のモーメントがかかるので注意する．必要であれば大臼歯の近心回転の防止のために，6|6 近心のアーチワイヤーに toe-in bend を付与するとよい．
- 15 歳以下の患者の上顎口蓋正中部にアンカースクリューを植立する場合は，脱落のリスクが高くなるため注意を要する．

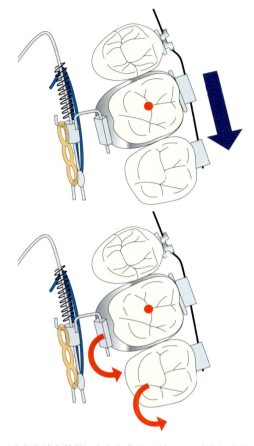

大臼歯遠心移動にともなうサイドエフェクトにより，大臼歯に近心回転のモーメントがかかるので注意する．

フォースシステム

　MPMD 装置は，大臼歯近心回転の防止と治療期間短縮のため，通常はマルチブラケット装置と併用し，オープンコイルスプリングの近心側と遠心フックに結紮線を挿入してその結紮力によりオープンコイルスプリングを圧縮させ，大臼歯遠心移動の矯正力を発揮させる．第一・第二大臼歯を同時に遠心移動する場合や，歯の動きが遅い場合は，近心フックと遠心フックにエラスティックチェーンをかけて矯正力を負荷する．MPMD 装置で大臼歯の遠心移動を行う際には，大臼歯の遠心傾斜のモーメントを最小限に留めるために，遠心移動用アームが上顎大臼歯の抵抗中心と考えられる根尖側約 1/3 を通る位置とする．

　大臼歯に圧下力を負荷する際は，遠心移動用フックを短めにしてシースに挿入することで圧下力を負荷できる．

　上顎大臼歯遠心移動後は，遠心フックと近心フックを結紮線などで連結することで，MPMD 装置を加強固定装置として利用し，上顎前歯部の舌側移動を行う．

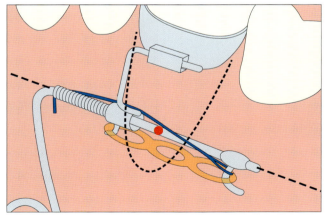

遠心移動用アームが大臼歯根尖側 1/3 を通るようにする

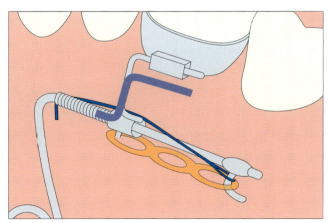

大臼歯を圧下する際は，高さの低い遠心移動用フックをシースに挿入する

Part 4　歯科矯正用アンカースクリュー活用術

治療経過

　下顎は，4|4 を抜歯した後，7 6 5 3|3 5 6 7 にマルチブラケット装置を装着して，レベリングと 3|3 の遠心移動を行った．上顎は，MPMD 装着を装着し，4|4 を抜歯した後，マルチブラケット装置を装着してレベリングと 6|6 の遠心移動を行った（図5）．遠心移動は6カ月で終了し，臼歯部は傾斜することなく，大臼歯の対向関係がAngle I 級となった（図6）．

　遠心移動終了後，MPMD 装置の遠心フックと近心フックを結紮線で固定し，MPMD 装置を加強固定装置として使用し，上顎前歯部のエンマッセ牽引を行った．3|3 の遠心移動後，下顎前歯部も舌側移動し，上下顎中切歯の唇側傾斜と上顎前突の改善を行った（図7）．

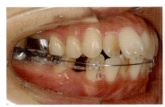
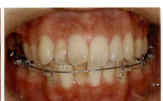
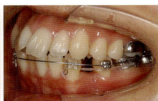
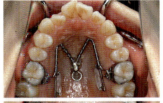
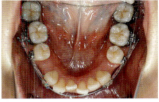

図5　MPMD 装置装着時

　6|6 の近心捻転が著しい場合にには，遠心移動のサイドエフェクトにより近心捻転が増悪しないよう，遠心移動の前処置として，クワドヘリックスやマルチブラケット装置を用いて近心捻転の改善を先に行っておくとよい．

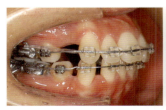
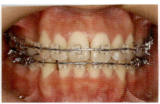
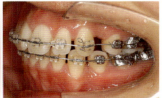
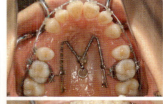
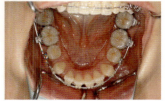

図6　6|6 遠心移動終了時

　上顎大臼歯遠心移動後は，遠心フックと近心フックを結紮線などで連結することで，MPMD 装置を加強固定装置として利用することができる．

86

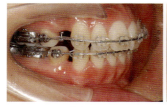
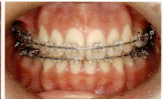
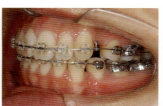
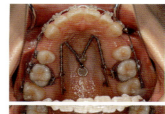
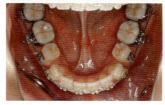

図7　上顎前歯部のエンマッセ牽引

> **チェックポイント**　6|6 遠心移動後に，6| のように近心捻転がみられる場合には，3|3 舌側面にリンガルボタンを装着し，エラスティックチェーンを 6|6 口蓋側のシースから 3|3 リンガルボタンにかけることで，上顎前歯部の舌側移動を行いながら大臼歯の近心捻転の改善を行うとよい．

治療結果

マルチブラケット装置による治療期間は 3 年 6 カ月であった．
顔貌所見：初診時と比較して口唇閉鎖時の上下口唇の突出感やオトガイ筋の緊張が改善し，良好なプロファイルが獲得された（図8）．
口腔内所見：大臼歯の対向関係は左右側ともに AngleI 級となり，オーバージェットは＋2.0 mm，オーバーバイトは＋2.0 mm となった．上下顎正中も一致し，上下顎歯列は 1 歯対 2 歯の緊密な咬合が確立された（図9）．
パノラマエックス線写真所見：歯根の平行性はほぼ良好で，歯周組織に特に大きな問題は認められなかった（図10）．
頭部エックス線規格写真所見：MPMD 装置により，上顎第一大臼歯は遠心傾斜を起こすことなく，6| は 4.0 mm，|6 は 1.0 mm の遠心移動に加え，1.0 mm の圧下が行えていたため，治療後に Mandibular plane の開大を認めなかった．SNA は 1.6° 減少し，SNB は変化がなかったことより，ANB は＋4.5° に改善した．L-1 to NB は 5.0 mm に減少し，治療目標が達成されていた．また，U-1 to SN は 96.9° に，L-1 to Mandibular は 92.4° に減少したため，Interincisal は 138.6° となり，上下顎中切歯の唇側傾斜も改善された（図11, 12）．

保定

固定式のボンディングリテーナーを 4+4，4+4 に装着し，また，可撤式のラップアラウンドリテイナーも上下顎に装着した．

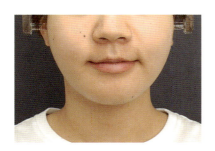
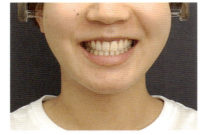
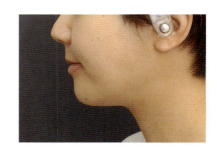

図8　治療終了時顔面写真

Part 4　歯科矯正用アンカースクリュー活用術

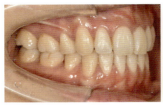
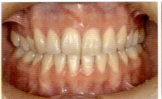
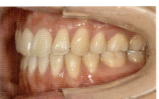
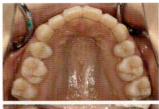
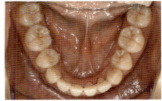

図9　治療終了時口腔内写真

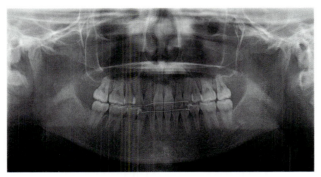

図10　治療終了時パノラマエックス線写真

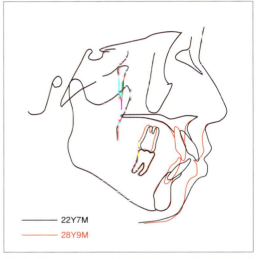

図11　初診時と治療終了時の頭部エックス線規格写真（トレース）の重ね合わせ

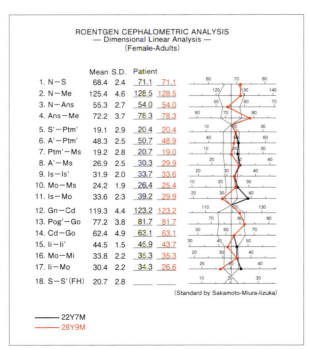
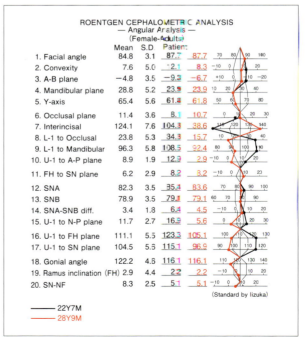

図12　初診時と治療終了時の頭部エックス線規格写真分析（左：距離的計測，右：角度的計測）

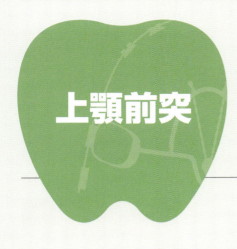

アンカースクリューにより上顎歯列の遠心移動を行い非抜歯にて上顎前突の改善を行った症例

小笠原 毅，東堀紀尚，森山啓司

アンカースクリュー植立部位：上顎口蓋正中部（2本），7|7 頬側遠心部（2本）
使用アンカースクリュー：デュアル・トップオートスクリュー
（1.6 mm×6.0 mm，プロシード）

症例の概要

患者：28歳10カ月，女性
主訴：上顎前歯部の突出，下顎前歯部の叢生
一般的所見：全身的所見として鼠径ヘルニアの既往があり，手術にて完治した．ニッケル，銅にアレルギー症状が認められた．
習癖：特記事項なし
顔貌所見：正貌では口角が左上がりであった．側貌は直顔型であったが，口唇の突出感が認められた（図1）．
口腔内所見：大臼歯の対向関係は左右側ともに Angle II級で，オーバージェットは＋5.0 mm，オーバーバイトは＋3.0 mm であった．顔面正中に対して上下顎正中は一致していた．上下顎前歯部に軽度の叢生が認められ，8|8 および |8 が口腔内に萌出していた（図2）．
模型分析所見：歯冠幅径は 1 2 4 5，1 5 6 が＋1S.D. を超えて大きく，3，4 は＋2S.D. を超えて大きかった．上下顎の歯列弓長経は＋1S.D. を超えて大きく，歯列弓幅径は上顎が＋1S.D. を超えて大きく，下顎は標準範囲内であった．現状歯列弓におけるスペース計測の結果，上顎は 0.5 mm，下顎は 3.2 mm のスペース不足であった（図3）．
パノラマエックス線写真所見：8|8 および |8 が認められた（図4）．
頭部エックス線規格写真所見：〈距離的計測〉N-Me は標準範囲内であり，顔面高は標準的であった．A'-Ptm' は＋1S.D. を超えて大きく，上顎骨長は大きかった．Gn-Cd は＋1S.D. を超えて大きく，下顎骨長は大きかった．Is-Is' は標準範囲内であり，上顎中切歯の高さは標準的であった．Ii-Ii' は＋2S.D. を超えて大きく，下顎中切歯は高位であった．〈角度的計測〉骨格系では，SNA，SNB はともに標準範囲内，ANB も＋4.9°で標準範囲内であり，上下顎は前後的に調和していた．歯系では，U-1 to FH，U-1 to SN が＋2S.D. を超えて大きく，上顎中切歯は唇側傾斜していた．L-1 to Mandibular は標準範囲内であり，下顎中切歯歯軸は標準的であった（図11，12参照）．

Part 4 歯科矯正用アンカースクリュー活用術

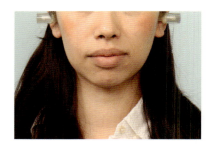
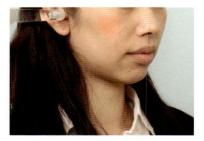
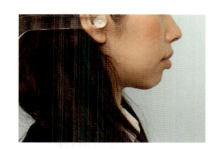

図1 初診時顔面写真

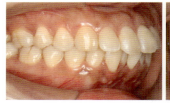
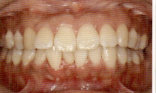
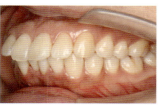
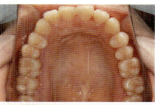
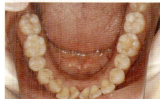

図2 初診時口腔内写真

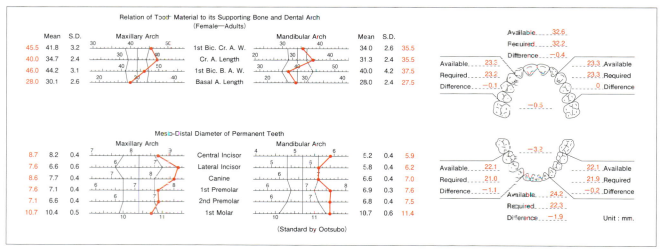

図3 初診時模型・スペース分析

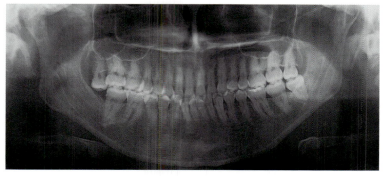

図4 初診時パノラマエックス線写真

診断と治療方針

診断：上顎中切歯の唇側傾斜および下顎前歯部の叢生を伴う上顎前突症例（Angle II級）

治療方針：金属アレルギーに配慮し，前歯部にセラミックブラケット，臼歯部にチタンブラケットを装着し，β-チタンワイヤーを用いて非抜歯にて排列を行う．また，β-チタンワイヤーで製作したパラタルバーから上顎歯列を牽引することで遠心移動を行い，Angle II級および過大なオーバージェットを改善する．並行して，下顎左右側臼後部のアンカースクリューより下顎歯列を直接牽引することで遠心移動を行い，叢生を解消する．

治療方法：上下顎側方歯のレベリングの後，上顎口蓋正中部および下顎左右側臼後部に植立したアンカースクリューを固定源として，エラスティックチェーンにより上下顎臼歯部の遠心移動を行う．遠心移動が終了した後，上下顎前歯部のレベリング，上顎前歯部の舌側移動を行い，オーバージェットを改善する．

治療目標：上顎第一大臼歯は 2.5 mm の遠心移動，下顎第一大臼歯は 1.0 mm の遠心移動を行い，上顎中切歯は 4.0 mm 舌側傾斜，下顎中切歯は 2.0 mm 舌側傾斜させてオーバージェットが +3.0 mm となるように設定する．

アンカースクリューの選択理由（利点）

- 上下顎大臼歯を遠心移動するために，下顎にスライディングジグとIII級ゴムを使用し，反作用の相殺および上顎大臼歯遠心移動のためにヘッドギアを併用する方法は，患者の協力が必要な装置を複数必要とするという問題点がある．
- アンカースクリューを固定源として用いることで上下顎大臼歯を直接牽引することが可能となるため，装置使用に関する患者の協力度に左右されることなく，予知性の高い治療が行える．
- 本症例は金属アレルギーを伴うが，アンカースクリューに含まれるチタン，アルミニウムなどの金属元素には陽性反応を示さないため，安全に使用することができる．

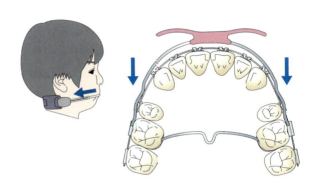

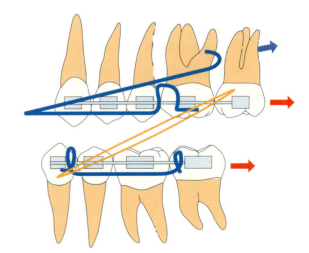

スライディングジグ，III級ゴム，ヘッドギアの併用による上下顎大臼歯の遠心移動

Part 4　歯科矯正用アンカースクリュー活用術

植立部位の選択理由（利点）

◆ 上顎大臼歯の遠心移動を行う場合，7|7 遠心や 6 5|間，|5 6 間頬側にアンカースクリューを植立する方法があるが，パノラマエックス線写真および CT 画像から安全に植立できる位置を検討した結果，7|7 遠心部には植立するスペースがなく，6 5|間，|5 6 間は歯根が近接していたため植立は困難であると判断した．上顎口蓋正中部は神経・血管や歯根を損傷する心配が少なく，比較的安全に植立できる部位であることから，当該部位を選択した．
◆ 下顎に関しては臼歯部の歯根近接が認められたため，7|7 遠心にアンカースクリューを植立することとした．

アンカースクリュー使用時の注意点

◆ アンカースクリューと併用するパラタルバーに使用する β-チタンワイヤーは，リンガルアーチなどに多く使用されるコバルトクロムワイヤーに比べて弾性が高く剛性が低いため，矯正力の負荷にともなう装置の変形に注意する必要がある．
◆ 下顎臼後部にアンカースクリューを植立する際は，歯肉への埋没に注意する必要がある．

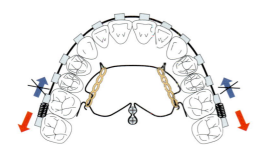

オープンコイルスプリングによる 7|7 の遠心移動

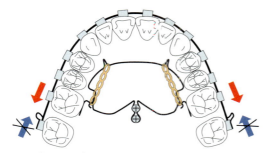

パラタルバーの牽引による 6|6 の遠心移動

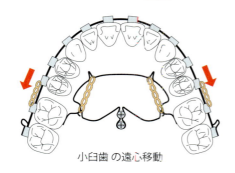

小臼歯 の遠心移動

フォースシステム

　上顎口蓋正中部に植立したアンカースクリューにパラタルバーを固定し，6|6 に装着したリンガルアーチとエラスティックチェーンにより連結する．7 6|間，|6 7 間に β-チタン製のオープンコイルスプリングを用いて前歯部への反作用を抑えながら 7|7 遠心移動を行う．

　7|7 の遠心移動が完了した後，オメガループにて近心移動を防止し，エラスティックチェーンによりリンガルアーチを牽引することで 6|6 の遠心移動を行う．その後は，6|6 を固定源として，小臼歯，前歯部の順に遠心移動を行う．これらの装置はすべて β-チタンワイヤーで製作し，バンドが使用できないためパラタルバーは 6|6 にダイレクトボンディングにて装着した．

　下顎は 7|7 遠心部に植立したアンカースクリューからワイヤーを直接牽引して，側方歯の遠心移動および前歯部の排列スペースの確保を行う．

治療経過

.016TMAワイヤーを用いて上下顎のレベリングを開始し、並行して 8|8 ならびに |8 を抜歯した（図5）．治療開始7カ月後、上顎口蓋正中部にアンカースクリューを2本植立し、期間をおいて歯肉の腫脹、アンカースクリューの動揺、脱離がないことを確認した後β-チタンワイヤー（直径0.9 mm）を用いて製作したパラタルバーとアンカースクリューをエラスティックモジュールを用いて固定し、6|6 に接着したリンガルアーチとエラスティックチェーンにて連結した．

その後、.017×.025 TMAワイヤーを装着し、オープンコイルスプリングにて 7|7 の遠心移動を開始した．

治療開始1年後、7|7 遠心部にアンカースクリューを植立し、.016×.022 TMAワイヤーを装着してエラスティックチェーンにより下顎臼歯部の遠心移動を行った後（図6）、下顎前歯部にもブラケットを装着してレベリングを行った（図7）．

治療開始3年後、大臼歯の対向関係および前歯部被蓋の改善を認めたところでアンカースクリューを除去した．

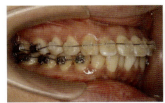 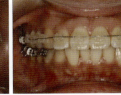 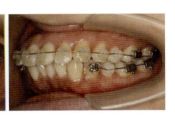 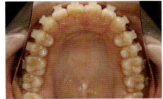 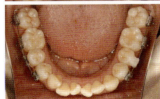

図5　レベリング開始時

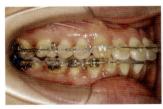 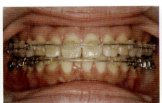 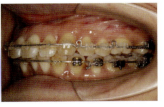 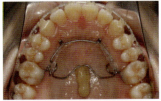 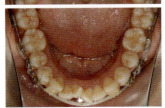

図6　7|7 および 7|7 遠心移動時（治療開始1年時）

> 金属アレルギーの場合は結紮線を使用できないためエラスティックモジュールを用いることが多いが、ワイヤーのフリクションが大きくなるという欠点がある．上下顎臼歯部の遠心移動を行う際はワイヤーの研磨を適宜行うか、必要に応じてループメカニクスにより臼歯部の遠心移動を行うことを検討してもよい．

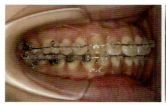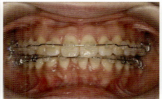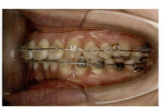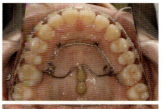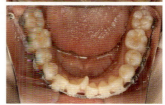

図7 下顎前歯部レベリング時（治療開始1年5カ月時）

治療結果

マルチブラケット装置による治療期間は3年であった．
顔貌所見：初診時と比較して口唇の突出感が減少した（図8）．
口腔内所見：大臼歯の対向関係は左右側ともにAngle Ⅰ級となり，オーバージェットは+3.0 mm，オーバーバイトは+2.5 mmとなって，上顎前突および前歯部叢生が改善した．上下顎正中は一致し，上下顎歯列は1歯対2歯の緊密な咬合が確立された（図9）．
パノラマエックス線写真所見：上顎前歯部の著明な歯根吸収は認められず，また歯槽骨の水平的・垂直的な骨吸収の変化も認められなかった（図10）．
頭部エックス線規格写真所見：上顎第一大臼歯は2.5 mm遠心移動，下顎第一大臼歯は1.0 mm遠心移動し，目標の遠心移動量が達成された．SNA，SNBに変化は認められず，Mandibular planeも変化は認められなかった．U-1 to FHは121.5°，U-1 to SNは112.2°，L-1 to Mandibularは94.7°に減少し，上下顎中切歯は舌側傾斜した（図11，12）．

保定

上下顎に可撤式のクリアリテーナーを装着した．

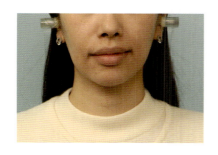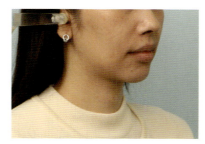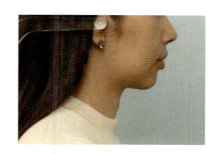

図8 治療終了時顔面写真

上顎前突

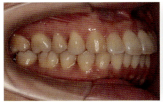
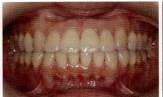
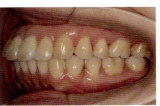
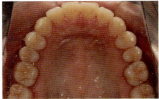
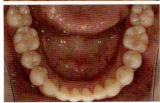

図9　治療終了時口腔内写真

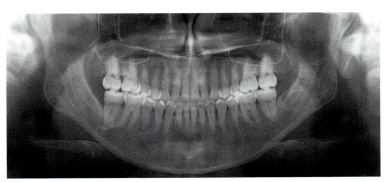

図10　治療終了時パノラマエックス線写真

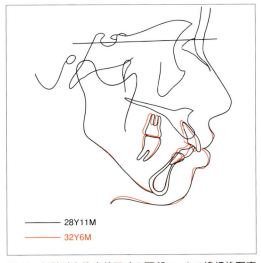

図11　初診時と治療終了時の頭部エックス線規格写真（トレース）の重ね合わせ

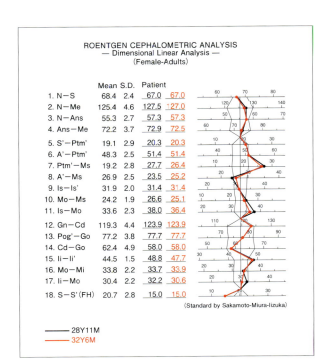
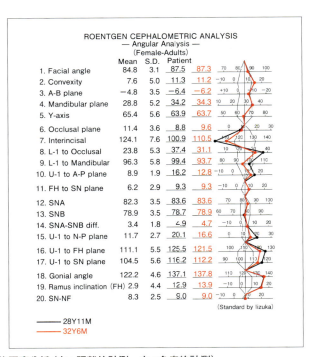

図12　初診時と治療終了時の頭部エックス線規格写真分析（左：距離的計測，右：角度的計測）

Part 4 歯科矯正用アンカースクリュー活用術

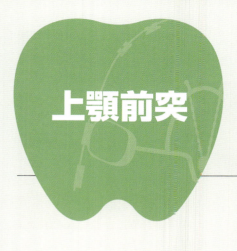

上顎前突

アンカースクリューにより上下顎大臼歯の加強固定および上顎歯列の遠心移動を行った症例

中嶋 昭, 本吉 満

アンカースクリュー植立部位：6 5 間, 5 6 間頬側　6 5 間, 5 6 間頬側（4本）
使用アンカースクリュー：デュアル・トップオートスクリュー G1
　　　　　　　　　　　（上顎 1.4mm × 8.0mm, 下顎 1.4mm × 6.0mm, プロシード）

症例の概要

患者：15 歳 1 カ月, 女子
主訴：上顎前歯部の突出感
一般的所見：全身的な問題および既往歴に特記事項はなかった．家族歴として，母親に上顎前突および叢生が認められた．
習癖：特記事項なし
顔貌所見：正貌は左右対称であった．側貌は凸顔型で，上下口唇の突出感とオトガイ筋の緊張が認められた（図1）．
口腔内所見：大臼歯の対向関係は左右側ともに Angle II 級で，オーバージェットは＋11.0 mm，オーバーバイトは＋2.0 mm であった．顔面正中に対して上顎正中は一致しており，下顎正中は 2.0 mm 右方に偏位していた（図2）．
模型分析所見：歯冠幅径は 2 3 4 5, 4 5 が＋1S.D. を超えて大きく，それ以外は標準範囲内であった．上顎歯列弓長径は＋1S.D. を超えて大きく，歯列弓幅径，歯槽基底弓幅径は－1S.D. を超えて小さく，歯槽基底弓長径は標準範囲内であり，上顎中切歯が唇側傾斜している傾向を示した．下顎歯列弓幅径は－2S.D. を超えて小さく，歯列弓長径，歯槽基底弓幅径は－1S.D. を超えて小さかった．現状歯列弓におけるスペース計測の結果，上顎は 5.0 mm，下顎は 8.5 mm のスペース不足であった（図3）．
パノラマエックス線写真所見：歯根および歯槽骨に問題は認められなかった．8, 8 8 が認められた．また，アンカースクリューの植立部位の決定に必要な上顎洞底の垂直的な位置については問題を認めなかった（図4）．
頭部エックス線規格写真所見：〈距離的計測〉N-Me，A'-Ptm' は標準範囲であり，顔面高および上顎骨長は標準的な大きさであった．Gn-Cd が－1S.D. を超えて小さく，下顎骨長は標準より小さい傾向を示した．Is-Is' は標準範囲内であり，Ii-Ii' は－2S.D. を超えて小さく，下顎中切歯は低位であった．Is-Mo は＋3S.D. を超えて大きく，上顎中切歯は著しい唇側傾斜傾向を認めた．Mo-Ms は標準範囲内，Mo-Mi は－1S.D. を超えて小さく，下顎大臼歯は低位であった．〈角度的計測〉SNA は標準範囲内，SNB は－1S.D. を超えて小さく，ANB は＋6.0°で＋1S.D. を超えて大きく，下顎後退位による上下顎の前後的不調和が認められた．Gonial angle および Mandibular plane は標準範囲内であった．U-1 to FH および U-1 to SN は＋2S.D. を超えて大きく，L-1 to Mandibular は標準範囲内であり，上顎中切歯は唇側傾斜を認め，下顎中切歯歯軸は標準的であった（図10, 11 参照）．

上顎前突

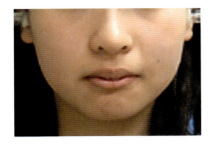
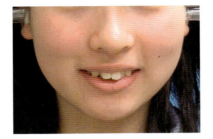
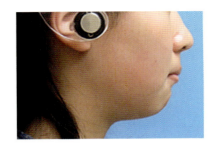

図1 初診時顔面写真

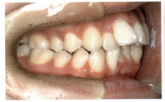
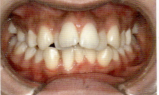
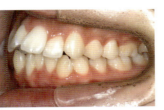
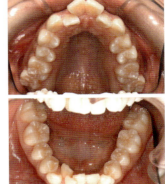

図2 初診時口腔内写真

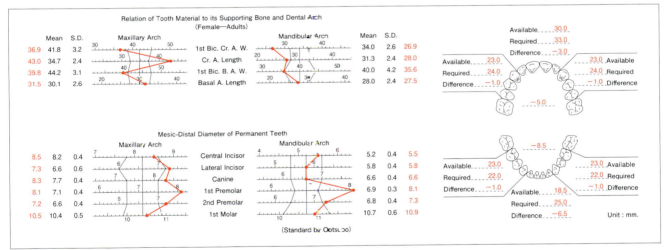

図3 初診時模型・スペース分析

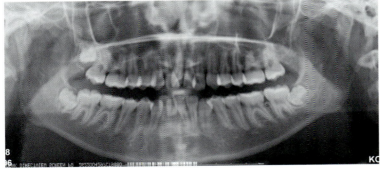

図4 初診時パノラマエックス線写真

Part 4　歯科矯正用アンカースクリュー活用術

診断と治療方針

診断：上顎中切歯の唇側傾斜および上下顎前歯部の叢生を伴う上顎前突症例（AngleⅡ級1類，骨格性Ⅱ級）

治療方針：骨格性および歯槽性の問題改善を行うため，最大の固定が必要であることからマルチブラケット装置にアンカースクリューを併用し，上顎中切歯の唇側傾斜および下顎前歯部の叢生の改善，ならびに大臼歯の対向関係の改善を図る．

治療方法：4|4，4|4 の抜歯を行った後，マルチブラケット装置を装着して上下顎歯列のレベリングを行う．レベリング終了後，6 5|間，|5 6 間頬側，6 5|間，|5 6 間頬側にアンカースクリューを植立し，これを固定源として 3|3，3|3 の遠心移動を行う．その後，2 1|1 2，2 1|1 2 の再レベリングを行い，大臼歯が近心移動しないように 3|3 近心のジグとアンカースクリューにエラスティックチェーンを装着して牽引を行いながら，3 2|間，|2 3 間にクロージングループを付与してスペース閉鎖を行う．

治療目標：最大の固定にて上下顎前歯部の叢生の改善および舌側移動を行い，大臼歯の対向関係が AngleⅠ級となるように上顎歯列を左右2mm程度遠心移動する．上下顎の歯列弓幅径，歯槽基底弓幅径はいずれも −1S.D. を超えて小さかったことから，多少の上下顎臼歯間幅径の拡大を許容できることを考慮に入れる．

アンカースクリューの選択理由（利点）

- アンカースクリューは植立および除去の術式が比較的容易であり，外科的侵襲が極めて少なく，矯正歯科治療の一環として患者に受け入れられやすい．
- ジグを介してアンカースクリューから上顎は後上方，下顎は水平に牽引することで，上下顎大臼歯を固定源として使用せずに済むため，抜歯スペースによる上下顎臼歯部の近心移動等の反作用に配慮する必要がなくなる．
- 植立部位が頬側であるため比較的患者の違和感が少ない．

植立部位の選択理由（利点）

- 水平的な植立部位については，パノラマエックス線写真より歯根間に安全に植立できる位置を検討した結果，6 5|間，|5 6 間頬側，6 5|間，|5 6 間頬側に植立する．また，上顎歯列の遠心移動を行うため，上顎についてはパノラマエックス線写真およびプローブでの測定により 6|6 歯根の近心部位に植立する．
- 垂直的な植立部位については，臼歯部の遠心移動時に摩擦を増加せず，上顎前歯部に圧下力が加わるようパノラマエックス線写真およびプローブにより測定し，前歯部の抵抗中心よりも上方とする．

アンカースクリュー使用時の注意点

- 固定源としてアンカースクリュー使用することで，固定喪失の反作用については考慮する必要がなくなるが，本症例では初診時年齢が15歳であり比較的骨代謝が活発であることが考えられるため，治癒期間を3カ月程度置いた後に牽引を行う必要がある．
- 思春期晩期成長のある骨格性上顎前突症例では，アンカースクリューを使用して上顎前歯部を挺出させないようにコントロールし，下顎の前方成長を促すこともある程度期待できるが，前方への成長がない場合は，上顎歯列の遠心移動も考慮する．
- アンカースクリューはアーチワイヤーより頬側に位置するため，前歯部の牽引および大臼歯の遠心移動時に臼歯間幅径が拡大しやすい．したがって，アーチワイヤーの幅径の調整が必要となる．

フォースシステム

　3|3，3|3 の遠心移動時については，ジグ（.017×.025 ステンレスワイヤー）を介してアンカースクリューから牽引を行う．

　上顎4前歯のスペース閉鎖時には，大臼歯が近心移動しないように 3|3 近心ブラケットからジグを介してアンカースクリューにエラスティックチェーンを装着・牽引し，クロージングループによって閉鎖を行う．

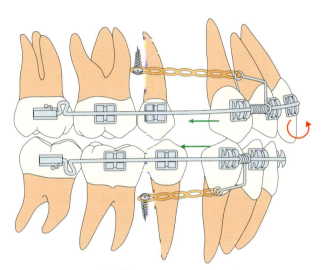

3|3，3|3 遠心移動のメカニズム

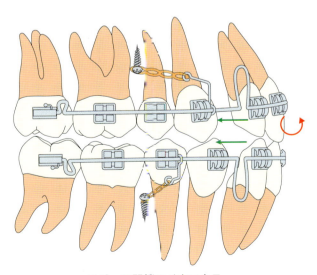

スペース閉鎖のメカニクス

Part 4 歯科矯正用アンカースクリュー活用術

治療経過

　若年者であるため，アンカースクリューと骨との安定に配慮して側方歯のレベリング前に植立し，3カ月の治癒期間を置いて経過観察した．その後，同部位のアンカースクリューが安定したことを確認し，レベリング後，上顎に .017×.025 ステンレスワイヤーを装着して 3|3 の遠心移動を行った（図5）．
　3|3 の遠心移動後，2|2 の再レベリングを行い，.019×.025 ステンレスワイヤーにてスペース閉鎖を行った．スペース閉鎖は .019×.025 ステンレスワイヤーの 3|2 間，|2 3 間のフックからアンカースクリューにエラスティックチェーンを装着して牽引し，歯列全体の遠心移動を行って Angle Ⅰ級の対向関係を改善した（図6）．
　下顎は 5|5 近心のフックからアンカースクリューにエラスティックチェーンを装着して牽引し，クロージングループによりスペース閉鎖を行った（図6）．

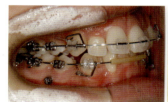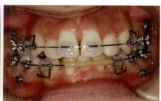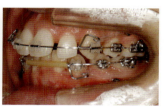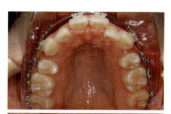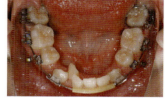

図5　3|3 遠心移動時

　アンカースクリューの植立位置は前歯部の抵抗中心に留意し，パノラマエックス線写真およびプローブを使用して垂直的・水平的な位置を確認しながら決定する．ジグはある程度の長さのものを使用し，なるべく上顎前歯部に遠心へのモーメントが生じないように留意する．

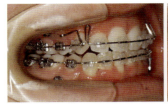
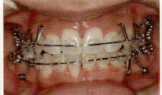
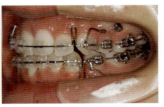
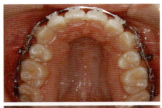
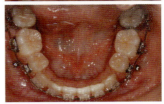

図6　スペース閉鎖時

剛性の高いワイヤーを使用し，Spee 彎曲を付与したり，前歯部のリンガルルートトルクが10°以上になるように調整を行い，ボーイングエフェクトを生じないように上顎前歯部の挺出力を抑えながら歯体移動を行う.

治療結果

マルチブラケット装置による治療期間は2年5カ月であった.

顔貌所見：初診時と比較して上下口唇の突出感が改善し，オトガイ筋の緊張も消失した（図7）.

口腔内所見：下顎前歯部が舌側傾斜することなく，大臼歯の対向関係がAngle I級となり，上下顎前歯部の叢生と上顎中切歯の唇側傾斜は改善した．オーバージェットは＋3.0 mm，オーバーバイトは＋3.0 mmとなった．上下顎正中は一致しており，上下顎歯列は1歯対2歯の緊密な咬合が確立された（図8）.

パノラマエックス線写真所見：歯根吸収や損傷は認められず，歯根の平行性も良好で，歯槽骨を含めた歯周組織に特に大きな問題は認められなかった（図9）.

頭部エックス線規格写真所見：SNAは変化せず，SNBは75.5°に増加し，その結果，ANBは＋4.5°に改善した．Mandibular planeは26.5°に減少した．アンカースクリューを使用して垂直的コントロールを行った結果，B点は思春期晩期成長の誘導も可能であったことが示唆された．U-1 to SNは124.5°に減少し，L-1 to Mandibularは94.5°に増加した（図10, 11）.

保定

可撤式のベッグタイプリテーナーを上下顎に装着した．保定開始2年を経過し，咬合は安定しており，前歯部の後戻りも認められない．

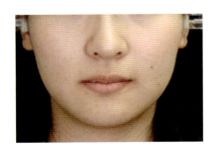
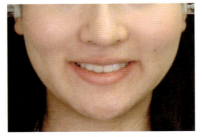
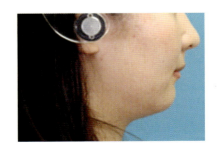

図7　治療終了時顔面写真

Part 4　歯科矯正用アンカースクリュー活用術

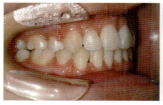
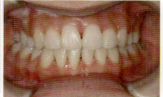
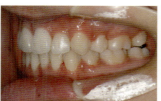
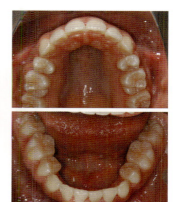

図8　治療終了時口腔内写真

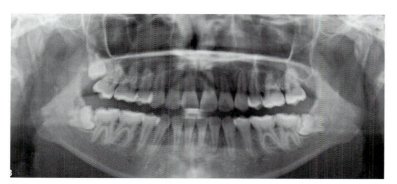

図9　治療終了時パノラマエックス線写真

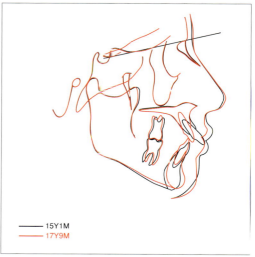

図10　初診時と治療終了時の頭部エックス線規格写真（トレース）の重ね合わせ

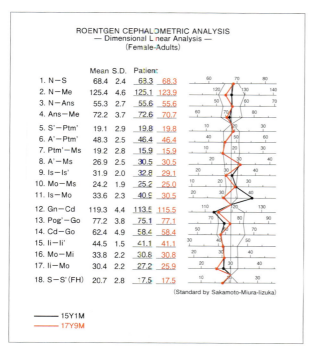
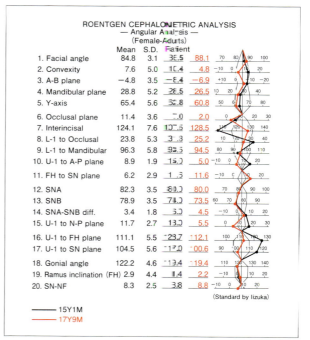

図11　初診時と治療終了時の頭部エックス線規格写真分析（左：距離的計測，右：角度的計測）

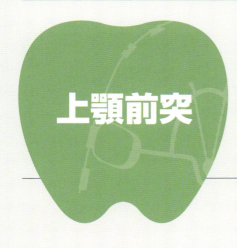

上顎前突

⁵│先天性欠如のため│5 を抜歯しアンカースクリューを用いて前歯部を舌側移動した症例

金藤麻紀，馬谷原琴枝，本吉 満

アンカースクリュー植立部位：６５│間，│５６間頬側（2本）
使用アンカースクリュー：ISA アドバンス（1.6mm × 8.0mm，バイオデント）

症例の概要

患者：38歳6カ月，女性
主訴：前歯部の突出
一般的所見：全身的な問題はなく，特記事項もなかった．
習癖：特記事項なし
顔貌所見：正貌ほぼ左右対称であった．側貌は凸顔型で，下顎の軽度の後退感と口唇閉鎖時のオトガイ筋の緊張が認められた（図1）．
口腔内所見：大臼歯の対向関係は右側が Angle I 級，左側が Angle II 級で，オーバージェットは＋6.0 mm，オーバーバイトは＋2.5 mm であった．顔面正中に対して上顎正中は一致しており，下顎正中は 1.0 mm 左方に偏位していた．│E が晩期残存し歯冠崩壊していた．また，│7，６│６７ に歯冠修復処置が施されていた．歯周組織に発赤，出血などはなく，プラークや歯石の沈着も認められなかった（図2）．
模型分析所見：歯冠幅径は │2 が＋1S.D. であり，その他はすべて標準範囲内であった．上顎は歯列弓長径が＋1S.D. を超えて大きく，下顎は歯列弓幅径と歯槽基底弓長径が－1S.D. を超えて小さかった．現状歯列弓におけるスペース計測の結果，上顎は 1.3 mm，下顎は 2.8 mm のスペース不足であった（図3）．Spee 彎曲は 2.0 mm であった．
パノラマエックス線写真所見：⁵│ が先天性欠如していた．４│４ 歯根周囲に透過像がみられた（図4）．
頭部エックス線規格写真所見：〈距離的計測〉N-Me，Ans-Me はともに＋2S.D. を超えて大きく，下顎面が大きかった．Is-Is'，Ii-Ii' は＋3S.D. を超えて大きく，上下顎中切歯は高位であった．Gn-Cd は－1S.D. を超えて小さく，下顎が劣成長であった．〈角度的計測〉骨格系では，SNA，SNB はともに－1S.D. を超えて小さく，ANB は＋5.5°で＋1S.D. を超えて大きく，上下顎の前後的不調和が認められた（骨格性 II 級）．Mandibular plane は＋1S.D. を超えて大きく，ハイアングルを呈していた．また，Y-axis が＋1S.D. を超えて大きく，オトガイ部の後方位を示していた．歯系では，U-1 to AP，U-1 to NP が＋3S.D. を超えて大きく，上顎中切歯が唇側傾斜していた（図9，10 参照）．

Part 4 歯科矯正用アンカースクリュー活用術

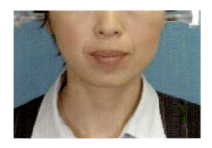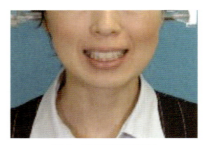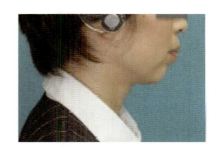

図1 初診時顔面写真

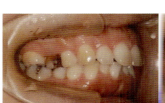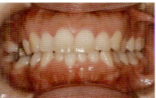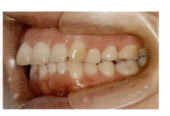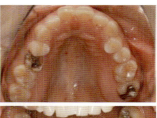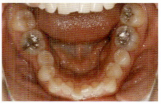

図2 初診時口腔内写真

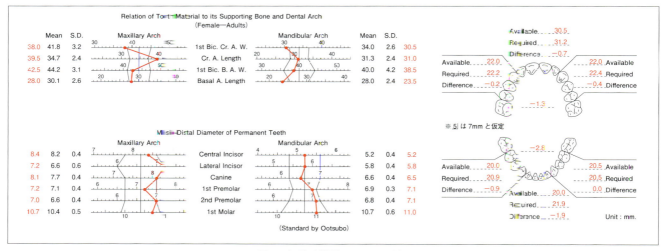

図3 初診時模型・スペース分析

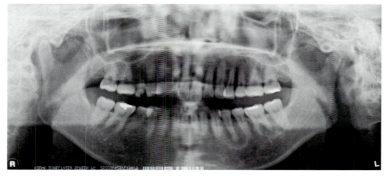

図4 初診時パノラマエックス線写真

104

診断と治療方針

診断：5｜の先天性欠如を伴う上顎前突症例（右側 Anlge Ⅰ級，左側 Angle Ⅱ級）

治療方針・治療方法・治療目標：治療方針の立案にあたっては Steiner 分析を用いた．初診時は SNA 77.5°，SNB 72.0°，ANB +5.5°，U-1 to NA 10.5 mm，L-1 to NB 9.0 mm であり，ANB +5.5° の理想値である U-1 to NA 2.0 mm，L-1 to NB 6.5 mm を治療目標とした．下顎のトータルディスクレパンシーは −9.8 mm（アーチレングスディスクレパンシー：−2.8 mm，Spee 彎曲の改善：−2.0 mm，下顎前歯部の舌側移動：−5.0 mm）であり，上顎前歯部の舌側移動量は 7.0 mm 必要であった．本来であれば 4｜4 を抜歯して叢生および前突の改善を行うところではあるが，5｜ が先天性欠如していたため E｜5，4｜4 を抜歯し，大臼歯の絶対的固定としてアンカースクリューを併用し，下顎前歯部の叢生の改善と上下顎前歯部の舌側移動を行う治療方針とした．

アンカースクリューの選択理由（利点）

- 本症例は抜歯スペースすべてを利用して上顎前歯部を舌側移動させる必要があり，大臼歯の近心移動は許容されない．また，5｜ の先天性欠如のため，より多くの歯数を舌側移動させる必要があることから，反作用として大臼歯が近心移動しやすく，顎外固定装置（ヘッドギア）を使用する場合は通常よりもかなり長時間の装着が必要と考えられる．また，十分に装着できない場合には固定の喪失を見込んで前歯部の舌側移動量を減少させる必要があり，口唇の突出感が十分に改善せず妥協した結果とならざるを得ない．
- 絶対的な固定源としてアンカースクリューを使用することで固定の喪失をなくすことができる．
- アンカースクリューは植立および除去の術式が単純であり，外科的侵襲が極めて少なく，患者に受け入れられやすい．

植立部位の選択理由（利点）

E｜5 を抜歯したため 6 5｜間，｜5 6 間頬側への植立は歯根損傷の危険性が低いと考え，歯根の状態，上顎洞の位置，皮質骨の厚みを歯科用コーンビーム CT にて精査し，植立の可否を判断した．

アンカースクリュー使用時の注意点

アンカースクリュー植立部位と歯列のアーチワイヤーとの上下的，頬舌的位置の違いに注意し，牽引方向を考慮する必要がある．

Part 4 歯科矯正用アンカースクリュー活用術

フォースシステム

　上顎前歯部の舌側移動時には，クロージングループの遠心脚をアンカースクリューと結紮することで固定源とし，大臼歯の近心移動を防止する．また，前歯部のトルクが不足するため，クロージングループがやや遠心に傾くようにアンカースクリューと結紮してリンガルルートトルクをかける．
　3|3 の遠心移動時には，アンカースクリューから 3|3 にⅢ級ゴムをかける．

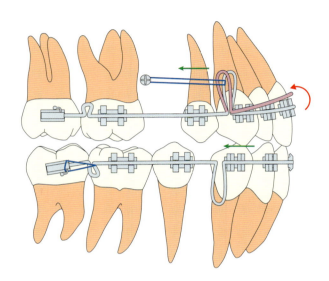

治療経過

E|5, 4|4 を抜歯後，上顎は 7+7，下顎は側方歯に .022 スタンダードブラケットを装着し，レベリング完了後に 6 5|間，5 6|間頬側にアンカースクリューを植立した.

上顎はクロージングループを組み込んだ .019×.025 ステンレスワイヤーを用い，クロージングループを活性化後にループの遠心脚をアンカースクリューと固定することで大臼歯の近心移動を防止し，前歯部の舌側移動を行った.

下顎はアンカースクリューから 3|3 にⅢ級ゴムをかけて 3|3 の遠心移動を行った．3|3 遠心移動終了後，下顎前歯部にブラケットを装着して再レベリングを行い，クロージングループを組み込んだ .019×.025 ステンレスワイヤーにて前歯部の舌側移動を行った（図5）.

治療開始 1 年 7 カ月後，上下顎正中の一致および左側 Anlge Ⅱ級の改善のため，Ⅱ級ゴムを併用してスペース閉鎖を継続した.

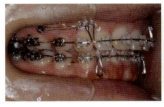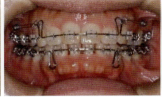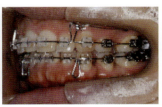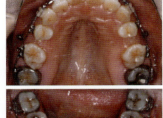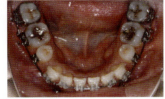

図5　上下顎前歯部の舌側移動時

治療結果

マルチブラケット装置による治療期間は 3 年であった．

顔貌所見：初診時と比較して口唇の突出感は減少し，オトガイ筋の緊張が緩和された（図6）.

口腔内所見：大臼歯の対向関係は左右側ともに Angle Ⅰ級となり，オーバージェットは＋2.5 mm，オーバーバイトは＋2.0 mm となって，上顎前突と下顎前歯部の叢生は改善した．上下顎正中は一致し，1 歯対 2 歯の緊密な咬合が確立された（図7）.

パノラマエックス線写真所見：顕著な歯根吸収はなく，歯根周囲の歯槽骨の状態も良好であった（図8）.

頭部エックス線規格写真所見：L-1 to Mandibular が 91.0°に，U-1 to FH が 93.0°に減少し，Interincisal が 139.0°へ増加し，上下顎中切歯が舌側傾斜した（図9, 10）.

保定

上下顎ともにベッグタイプリテーナーを装着し，保定開始時から約 1 年間は 24 時間使用し，その後の約 1 年間は夜間のみの使用とした.

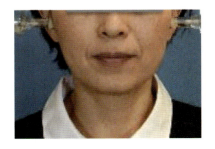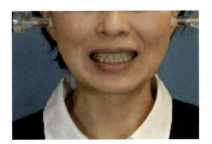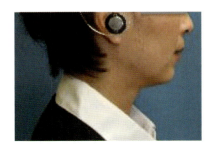

図6　治療終了時顔面写真

Part 4　歯科矯正用アンカースクリュー活用術

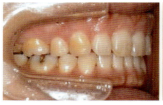
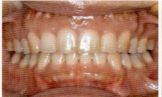
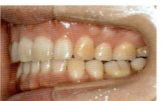
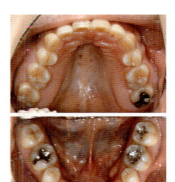

図7　治療終了時口腔内写真

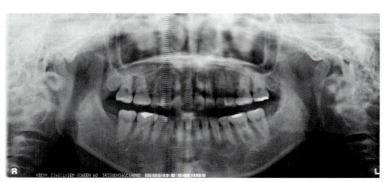

図8　治療終了時パノラマエックス線写真

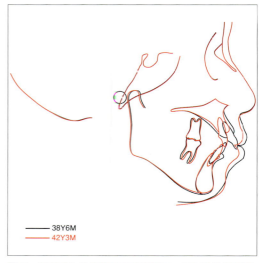

図9　初診時と治療終了時の頭部エックス線規格写真（トレース）の重ね合わせ

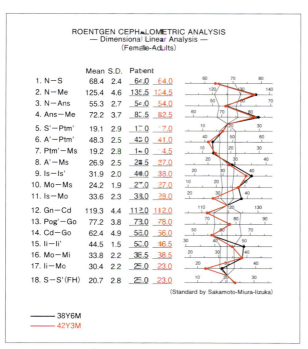
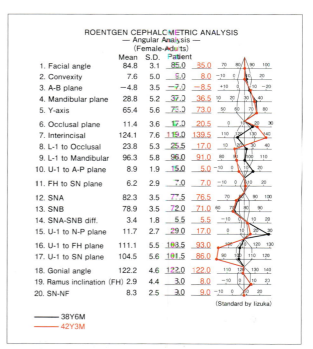

図10　初診時と治療終了時の頭部エックス線規格写真分析（左：距離的計測，右：角度的計測）

上顎前突

アンカースクリューを用いて最大の固定により上顎前突を改善した症例

丹原 惇，齋藤 功

アンカースクリュー植立部位：6 5|間，|5 6 間頬側（2本）
使用アンカースクリュー：デュアル・トップ オートスクリューⅢ
（2.0mm×8.0mm，プロシード）

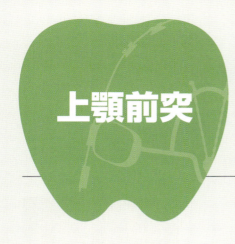

症例の概要

患者：16歳4カ月，女子
主訴：上顎前歯部の突出
一般的所見：特記事項なし
習癖：安静時に低位舌が認められた．鼻咽腔疾患および顎関節疾患は認められなかった．
顔貌所見：正貌では瞳孔線は水平であったが，口裂は右上がりであった．オトガイ部はやや左方に偏位していた．側貌は凸顔型で，口唇閉鎖時に口唇の突出およびオトガイ筋の過度の緊張が認められた（図1）．
口腔内所見：大臼歯の対向関係は左右側ともに AngleⅡ級で，Ⅱ級の程度は左側で大きく，オーバージェットは＋6.0 mm，オーバーバイトは＋3.0 mm であった．上下顎とも切歯部に軽度の叢生が認められ，1|1 は翼状捻転していた．また，3| は矮小歯で円錐状を呈していた．全顎的に口腔衛生状態は良好で，処置が必要な齲蝕は認められなかった．顔面正中に対して上顎正中は一致しており，下顎正中は 2.0 mm 左方に偏位していた．中等度の Spee 彎曲が認められた（図2）．
模型分析所見：歯冠幅径は 2 4 5 6，4 5 6 が＋1S.D. を超えて大きく，3| は－1S.D. を超えて小さく，特に 3| は－3S.D. を超えて小さかった．歯列弓幅径，歯槽基底弓幅径は上下顎ともに標準範囲内であり，上顎の歯列弓長径は＋1S.D. を超えて大きかった．現状歯列弓におけるスペース計測の結果，上顎は 3.5 mm，下顎は 5.5 mm のスペース不足であった（図3）．
パノラマエックス線写真所見：8|8，8|8 は埋伏し，8|8 はわずかに近心傾斜していた．全顎的に著しい短根や歯根の彎曲は認められなかった（図4）．
頭部エックス線規格写真所見：〈距離的計測〉A'-Ptm' が＋2S.D. を超えて大きく，上顎は前方位にあった．Ptm'-Ms が＋2S.D. を超えて大きく，上顎大臼歯は近心転位していた．Ii-Ii' が＋2S.D. で，下顎中切歯は高位であり，Mc-Mi が＋2S.D. を超えて大きく，下顎大臼歯も高位であった．〈角度的計測〉骨格系では，SNA，SNB はともに標準範囲内であったが SNA が大傾向であったことから，ANB は＋5.5°で＋1S.D. を超えて大きく，上顎の相対的な前方位が認められた．Gonial angle が－3S.D. を超えて小さく，Ramus inclination も－2S.D. を超えて小さく，ローアングルを呈していた．歯系では，U-1 to FH は標準範囲内，U-1 to AP は標準範囲内であるものの大傾向で，上顎中切歯の前方位を認めた．L-1 to Mandibular は＋1S.D. を超えて大きく，下顎中切歯は唇側傾斜していた（図11，12参照）．

Part 4　歯科矯正用アンカースクリュー活用術

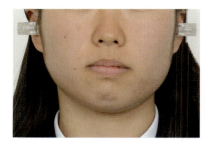
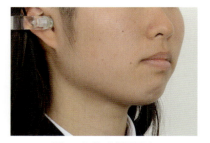
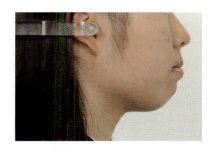

図1　初診時顔面写真

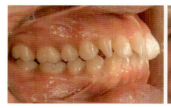
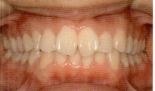
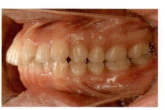
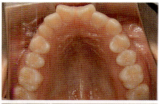
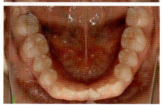

図2　初診時口腔内写真

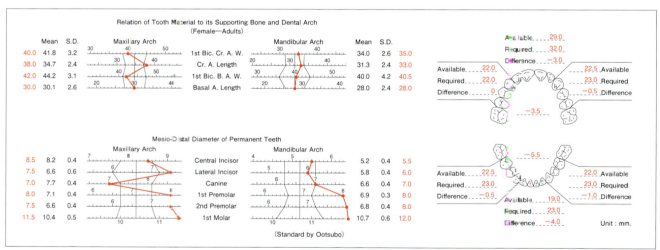

図3　初診時模型・スペース分析

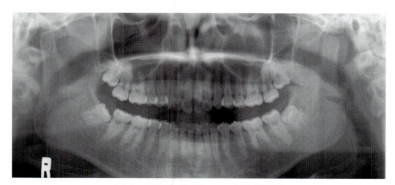

図4　初診時パノラマエックス線写真

診断と治療方針

診断：3⏌の矮小および叢生を伴う上顎前突症例（Angle Ⅱ級）

治療方針：叢生と大臼歯の対向関係の改善，および上下顎切歯の後退による側貌の改善を目的として，上下顎ともに抜歯を併用して治療を行う．3⏌は矮小歯であることから治療後における犬歯誘導の確立は困難と判断し抜歯する．また，上顎切歯の後退を十分に行うための加強固定としてアンカースクリューを併用する．

治療方法：上下顎ともにレベリングを行った後，6 5⏌間，⏌5 6 間頰側にアンカースクリューを植立し，犬歯遠心移動時から加強固定として利用する．その後，上下顎ともにクロージングループを組み込んだステンレスワイヤーでスペース閉鎖を行い，顎間ゴムを併用して上下顎切歯の後退と大臼歯の対向関係の改善を図る．

治療目標：Steiner 分析および Ricketts 分析から，上下顎間関係とプロファイルを考慮し，治療ゴールとして上顎中切歯の後退量 5.0 mm，下顎中切歯の後退量 4.0 mm，大臼歯の近心移動量を上顎 0 mm，下顎 3.0 mm と設定する．

アンカースクリューの選択理由（利点）

- 上顎前突もしくは上下顎前突症例において，切歯の十分な後退量を確保するために上顎大臼歯の近心移動が許容されない症例では，上顎のアンカースクリュー併用が適している．
- 上顎大臼歯の近心移動を防ぐ目的でヘッドギアを用いる場合と比較して，固定のコントロールが患者の協力度に依存せず，固定喪失の懸念が軽減する．

植立部位の選択理由（利点）

上顎大臼歯部の加強固定で用いるアンカースクリューは，可及的後方に植立するほうが利点は多いが，上顎後方は皮質骨が薄く，また付着歯肉幅が少ないこともあり，実際に植立が困難な場合も多い．そのため，本症例はパノラマエックス線写真から歯根の位置も考慮し，6 5⏌間，⏌5 6 間頰側に植立することとする．頰側に植立することでアンカースクリューとマルチブラケット装置の距離が近くなり，パラタルバーなどの大型の付加装置が不要となるため違和感が軽減される．

アンカースクリュー使用時の注意点

- 大臼歯の近心移動を防ぐためにアンカースクリューを用いる場合，特にスペース閉鎖で用いるメカニクスとの親和性を十分に考慮すべきである．本症例のようにループメカニクスによってスペース閉鎖を行う場合には，アンカースクリューから直接ループを活性化することが難しいため，必然的に後方部の固定源となっているセグメントとアンカースクリューをワイヤーで固定して使用することとなる．このとき，結紮したセグメントは近心方向への移動は制限されるが上方への固定は得られないため，側方歯部の開咬に注意すべきである．この反作用を防ぐためには，上下顎側方歯部の垂直ゴムも有効である．
- ワイヤーとアンカースクリューとの結紮によって，犬歯，小臼歯部は前後的のみならず，頰側への力もかかるため，側方歯部のオーバージェットや上顎歯列弓形態の変化に注意する必要がある．

Part 4　歯科矯正用アンカースクリュー活用術

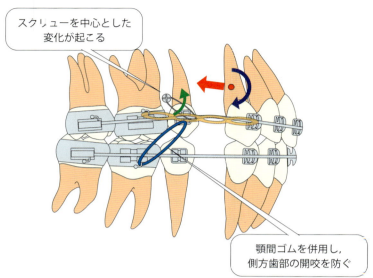

アンカースクリューを間接的に用いる際の変化

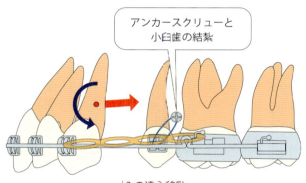

3| の遠心移動

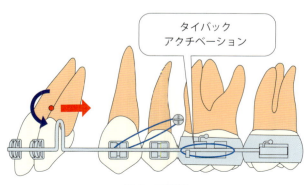

スペース閉鎖

フォースシステム

3| の遠心移動は，6| のバッカルチューブに接するようにオメガループを組み込んだ.016 ステンレスワイヤーを用いる．同時に，5|6 間頬側に植立したアンカースクリューと5| を .008 ワイヤーで結紮し，3| − 6| 間にエラスティックチェーンを装着する．

スペース閉鎖は，クロージングループを組み込んだ .018 ×.025 ステンレスワイヤーを用いる．このとき，4|3（3| は抜歯のため）とアンカースクリューを結紮し，クリンパブルフックと 6|6 を結紮することで，ループを活性化する．

上顎前突

治療経過

　3|4，4|4 を抜歯後，マルチブラケット装置（.018 スタンダードエッジワイズ装置）を装着し，.012 ステンレスワイヤーでレベリングを開始した．レベリング終了後，6 5|間，|5 6 間頬側にアンカースクリューを植立し，オメガループを付与した.016 ステンレスワイヤーとエラスティックチェーンを用いて|3 の遠心移動を行った．その際，アンカースクリューと 4|5 を結紮した（図5）．治療中，|5 6 間のアンカースクリューの動揺が認められたため，再植立を行った．なお，再植立のリスクについては，治療方針の説明時に説明して了承を得ている．

　その後，2|2 遠心にクロージングループを付与した.018×.025 ステンレスワイヤーを用いてスペース閉鎖を行った（図6）．その際，アンカースクリューとの結紮は，4|3 に変更した．また，スペース閉鎖後期には，下顎正中を顔面正中とできるかぎり一致させるため，右側はⅢ級ゴム，左側はⅡ級ゴムを併用した（図7）．

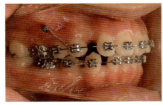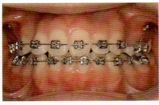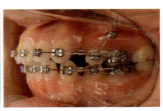
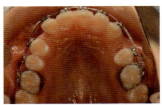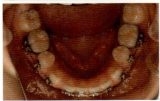

図5　|3，3|3 遠心移動時

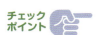
アンカースクリューを用いる場合，アンカースクリュー自体が不動のものであるため，歯を固定源として移動を行う場合と比較してその反作用が顕著に現れる．したがって，治療メカニクスを立案する際には，付与する矯正力の反作用を十分に考慮する必要がある．特に，前後的な変化のみならず上下的，水平的な反作用について検討を行い，あらかじめ影響を最小限にするための方策を計画しておくことが望ましい．

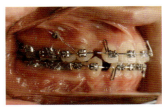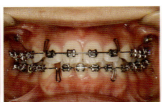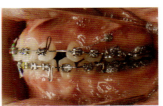
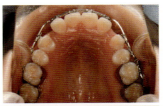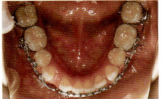

図6　スペース閉鎖時

アンカースクリューと歯を結紮する際には，結紮による矯正力がわずかに発生するため，毎回の調整ごとに結紮することは避けたほうがよい．この結紮による矯正力はわずかながら圧下方向への荷重となり，側方歯群の開咬を惹起する要因となる．

113

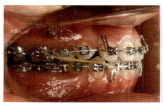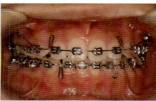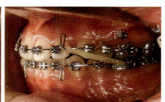

図7　下顎正中を是正するための顎間ゴム装着時

治療結果

マルチブラケット装置による治療期間は2年11カ月であった.
顔貌所見：切歯の後退により，口唇閉鎖時におけるオトガイ筋の緊張が改善し，良好なプロファイルを獲得した（図8）.
口腔内所見：大臼歯の対向関係は左右側ともにAngle I級となり，オーバージェット，オーバーバイトはともに+2.0 mmとなって，適正な被蓋関係となった．上下顎の緊密な咬合が確立された（図9）.
パノラマエックス線写真所見：歯根の平行性はほぼ良好であったが，$\overline{2|}$，$\overline{|1}$がやや遠心傾斜を呈した．治療にともなう歯根吸収は認められなかった．$\overline{8|8}$は大臼歯の近心移動により萌出スペースが拡大したため口腔内に歯冠が露出したが，清掃性が不良であるため今後抜歯する（図10）.
頭部エックス線規格写真所見：上顎中切歯の後退によりSNAは84.0°に減少，下顎中切歯の後退によりSNBも79.0°に減少し，ANBは+5.0°に減少した．U-1 to APとL-1 to Mandibularはともに大きく減少し，Interincisalは136.0°へと増加した（図11，12）.

保定

上顎は可撤式のベッグタイプリテーナーを装着し，下顎は固定式のFSWタイプリテーナーを$\overline{5+5}$に装着した．

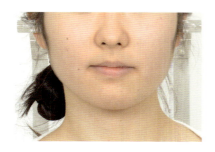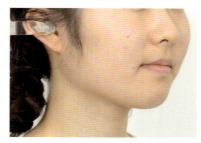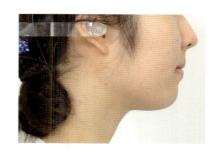

図8　治療終了時顔面写真

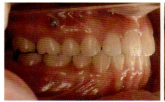
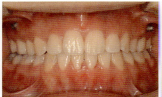
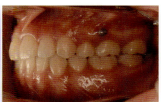
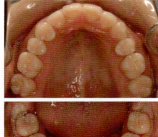
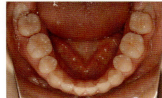

図9　治療終了時口腔内写真

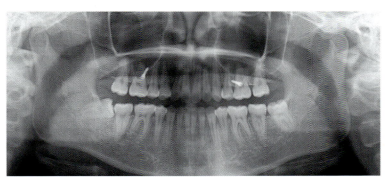

図10　治療終了時パノラマエックス線写真

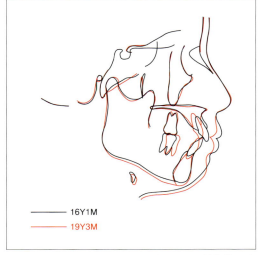

図11　初診時と治療終了時の頭部エックス線規格写真（トレース）の重ね合わせ

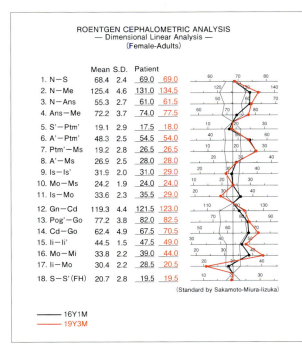
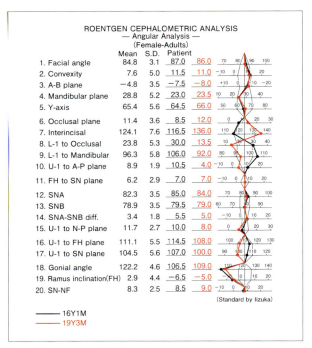

図12　初診時と治療終了時の頭部エックス線規格写真分析（左：距離的計測，右：角度的計測）

Part 4 歯科矯正用アンカースクリュー活用術

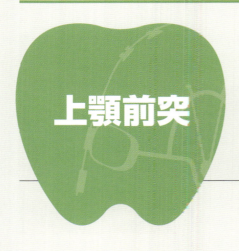

上顎前突

アンカースクリューにより上顎前歯部をエンマッセ牽引し上顎前突を改善した症例

中納治久,各務知芙美,槇 宏太郎

アンカースクリュー植立部位：６５|間,|５６ 間口蓋側（2 本）
使用アンカースクリュー：デュアル・トップオートスクリュー
　　　　　　　　　　　　（1.6 mm×8.0 mm, プロシード）

症例の概要

患者：26 歳 2 カ月,女性
主訴：前歯部の突出,口唇閉鎖不全
一般的所見：全身的な問題はなく,既往歴に特記事項はなかった.前医により,リンガルブラケット矯正を前提として ６５|間,|５６ 間口蓋側にアンカースクリュー,６|６ にバンドが装着された.しかしその後,転勤が決まり,当院に紹介されてきた.
習癖：口唇閉鎖は難しいが,鼻呼吸は可能であった.
顔貌所見：正貌はほぼ左右対称であった.口唇閉鎖時に口輪筋が緊張し,それにともない下唇の翻転とオトガイ筋の緊張が認められた.側貌は凸顔型で,口唇の突出とオトガイ部の後退感が認められた（図 1）.
口腔内所見：大臼歯の対向関係は左右側ともに Angle II 級で,オーバージェットは＋7.0 mm,オーバーバイトは＋4.0 mm であった.上下顎中切歯の唇側傾斜を伴う上顎前突が認められた.顔面正中に対して上下顎正中は 0.5 mm 左方に偏位していた.|７ は既に抜歯済みであった.前医によりアンカースクリューが植立されていた（図 2）.
模型分析所見：歯冠幅径は １ ６|,|１ ２ ６ が＋1S.D.を超えて大きかった.上下顎ともに歯列弓長径は＋1S.D.を超えて大きく,下顎の歯槽基底弓幅径は－1S.D.を超えて小さかった.現状歯列弓におけるスペース計測の結果,上顎は 2.0 mm,下顎は 3.0 mm のスペース不足であった（図 3）.
パノラマエックス線写真所見：|８ ８| が存在し,|８ 近心部にやや垂直的な骨吸収が認められた.|７ は抜歯済みであった.|２ は根管治療済みで,歯冠部は補綴治療が行われており,６５|間,|５６ 間にはアンカースクリューが認められた.歯根吸収などの異常所見は認められなかった（図 4）.
頭部エックス線規格写真所見：〈距離的計測〉N-S は＋1S.D.を超えて大きく,A'-Ptm' は＋1S.D.を超えてやや大きく,上顎骨長は大きかった.Gn-Cd,Cd-Go が－1S.D.を超えて小さく,下顎骨長,下顎枝高は小さかった.Is-Is' はやや小さい傾向はあるが,Ii-Ii',Mo-Ms,Mo-Mi は標準範囲内であった.〈**角度的計測**〉骨格系では,SNA は標準範囲内,SNB は－1S.D.を超えて小さく,ANB は＋5.4°で＋1S.D.を超えて大きかった.しかし,N-S が＋1S.D.を超えて大きかったため,標準の N-S でデータを修正すると,SNA は 87.0°で＋2S.D.を超えて大きく,SNB は 78.0°で標準範囲内であるものの小傾向であった.以上から,上顎過成長,やや下顎劣成長による上下顎の前後的不調和が認められると判断した.歯系では,U-1 to FH,U-1 to SN はいずれも標準範囲内であるが,L-1-to AP,U-1 to NP は＋1S.D.を超えて大きく,上顎中切歯は唇側傾斜していた.L-1 to Mandibular は＋3S.D.を超えて大きく,下顎中切歯も唇側傾斜していた（図 12,13 参照）.

上顎前突

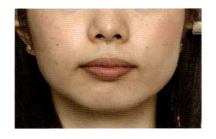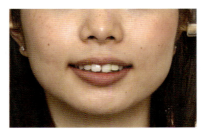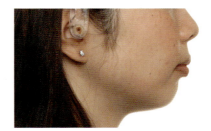

図1　初診時顔面写真

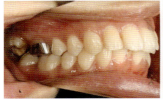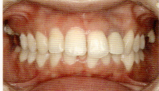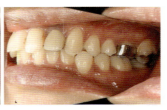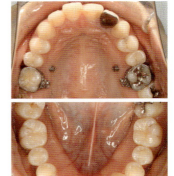

図2　初診時口腔内写真

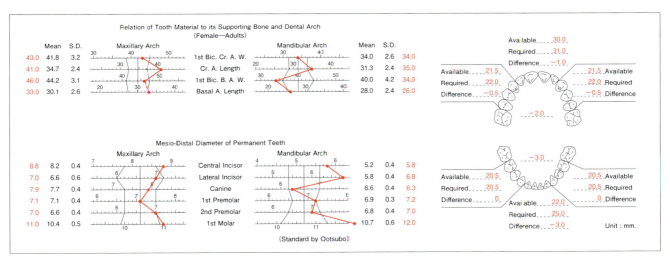

図3　初診時模型・スペース分析

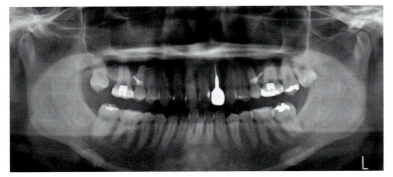

図4　初診時パノラマエックス線写真

117

Part 4 歯科矯正用アンカースクリュー活用術

診断と治療方針

診断：上下顎中切歯の唇側傾斜を伴う，上顎過成長，やや下顎劣成長による骨格性上顎前突症例（Angle Ⅱ級1類）

治療方針：患者が目立たない装置を希望したため，リンガルブラケット矯正を選択した．上顎は7|がすでに抜歯されていたこと，左側第二大臼歯部が鋏状咬合を呈し修復処置が施されていたことから，|7を抜歯し|8を保存することとした．また，患者の主訴を改善するために，最大の固定で上顎前歯部を舌側移動することを目的に，4|4，4|4を抜歯することとした．上下顎前歯部を舌側移動してオーバージェットを改善すると同時に，上下顎正中の一致を図り，大臼歯の対向関係は左右側ともにAngle Ⅰ級とし，Spee彎曲の平坦化によりオーバーバイトを改善する．

治療方法：前医によりすでに6 5|間，|5 6 間口蓋側にアンカースクリューが植立されていた．4|4，4|4，|7を抜歯後にレベリングを行い，その後，上顎の最大の固定を実現するためにアンカースクリューから上顎前歯部をエンマッセ牽引する．

治療目標：上顎第一大臼歯はほとんど近心移動せず最大の固定を目指す．下顎第一大臼歯はやや Angle Ⅱ級の対向関係を改善するため約1mm近心移動する．上顎中切歯は約7.5°舌側傾斜と歯体移動を行い，最も唇側傾斜している|1は約20°舌側傾斜させる．オーバージェット，オーバーバイトはそれぞれ+2.0mmとなるように設定する．

アンカースクリューの選択理由（利点）

アンカースクリューは絶対的固定源として有効である．本症例は，最大の固定を目指すためアンカースクリューを固定源として用いることで，上顎前歯部を牽引する際の臼歯部の近心移動を防止できるとともに，前歯部の圧下にも有効である．

植立部位の選択理由（利点）

一般的に上顎第一大臼歯は頬側根が2根あるのに対し，口蓋根は1根であるため，口蓋側歯根間のスペースは十分である．また，リンガルブラケット矯正は舌側にブラケットが装着されているため，植立部位を口蓋部歯槽骨に設定した．

※近年ではアンカースクリューを用いた加強固定装置が考案されているので，より安全な口蓋正中部付近への植立が有効である．

アンカースクリュー使用時の注意点

◆ 口蓋側の歯肉は厚いため，適正な長さのアンカースクリューを選択する必要がある．

◆ リンガルブラケット矯正で上顎前歯部を牽引する際，前歯部を連続結紮して口蓋側のアンカースクリューから犬歯を直接牽引する方法は簡便であるが，口蓋正中部にアンカースクリューを植立してロングレバーアームにより牽引する方法と比較してわずかに舌側傾斜しやすく，第二大臼歯間歯列弓幅径の狭小と近心頬側回転，臼歯部舌側傾斜，舌側咬頭の圧下が起りやすい．したがって，パラタルバーを併用するなどの対処が必要である．

◆ リンガルブラケット矯正で口蓋側に植立したアンカースクリューを用いる場合，前歯部の牽引方法には，①アンカースクリューから直接牽引する，②アンカースクリューとブラケットを結紮してブラケットから牽引する，③レバーアームをアーチワイヤーに装着して牽引する，④加強固定装置とアンカースクリューを固定して牽引するなど，さまざまなフォースシステムが考えられる．それぞれ作用・反作用が異なるため，併用装置の特性を考慮してフォースシステムを検討する必要がある．

フォースシステム

6 5|間，|5 6 間口蓋側に植立したアンカースクリューから 3|3 ブラケットにエラスティックチェーンを装着し，エンマッセ牽引を行う．前歯部は結紮線により連続結紮しておく．また，7|7 のスペースは，前歯部と 6|6 の状況を確認しながら，3|3 と 8|8 を直接牽引して閉鎖する．

下顎は，6|6 はやや近心移動してよいためアンカースクリューは用いず，3|3 と 7|7 の頬舌側にエラスティックチェーンをかけて牽引する「ダブルケーブルテクニック」を用いてスペース閉鎖を行う．

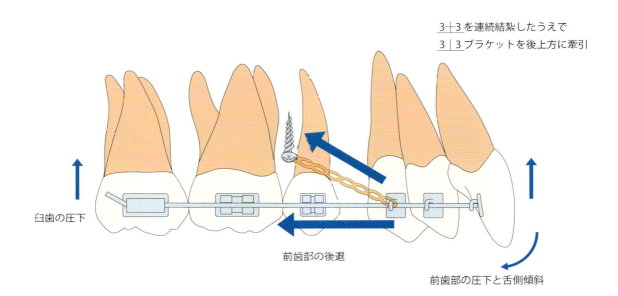

臼歯の圧下
前歯部の後退
3—3 を連続結紮したうえで 3|3 ブラケットを後上方に牽引
前歯部の圧下と舌側傾斜

Part 4 歯科矯正用アンカースクリュー活用術

 治療経過

　転医のため来院時にはすでに 6 5|間，|5 6 間口蓋側にアンカースクリューが植立されていた．4|4，4|4，|7 抜歯後，上下顎に .014 ニッケルチタンワイヤーを装着してレベリングを開始した（**図5**）．

　治療開始10カ月後，上下顎に .016×.022 ステンレスワイヤーを装着し，3+3，3+3 を連続結紮したうえで，上顎は 3|3 をアンカースクリューから直接牽引，下顎は頰舌側をダブルケーブルテクニックで牽引した（**図6**）．

　治療開始1年11カ月後，8| の牽引を開始した（**図7**）．

　治療開始3年8カ月後，スペース閉鎖が終了し，.182×.182 β-チタンワイヤーにて最終調整を行った（**図8**）．

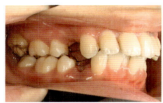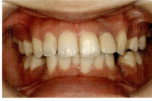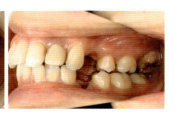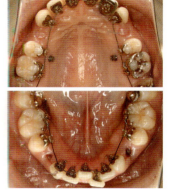

図5　レベリング開始時

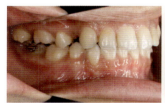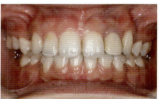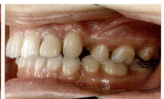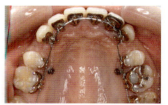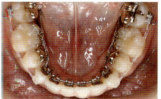

図6　前歯部牽引時（治療開始1年5カ月時）

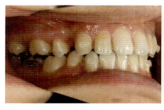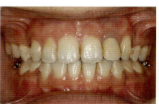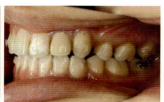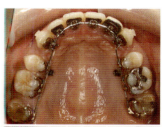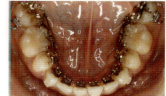

図7　8| 牽引開始時

上顎前突

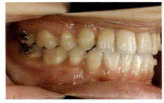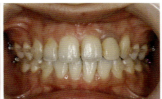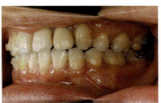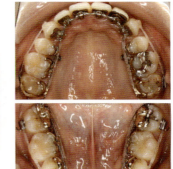

図8 ディテイリング時

チェックポイント

口蓋側のアンカースクリューから犬歯をエラスティックチェーンなどで直接牽引すると，前歯部には舌側移動と舌側傾斜および圧下の力が作用する．リンガルブラケット矯正では，唇側からのマルチブラケット矯正と比較して上顎前歯部のトルクコントロールが行いやすく，過剰な舌側傾斜を防止することが可能なはずである．しかし，本症例では予定以上に上顎前歯部の舌側傾斜が生じた．アンカースクリューを比較的歯冠部に近い歯槽骨に植立したため，歯冠部に大きなモーメントが発生したためと思われる．適正な傾斜移動と歯体移動を実現するためには，ワイヤーサイズや材質，トルク量などを綿密に計画し，できるかぎり抵抗中心に近づけるためにレバーアームの併用などを検討することも一案である．

治療結果

リンガルブラケット矯正による治療期間は3年9カ月であった．

顔貌所見：初診時と比較して口唇の突出感は改善し，下唇の翻転とオトガイ筋の緊張もなくなった（図9）．

口腔内所見：大臼歯の対向関係は左右側ともにAngle Ⅰ級，オーバージェットは+2.0 mm，オーバーバイトは+2.0 mmとなり，上顎前突および過蓋咬合は改善した．また，下顎前歯部の叢生も改善され，上下顎歯列は1歯対2歯の緊密な咬合が確立された．しかし，上下顎正中は下顎がわずかに左方に偏位した．さらに，3|3 がやや遠心傾斜し，犬歯部のオーバーバイトが浅かった（図10）．

パノラマエックス線写真所見：全顎的に歯根吸収はなく，歯根の平行性，歯根周囲の歯槽骨の状態も良好であった（図11）．

頭部エックス線規格写真所見：SNAは1.6°減少し，A点がやや後方に移動した．U-1 to FHは100.2°，U-1 to APは3.0°に減少し，上顎中切歯は予定以上に舌側傾斜した．一方，SNBはわずかに増加し，上顎第一大臼歯がわずかに圧下されたことにより下顎が反時計回りの回転をしたことが原因と考えられた．L-1 to Mandibularは94.0°に減少し，下顎中切歯は舌側傾斜して適正な歯軸に変化した（図12，13）．

保定

上下顎ともに可撤式のホーレータイプリテーナーとクリアリテーナーを併用し，夜間はホーレータイプを，日中は審美性を考慮してクリアリテーナーを装着した．

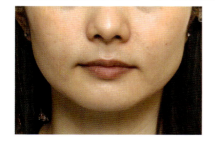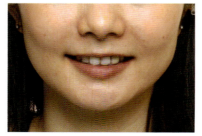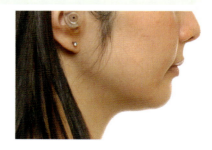

図9 保定開始3カ月時顔面写真

Part 4 歯科矯正用アンカースクリュー活用術

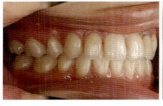
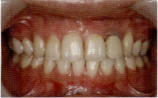
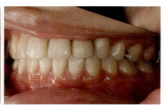
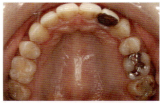
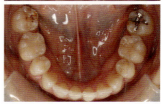

図10　保定開始3カ月時口腔内写真

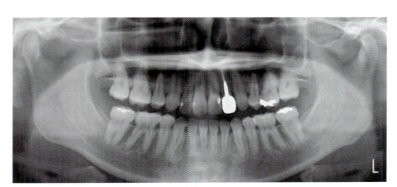

図11　治療終了時パノラマエックス線写真

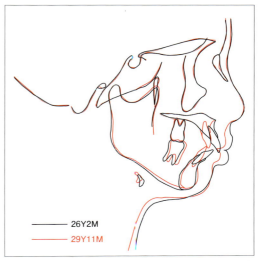

図12　初診時と治療終了時の頭部エックス線規格写真（トレース）の重ね合わせ

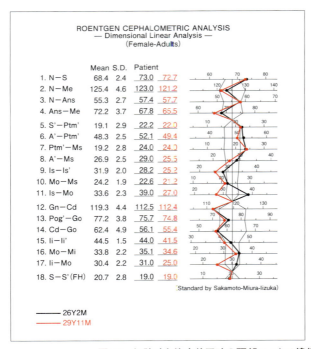
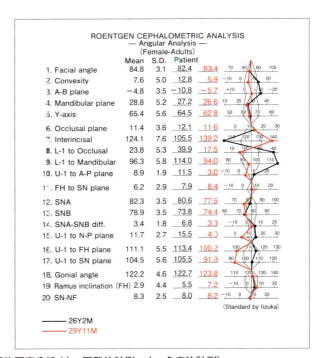

図13　初診時と治療終了時の頭部エックス線規格写真分析（左：距離的計測，右：角度的計測）

上顎前突

アンカースクリューを植立し|6 欠損スペースを利用して上顎前突の改善を行った症例

岩浅亮彦，小笠原直子，田中栄二

アンカースクリュー植立部位：6 4|間，|5 7 間頰側，|7 遠心頰側（3 本）
使用アンカースクリュー：AbsoAnchor SH1413-06 & SH1615-07
　　　　　　　　　　　　（1.4mm × 6.0mm，1.6mm × 7.0mm，松風）

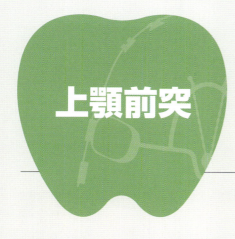

症例の概要

患者：55 歳 7 カ月，女性
主訴：上顎前歯部の叢生
一般的所見：|1 が加齢とともに徐々に唇側傾斜し，突出してきた．既往歴として，パーキンソン病を患い，現在も神経内科に通院中で，振戦抑制のためメネシット，ビ・シフロール，コニールを服用している．
顔貌所見：正貌はほぼ左右対称であった．側貌は凸顔型で，上唇の突出がわずかに認められた（図 1）．スマイル時の上顎前歯部の露出は標準的であった．
口腔内所見：大臼歯の対向関係は左右側ともに Angle Ⅱ 級で，オーバージェットは＋6.0 mm，オーバーバイトは－3.5 mm であった．上下顎前歯部に咬合接触はなく，開咬を呈していた．|6 は欠損しており，隣在歯を含むブリッジが装着されていた．顔面正中に対して上下顎正中は一致していた（図 2）．
模型分析所見：上顎は 2 6 を除くすべての歯冠幅径が＋1S.D. を超えて大きく，歯列弓長径も＋1S.D. を超えて大きかった．下顎は 6 を除くすべての歯冠幅径が標準範囲内で，歯列弓長径も標準範囲内であった．現状歯列弓におけるスペース計測の結果，上顎は 3.5 mm のスペース不足で，犬歯関係 Ⅰ 級を獲得するためには|3 は 7.0 mm，3|は 5.5 mm の遠心移動が必要であり，臼歯部の固定喪失が抜歯スペースの 1/4 となることから最大の固定が必要と判断した（図 3）．
パノラマエックス線写真所見：上顎は 7 5|4 7 に根管治療が施されており，5|5 は短根であった．下顎は |7 を除いてすべての小臼歯・大臼歯に根管治療が施されていた．|7 は過去に抜歯されたものの，根管充塡材を含む歯根の一部が残存しており，|5 7 には縁下カリエスが認められた（図 4）．
歯周ポケット検査所見：上顎は |5 遠心に 9〜10 mm のポケットが認められた．下顎は 6|近遠心舌側に 5 mm のポケットが，|8 の近心頰側に 7 mm のポケットが認められた．
顎関節エックス線写真所見：パノラマ 4 分割撮影法より，左右側下顎頭の形態に異常はなく，開口時には関節突起を越えて前方滑走が確認された（図 5）．臨床診査により，顎関節症状も認められないことから，異状なしと判断した．
頭部エックス線規格写真所見：〈角度的計測〉骨格系では，SNA が 81.1° と標準的な値であるのに対し，SNB が 72.2° で －1S.D. を超えて小さく，ANB は ＋8.9° で ＋3S.D. を超えて大きく，上下顎の前後的不調和が認められた（骨格性 Ⅱ 級）．垂直的には Gonial angle は標準範囲内であるものの，Mandibular plane は ＋1S.D. を超えて大きく，下顎は時計回りの回転を伴うハイアングルを呈していた．歯系では，上顎中切歯は標準的な歯軸傾斜であるのに対し，L-1 to Mandibular が ＋1S.D. を超えて大きく，図には示さないが FMIA は 39.9° と小さく，下顎中切歯は著しく唇側傾斜していた．結果として，Interincisal は －2S.D. を超えて小さかった（図 20，21 参照）．

Part 4 歯科矯正用アンカースクリュー活用術

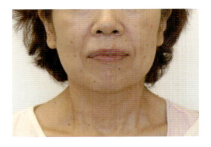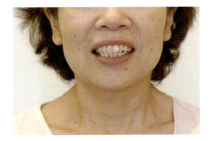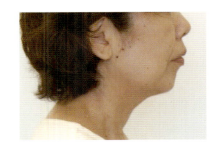

図1　初診時顔面写真

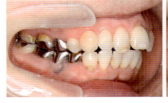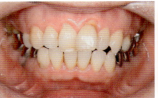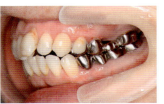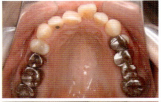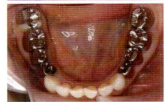

図2　初診時口腔内写真

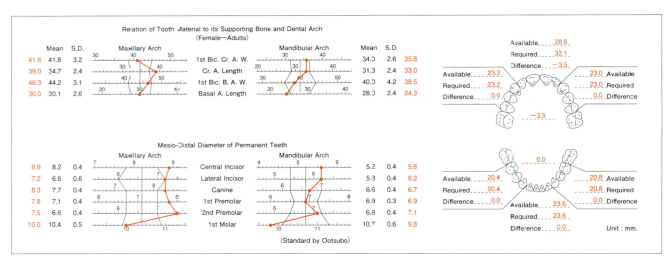

図3　初診時模型・スペース分析

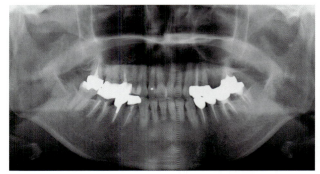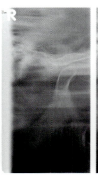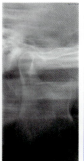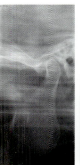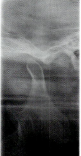

図4　初診時パノラマエックス線写真　　　図5　初診時顎関節パノラマ4分割写真

124

診断と治療方針

診断：|1 の突出と下顎の後退を伴う骨格性上顎前突症例（Angle Ⅱ級）

治療方針：全顎的な慢性辺縁性歯周炎を考慮し，必要最小限の治療として上顎にのみマルチブラケット装置を装着してMTMによる治療を行うこととした．

治療方法：上顎前歯部の叢生や前突を解消する場合，犬歯のすぐ遠心に位置する第一小臼歯を抜歯することが，抜歯スペースを有効に利用し，十分な固定源を確保するうえでも有利と考えられる．しかし，便宜的な抜歯は最も悪い状態の歯を対象とするべきであり，本症例では，左側は|6 が欠損していることから，ブリッジを除去し，|6 欠損部を利用することとし，右側はクラウンが装着され，かつ短根である|5 を抜去して上顎前方歯の遠心移動を図ることとした．上顎前方歯の遠心移動には最大の固定が必要であったため，固定源としてアンカースクリューを植立し利用することとした．

治療目標：下顎には装置を装着しないため，下顎前歯部の位置を基準とし，欠損スペースを利用してアンカースクリューを用いて上顎前方歯の遠心移動を行い，上顎前突の改善を図る．また，左側は|6 欠損のため，|7 を|6 と見立ててAngle Ⅰ級関係の獲得を図る．

アンカースクリューの選択理由（利点）

- 従来の方法で最大の固定を設定するためには，リンガルアーチあるいはパラタルバーに加えてヘッドギアなどの顎外固定装置の使用が不可欠となるが，患者の協力が十分に得られたとしても抜歯スペースの1/4は臼歯部の近心移動が生じてしまい，絶対固定を設定することは不可能である．
- アンカースクリューの植立および除去の術式は単純であるにもかかわらず，顎外固定装置の使用など患者の協力を必要とせずに絶対的な固定を獲得することができ，結果として安全・確実な治療を可能にする．
- 上顎左側臼歯部は第二大臼歯のみで歯の遠心移動に抵抗しなくてはならないうえ，第二大臼歯の近心への移動は少しも許されない状態であったが，細く，短いアンカースクリューを植立することにより絶対的な固定が得られ，上顎前方歯を遠心移動することが可能となる．
- 全顎的な矯正治療の場合，下顎にもブラケットを装着することから顎間ゴムの使用が可能となるが，本症例では下顎にはブラケットを装着する計画がないため，アンカースクリューを使用することで顎間ゴムの使用を回避できる．

植立部位の選択理由（利点）

- 4+5 までの9歯の遠心移動を行うためには臼歯部の頰側へのアンカースクリュー植立が有効である．さらに本症例は上顎前歯部の歯軸傾斜が標準的であったことから，上顎前歯部の歯体移動が望まれる．したがって，アンカースクリューの植立部位は歯根1/3あたりに相当する高さが望ましい．以上のことから，上顎左側は|6 欠損部，右側は|5 抜歯スペースとした．
- 上顎左側は，|6 欠損部を利用して前方歯の遠心移動を行うため，移動させる歯数および移動量が大きく効率的に歯を移動させる必要があり，骨質・骨量が十分で遠心移動のメカニクスの観点からも利用しやすい|7 遠心頰側にアンカーを追加植立した．これにより|6 欠損部のアンカースクリューの負担も軽減させることが可能となる．

アンカースクリュー使用時の注意点

アンカースクリューを抜歯スペースあるいは欠損部に植立したため，歯根との近接に注意する必要はなかったが，歯の移動量が大きくアンカースクリュー植立部に歯を移動させることから，アンカースクリューの除去・再植立を避けるために，頭部が小さく，直径の小さなアンカースクリューをできるかぎり遠心隣在歯の近くに傾斜埋入する．

Part 4 歯科矯正用アンカースクリュー活用術

フォースシステム

　6 4̲ 間，5̲ 7 間頬側にほぼ犬歯の歯根 1/3 の高さでアンカースクリューを植立する．パラタルバーは上顎大臼歯の近心傾斜の防止を目的とする．犬歯および小臼歯の遠心移動については，アンカースクリューと各歯に装着したブラケットとの間にエラスティックチェーンを装着し，牽引力を負荷する．

　犬歯より後方の歯の遠心移動が完了した後，4前歯の牽引にはスライディングメカニクスを使用するため，3 2̲ 間，2̲ 3 間にロングフックを設け，アンカースクリューとの間にエラスティックチェーンを装着して歯体移動を図る．

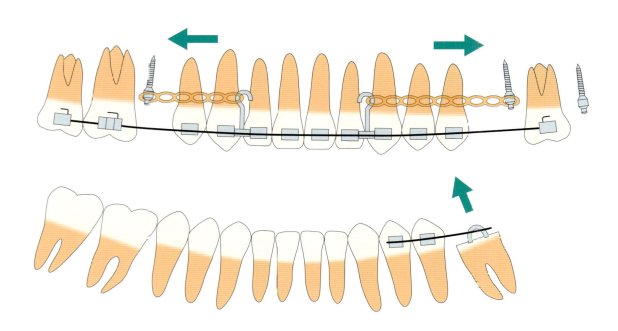

治療経過

 5| の抜歯と |⑤ ⑥ ⑦ ブリッジの撤去を行った後，パラタルバーを装着するとともに 3|3 より後方の歯にブラケットを装着し，セクショナルアーチにてレベリングを開始した．2 カ月のレベリングの後， 5|抜歯部と |⑥ 欠損部にアンカースクリューを植立し（図 6），1 カ月の待機期間の後，左右側ともにアンカースクリューとメインワイヤー（.016×.022 コバルトクロムワイヤー）との間にエラスティックチェーンを装着し，上顎臼歯部の圧下を開始した（図 7）．

治療開始 5 カ月後，臼歯部圧下により前歯部の開咬が改善されてきたため， 4 3|3 4 5 の遠心移動を開始した（図 8）．左側はアンカースクリューと |4 ブラケットとの間にエラスティックチェーンを装着し，右側は大臼歯の近心移動も併せて図るためアンカースクリューは使用せず，7-3| にエラスティックチェーンを装着した．

治療開始 7 カ月後，上顎前歯部にブラケットを装着し，.016 ニッケルチタンワイヤーをオーバーレイしてレベリングを開始した（図 9）．

治療開始 9 カ月後，上顎ワイヤーを .016×.022 ステンレスワイヤーに変更し，3|3 とアンカースクリューとの間にエラスティックチェーンを装着して牽引を継続した（図 10）．

治療開始 1 年 4 カ月後，|3 4 5 の遠心移動が遅いため，|7 遠心の臼後結節部にアンカースクリューを植立し，|3 4 5 の遠心移動を継続した（図 11）．

治療開始 1 年 10 カ月後，|3 の遠心移動が終了したため，3 2|間，|2 3 間にロングフックを装着し，アンカースクリューとの間にエラスティックチェーンを装着し，スライディングメカニクスにより上顎 4 前歯の牽引を開始した（図 12）．

治療開始 2 年後，前歯部の圧下とラビアルクラウントルクにより歯軸を修正しながらスペース閉鎖を行うため，T ループ付きの .016×.022 ステンレスワイヤーに変更した（図 13）．下顎については，|6 8 のクラウンを撤去したところ，|8 は保存不可能と診断され抜歯となった．|6 については縁下カリエスが認められるものの，保存可能と診断し，再度根管治療を行ったうえで，補綴前処置として挺出を行うこととなった（図 14）．

治療開始 2 年 2 カ月後，上顎のスペースはほぼ閉鎖された．|6 については根管治療が終了し，仮封が施された根面にフックを装着し，|4 5 のブラケットを通したセクショナルアーチをカンチレバーとして挺出を開始した（図 15）．

治療開始 2 年 5 カ月後，|6 の挺出が完了したため，保定に移行した（図 16）．3 カ月のワイヤー保定後，緊密な咬合が確立されたため，上顎のマルチブラケット装置を撤去した．下顎左側のセクショナルアーチはワイヤー保定として補綴処置開始まで使用を継続した．

> **チェックポイント**
> セクショナルアーチを装着し，アンカースクリューを用いて臼歯部を圧下する際，オメガループとアンカースクリューとの間にエラスティックチェーンをかけることで圧下方向の調整が可能となる．パラタルバーを装着し，臼歯部の頰側傾斜を防止することが重要である．

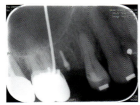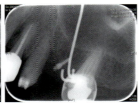

図 6　アンカースクリュー植立時

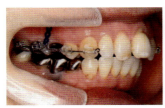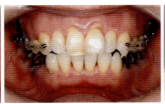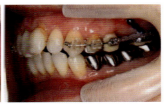

図 7　上顎臼歯部の圧下開始時（治療開始 3 カ月時）

Part 4　歯科矯正用アンカースクリュー活用術

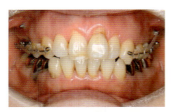
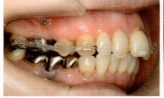
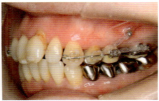

図8　側方歯の遠心移動開始時（治療開始5カ月時）

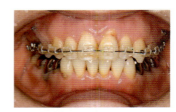
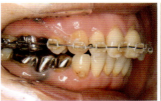
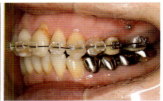

図9　前歯部のレベリング開始時（治療開始7カ月時）

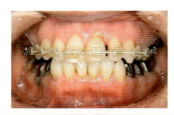
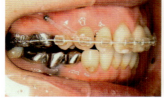
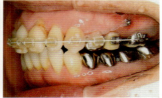

図10　.016×.022 ステンレスワイヤー装着時（治療開始9カ月時）

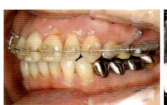
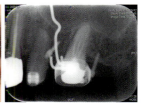
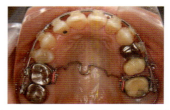

図11　|7 遠心アンカースクリュー植立時（治療開始1年4カ月時）

チェックポイント　ワイヤーをセクショナルアーチからフルアーチに変更することで，3|3 の唇側傾斜を防止する狙いがある．また，|7 の遠心にアンカースクリューを追加植立することで，|345 の遠心移動のスピードアップ，ならびに矯正力を2本のアンカースクリューに分散することによるアンカースクリューの脱落防止を図ることができる．

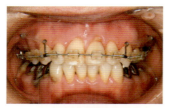
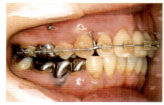
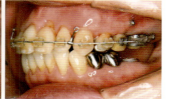

図12　4前歯牽引時（治療開始1年10カ月時）

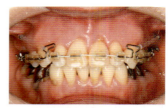
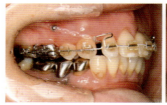
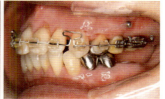

図13　前歯部の圧下および遠心移動時（治療開始2年時）

チェックポイント　最終的なスペース閉鎖にはループメカニクスを用いるほうが効率的な場合がある．その際，前歯部にラビアルクラウントルクを付与しながらTループとアンカースクリューにエラスティックチェーンを装着することで，前歯部の歯軸傾斜の修正と遠心移動に加えて，前歯部の圧下も可能となる．

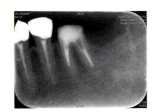

図14 6| 根管治療
（治療開始2年時）

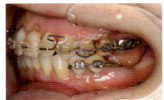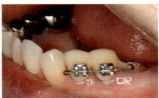

図15 6| 挺出開始時（治療開始2年2カ月時）

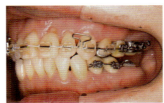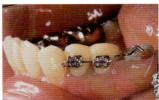

図16 6| 保定開始時（治療開始2年5カ月時）

治療結果

マルチブラケット装置による治療期間は2年7カ月であった．その後，|5 7，|4 5 6 にクラウンを装着し，最終補綴を終了した．補綴処置にかかった期間は9カ月であった．

顔貌所見：初診時と比較して，正貌は左右対称で変化がないものの，側貌は凸顔型から直線型へ改善した（図17）．Eラインから上下口唇までの距離は0mmであり，初診時に認められた口唇の突出は改善した．

口腔内所見：大臼歯の対向関係は右側がAngleⅡ級，左側がAngleⅠ級となった．また，オーバージェットは＋3.0mm，オーバーバイトは＋3.0mmに改善した．|4 5 にはCAD/CAMクラウン，|6 にはメタルクラウンがそれぞれ装着された（図18）．

パノラマエックス線写真所見：すべての歯根の平行性はほぼ良好で，歯根や歯周組織に大きな問題は認められなかった．歯槽骨レベルは全顎的に回復傾向を示した（図19）．

歯周ポケット検査所見：初診時に9～10mmの歯周ポケットを有した|5 遠心部は4mmまで改善した．下顎についても 6| 近遠心舌側の5mmのポケットは3mmまで改善した．

頭部エックス線規格写真所見：SNA，SNBに変化はなく，ANBにも変化がないことから，上下顎の前後的関係はⅡ級のままであった．上顎第一大臼歯は約2mm圧下したが，下顎第一大臼歯が挺出したことで下顎の反時計回りの回転は生じなかった．上顎中切歯は舌側に5.0mm移動したものの，U-1 to SN が96.5°に減少し，舌側傾斜してしまった．下顎中切歯については，L-1 to Mandibular が104.3°から104.0°とほぼ変化は見られなかった（図20, 21）．

保定

固定式のボンディングリテーナーを 舌側に装着した．また，上顎には可撤式のベッグタイプリテーナーを装着した．現在，保定開始8カ月を経過して，後戻りは認められず，安定した咬合状態を保っている．

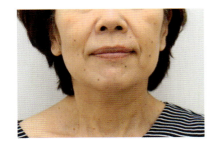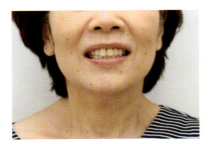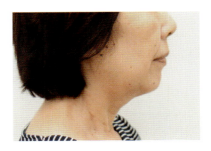

図17 治療終了時顔面写真

Part 4　歯科矯正用アンカースクリュー活用術

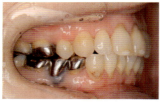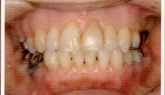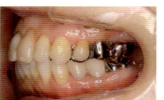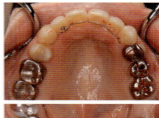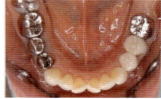

図18　治療終了時口腔内写真

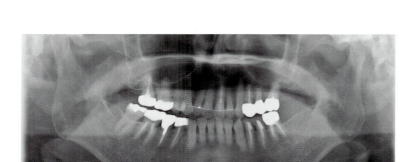

図19　治療終了時パノラマエックス線写真

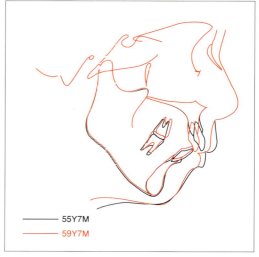

図20　初診時と治療終了時の頭部エックス線規格写真（トレース）の重ね合わせ

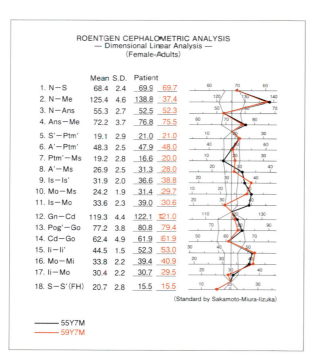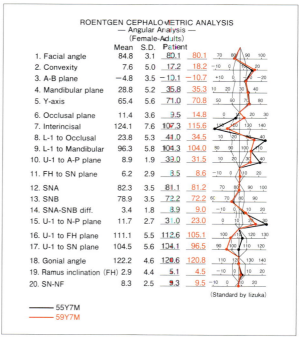

図21　初診時と治療終了時の頭部エックス線規格写真分析（左：距離的計測，右：角度的計測）

130

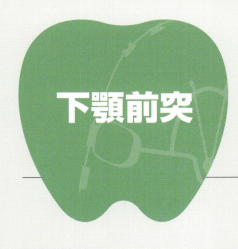

下顎前突

アンカースクリューにより下顎歯列全体の遠心移動を行い前歯部被蓋を改善した骨格性反対咬合症例

上園将慶, 森山啓司

アンカースクリュー植立部位：下顎左右側臼後隆起部（2本）
使用アンカースクリュー：デュアル・トップオートスクリューⅢ
（2.0 mm × 8.0 mm, プロシード）

症例の概要

患者：22歳9カ月，男性

主訴：上顎前歯部の歯間離開，反対咬合

一般的所見：家族歴として母親が反対咬合であった．全身的所見として腰椎ヘルニアが認められた．

習癖：いびきが認められた．

顔貌所見：正貌は左右対称であった．側貌は凹顔型で，下顎の前突感が認められた（図1）．

口腔内所見：大臼歯の対向関係は左右側ともに Angle Ⅲ級で，オーバージェットは−3.0 mm，オーバーバイトは＋4.0 mm であった．顔面正中に対して上顎正中は 0.5 mm 右方に偏位していた．1|1 と 1|1 の早期接触による下顎の機能的前方誘導があり，1|2 と 1|23 で反対咬合を認めた（図2）．

模型分析所見：歯冠幅径は 2| が−1S.D. を超えて小さく，栓状歯であった．上顎の歯列弓幅径は ＋1S.D. を超えて大きかった．現状歯列弓におけるスペース計測の結果，上顎は 1.0 mm のスペース余剰，下顎は 0.5 mm のスペース不足であった（図3）．

パノラマエックス線写真所見：3| が近心に傾斜して埋伏しており，2| 根尖部の遠心に吸収が認められた．また，8| が埋伏していた．歯槽骨レベルに問題は認められなかった（図4）．

CT画像所見：3| の歯冠は唇側に向いており，周囲に囊胞様透過像が認められた．また，3| の歯冠が 2| 歯根の遠心部と近接しており，同部位で吸収像を認めた（図5）．

頭部エックス線規格写真所見：〈距離的計測〉N–Me は標準範囲内で，顔面高は標準的であった．A'-Ptm' はほぼ＋2S.D. であり，上顎骨長は大きかった．Gn-Cd はほぼ＋2S.D. であり，下顎骨長は大きかった．Is-Is', Ii-Ii' はともに標準範囲内であり，上下顎中切歯の高さは標準的であった．〈角度的計測〉骨格系では，SNA は＋1S.D. 程度大きく，SNB は＋2S.D. を超えて大きく，ANB は−3.3°で−2S.D. を超えて小さく，下顎過成長による上下顎の前後的不調和が認められた．Gonial angle はほぼ＋2S.D. であったが，Ramus inclination は＋3S.D. を超えて大きかったため Mandibular plane は標準範囲内であるものの小傾向で，ローアングルの傾向を呈していた．歯系では，U-1 to FH, U-1 to SN, L-1 to Mandibular はいずれも標準範囲内であり，上下顎中切歯歯軸は標準的であった（図11，12参照）．

Part 4　歯科矯正用アンカースクリュー活用術

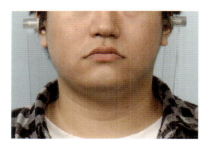
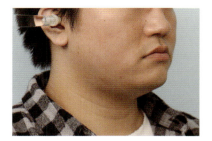
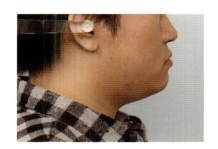

図1　初診時顔面写真

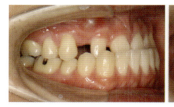
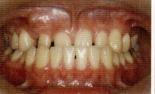
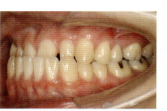
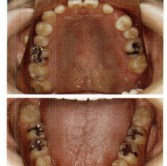

図2　初診時口腔内写真

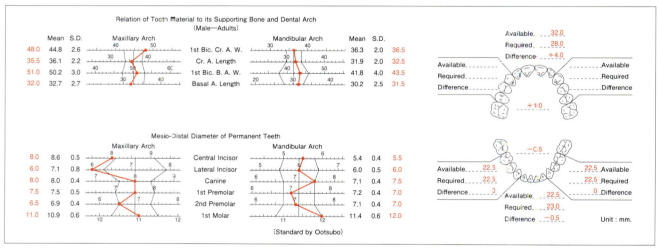

図3　初診時模型・スペース分析

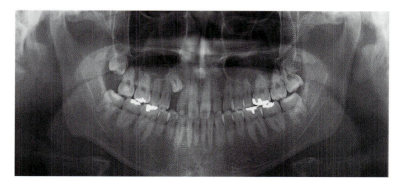

図4　初診時パノラマエックス線写真

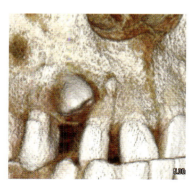

図5　初診時CT画像

診断と治療方針

診断：3|の埋伏を伴う前歯部早期接触による機能性および骨格性下顎前突症例（Angle Ⅲ級）

治療方針：本症例は骨格性Ⅲ級を呈していたが，患者の希望を考慮して矯正歯科治療単独で治療を行う方針とした．上顎中切歯の唇側傾斜および下顎歯列の遠心移動により被蓋を改善することとし，2|は若干の歯根吸収があるものの動揺は認められず歯髄の失活等の臨床症状もないため保存し，3|の開窓，牽引を行う方針とした．

治療方法：8|8 を抜歯した後，上下顎にマルチブラケット装置を装着し，上顎には埋伏歯牽引用フックと複式弾線を付与したリンガルアーチを装着し，上顎前歯部を唇側傾斜させて 3|の牽引および排列を行う．矮状歯である 2|2 はコンポジットレジンによって形態修正を行う．また，下顎左右側臼後隆起部にアンカースクリューを植立して下顎歯列の遠心移動を行い，オーバージェット，オーバーバイトを改善して大臼歯の対向関係を Angle Ⅰ級とする．

治療目標：下顎第一大臼歯は 3.5 mm の遠心移動を行い，下顎中切歯歯軸は 2.5 mm の舌側傾斜，上顎中切歯歯軸は 2.5 mm の唇側傾斜をして，オーバージェットが +2.0 mm となるように設定する．

アンカースクリューの選択理由

◆ アンカースクリューは植立および除去の術式が単純であり，外科的侵襲が極めて少なく，矯正歯科治療の延長線上の処置として患者に受け入れられやすい．

◆ スライディングジグとⅢ級ゴムの併用など，下顎歯列遠心移動を可能とする他の治療方針と比較して，効率よく確実な治療効果が期待できる．

植立部位の選択理由

下顎歯列の遠心移動を行う場合，下顎臼歯部頬側もしくは下顎臼後隆起部に植立することが考えられる．本症例では，パノラマエックス線写真や CT 画像所見から，下顎側方歯群の歯根間距離が短く，植立時にアンカースクリューと歯根が接触するリスクが高いと判断したため，下顎臼後隆起部を植立部位として選択する．その際，大臼歯の挺出，頬舌的移動を防ぐため，咬合平面より下方で，歯列の頬側面を結んだ延長線上に植立する．

Part 4　歯科矯正用アンカースクリュー活用術

アンカースクリュー使用時の注意点

- $\overline{8|8}$ の抜歯を行った後，下顎臼後隆起部にアンカースクリューを植立する場合，抜歯窩の骨修復が十分に行われるのを待ってから植立を行う必要がある．
- アンカースクリュー頭部が粘膜に被覆されやすいため，必要に応じてピグテイルなどを頭部に付与しておく必要がある．
- アンカースクリューからセクショナルアーチワイヤーをクローズドコイルスプリングなどで直接牽引する場合，アーチワイヤーの着力点が近心になるほど，遠心方向の力以外に頬側方向の力が生じ，幅径が拡大しやすい．したがって，できるかぎり遠心に着力点を設定したり，アーチワイヤーの幅径を狭めるなどの対処が必要である．

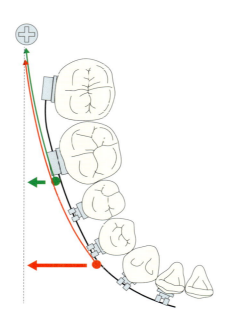

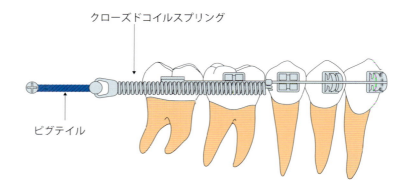

フォースシステム

　下顎左右側臼後隆起部にアンカースクリューを植立し，粘膜によるアンカースクリューの被覆が懸念されるため頭部にピグテイルを付与する．下顎側方歯に .019×.025 ステンレスワイヤーを装着し，$\overline{6|6}$ 近心に付与したフックとピグテイル間にクローズドコイルスプリングを装着して遠心移動を行う．

　$\overline{3|2}$ 間，$\overline{3|2}$ 間に 2.5 mm のスペースが生じた後，$\overline{2|2}$ および $\overline{6|6}$ に .016×.022 ステンレスワイヤーで製作したユーティリティアーチを装着し，下顎4前歯の遠心移動および圧下を行う．

下顎前突

治療経過

 8|8 を抜歯した後，セクショナルアーチワイヤーで下顎左右側側方歯のレベリングを開始した．

 8カ月後，下顎左右側臼後隆起部にアンカースクリューを植立し，1カ月の治癒期間をおいて，セクショナルアーチワイヤーの 6|6 近心部に装着したフックとアンカースクリュー頭部に付与したピグテイル間にクローズドコイルスプリングを装着し，側方歯の遠心移動を開始した（図6）．

 治療開始1年後，2|2 の遠心移動と圧下を行うためユーティリティアーチを装着した（図7）．

 治療開始2年1カ月後，3 2|間，|2 3 間のスペースが閉鎖され，反対咬合が改善し，大臼歯の対向関係は左右側ともにAngle I 級となったため，アンカースクリューを除去してディテイリングを開始した．

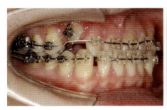 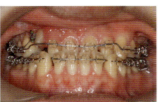 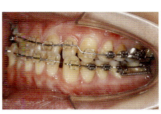 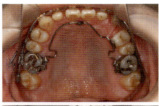 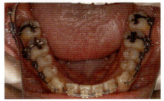

図6　側方歯遠心移動時（治療開始10カ月時）

犬歯間幅径が維持されながら 3 2|間，|2 3 間にスペースが生じていることを確認する．クローズドコイルスプリングは100gから開始し，150g，200gと段階的に上げていく．

135

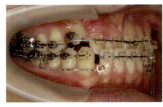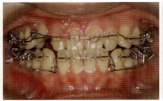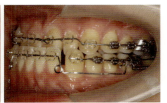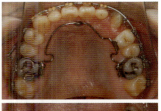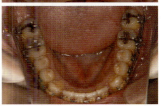

図7　2|2 遠心移動時（治療開始1年時）

治療結果

　マルチブラケット装置による治療期間は2年6カ月であった．
顔貌所見：初診時と比較して，下唇の突出感が軽減した（図8）．
口腔内所見：前歯部の早期接触が解消され，反対咬合は改善し，オーバージェットは+2.0 mm，オーバーバイトは+1.5 mmとなった．大臼歯の対向関係は左右側ともにAngle I級となり，上下顎歯列は1歯対2歯の緊密な咬合が確立された（図9）．
パノラマエックス線写真所見：上顎前歯部の著明な歯根吸収は認められず，また歯槽骨の水平的・垂直的な変化も認められなかった（図10）．

頭部エックス線規格写真所見：第一大臼歯の近遠心的移動は上顎では認められず，下顎では3.5 mmの遠心傾斜が認められた．U-1 to SNは121.8°に増加し，上顎中切歯の唇側傾斜が認められ，L-1 to Mandibularは91.0°に減少し，下顎中切歯の舌側傾斜が認められた．中切歯切縁の移動量は，上顎に2.5 mmの唇側移動，下顎は2.5 mmの舌側移動であった．

保定

　上顎にラップアラウンドリテーナー，下顎にホーレータイプリテーナーを装着した．また，固定式のボンディングリテーナーを 3+3，3+3 に装着した．

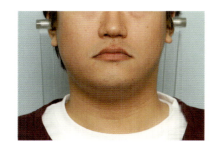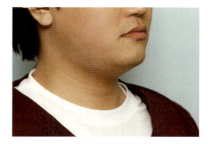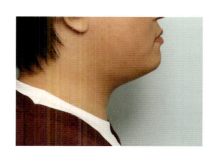

図8　治療終了時顔面写真

下顎前突

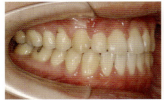
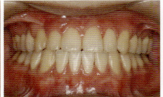
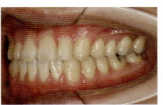
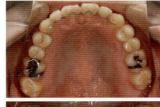
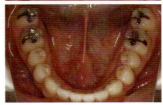

図9　治療終了時口腔内写真

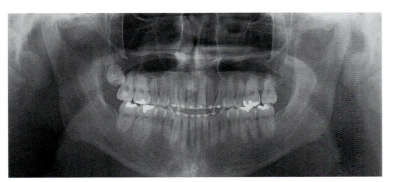

図10　治療終了時パノラマエックス線写真

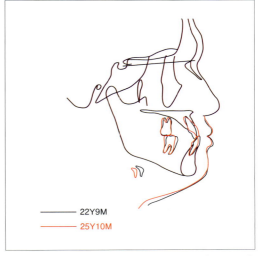

図11　初診時と治療終了時の頭部エックス線規格写真（トレース）の重ね合わせ

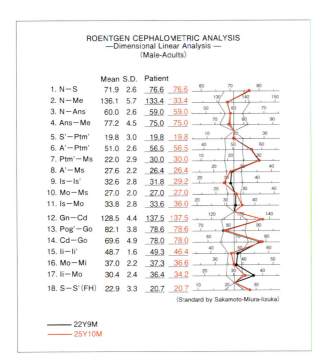
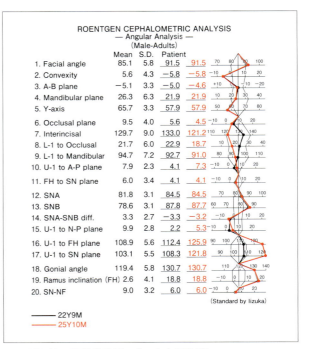

図12　初診時と治療終了時の頭部エックス線規格写真分析（左：距離的計測，右：角度的計測）

137

Part 4　歯科矯正用アンカースクリュー活用術

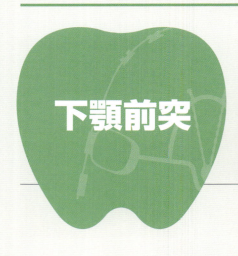

下顎前突

アンカースクリューにより臼歯部の近心移動を防止しつつ下顎前歯部の舌側移動を行った叢生を伴う下顎前突症例

田中美由紀，宮澤　健，後藤滋巳

アンカースクリュー植立部位：下顎左右側臼後隆起部（2本）
使用アンカースクリュー：デュアル・トップオートスクリュー
　　　　　　　　　　　　（2.0 mm×8.0 mm，プロシード）

症例の概要

患者：16歳0カ月，男子
主訴：下顎前突
一般的所見：耳鼻疾患とアデノイドの既往があった．その他に全身的な問題はなく，家族歴にも特記事項はなかった．
習癖：口呼吸が認められた．
顔貌所見：正貌は左右対称であったが，口唇を閉鎖しにくく，口を開いている所見が認められた．側貌は凹顔型で，上下口唇の突出感とオトガイ筋の緊張が認められた（図1）．
口腔内所見：大臼歯の対向関係は左右側ともにAngle III級で，オーバージェット，オーバーバイトはともに0.0 mmであった．$\overline{2|}$と$\overline{3|}$が早期接触し，それにより下顎が前方に誘導されていた．顔面正中に対して上顎正中は1.0 mm右方に偏位していた．歯列弓形態は上下顎ともに放物線型で，上下顎前歯部の前突と叢生が認められた．（図2）．
模型分析所見：歯冠幅径は$\overline{3\,4}$が+1S.D.を超えて大きく，$\overline{5}$は+2S.D.，$\underline{1\,3}$，$\overline{2\,5}$は+1S.D.大きく，$\overline{6}$は−1S.D.を超えて小さかった．上下顎ともに歯列弓長径は+1S.D.を超えて大きく，上顎の歯槽基底弓幅径，歯槽基底弓長径，下顎の歯列弓幅径は−1S.Dを超えて小さかった．現状歯列弓におけるスペース計測の結果，上顎は7.7 mm，下顎は6.5 mmのスペース不足であった（図3）．Spee彎曲は2.0 mmであった．
パノラマエックス線写真所見：$\underline{8|8}$，$\overline{8|8}$が存在していた．歯数の異常および歯冠，歯根の形態異常は認められなかった．歯槽骨レベルにも特に問題はなかった（図4）．
頭部エックス線規格写真所見：〈距離的計測〉N-Meが+1S.D.を超えて大きく，Ans-Meが+2S.D.を超えて大きく，顔面高，下顔面高は大きかった．Gn-Cdが+2S.D.を超えて大きく，Pog'-Goが+3S.D.を超えて大きく，下顎の骨長，骨体長は著しく大きかったが，Cd-Goは−2S.D.を超えて小さく，下顎枝長は小さかった．Is-Is'が+1S.D.を超えて大きく，Ii-Ii'が+3S.D.を超えて大きく，上下顎中切歯はともに高位であった．Mo-Msが+1S.D.を超えて大きく，上顎大臼歯は高位であった．〈角度的計測〉骨格系では，SNAは標準範囲内，SNBは+1S.D.を超えて大きく，ANBは+1.3°で標準範囲内であるものの小傾向で，上下顎の前後的不調和が認められた（骨格性III級）．また，Facial angleは標準範囲内であるものの大傾向，Convexityは標準範囲内であるものの小傾向，A-B planeが+1S.D.を超えて大きいことより，A点は標準的，B点，P点は前方位であると評価した．Mandibular planeは+1S.D.を超えて大きく，ハイアングルを呈していた．歯系では，U-1 to SNは+2S.D.を超えて大きく，上顎中切歯は唇側傾斜していた．図には示さないがFMIAは59.8°で標準範囲内であった．Interincisalは−1S.D.を超えて小さかった（図12, 13参照）．

下顎前突

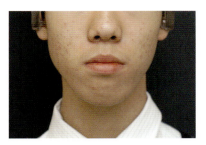
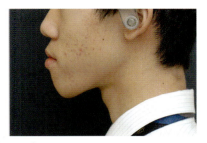

図1　初診時顔面写真

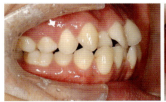
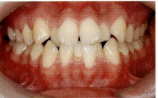
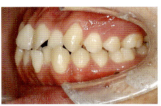
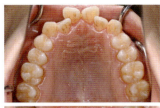
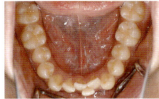

図2　初診時口腔内写真

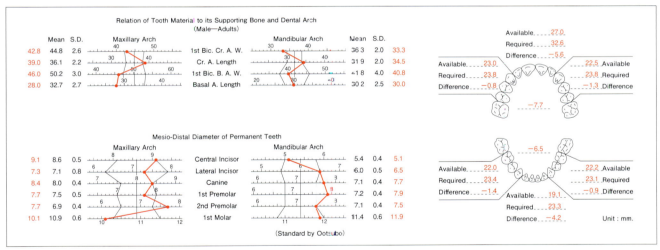

図3　初診時模型・スペース分析

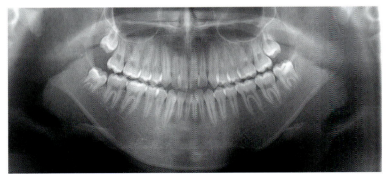

図4　初診時パノラマエックス線写真

139

診断と治療方針

診断：上下顎前歯部の叢生を伴う下顎前突症例（Angle Ⅲ級）

治療方針・治療方法・治療目標：治療方針の立案にあたってはレベルアンカレッジシステム（以下，LAS）の analysis chart（**図5**）を利用した．初診時は，eSNA が 84.5°，SNB が 83.0°，eANB が ＋1.5°，FMA が 36.5° で，NA ラインに対する上顎中切歯の位置は 9.0 mm，34.0°，NB ラインに対する下顎中切歯の位置は 11.5 mm，31.0° であった．治療目標として，eANB は ＋1.0°，U-1 to NA は 8.5 mm，L-1 to NB は 7.0 mm に改善する設定としたところ，目標に到達するためには 5|5，4|4 抜歯の必要性が示された．上下顎前歯部の舌側移動，上顎正中右方偏位の改善，大臼歯対向関係の改善，叢生の改善，咬合の緊密化をマルチブラケット装置で行うこととし，大臼歯の対向関係の改善のためには下顎臼歯部を積極的に整直させる必要があることから，8|8 は動的治療開始前に抜歯することとした．また，ハイアングルでオーバーバイトが小さいため，下顎の時計回りの回転が生じないように留意しながら治療を行うことにした．LAS の analysis chart ではⅢ級ゴムの9カ月の装着，ハイプルヘッドギアの3カ月の装着が示されたが，思春期性成長後期による下顎の晩期成長を考慮して下顎臼歯部の近心移動の防止のために下顎にアンカースクリューを植立することにしたため，chart を修正したところ，Ⅲ級ゴムの装着期間は 2.5 カ月，ハイプルヘッドギアの装着期間は 0 カ月となり，動的治療期間は 2年 3カ月となった．

アンカースクリューの選択理由（利点）

- 下顎臼歯部の近心移動を抑制するためⅢ級ゴムが用いられるが，Ⅲ級ゴムの効果を期待する場合，ある程度の使用時間，使用期間と患者の協力が必要となるため，患者の協力度が低い場合には治療目標の変更や治療期間の延長につながる可能性があり，治療結果の予知性が低い．
- アンカースクリューは植立および除去の術式が単純であり，外科的侵襲が極めて少なく，矯正歯科治療の延長線上の処置として患者に受け入れられやすい．
- アンカースクリューを固定源として用いることで，下顎臼歯部の近心移動の防止を期待できる．

植立部位の選択理由（利点）

下顎臼歯部の固定を行う場合，一般的には下顎臼歯部頬側もしくは下顎臼後隆起部に植立することが考えられる．しかし，下顎臼歯部頬側は，植立時にアンカースクリューと歯根が接触するリスクがある．そこで，厚い皮質骨が存在しているためアンカースクリューの植立に適していると考えられる下顎臼後隆起部を選択した．そのうえで，大臼歯の挺出と頬舌的移動を防ぐため，なるべく咬合平面より下方で，歯列の頬側面を結んだ延長線上に植立する．診断用ガイドプレートを製作し，歯科用コーンビームCTによる術前診査にて植立予定部位の骨や粘膜の厚みを測定し，植立の可否を判断した．

アンカースクリュー使用時の注意点

◆ 下顎臼後隆起部にアンカースクリューを植立する場合，植立部位が第三大臼歯抜歯窩に設定されるときは，抜歯後の骨修復が十分に行われるのを待ってから植立を行うなどの配慮が必要である．
◆ 本症例ではアンカースクリュー頭部を粘膜下に埋入し，結紮線を口腔内に露出させる方法を選択しているが，このような場合，結紮線は可動性があり炎症性刺激となりうるため，清掃や消毒などのメインテナンスが重要である．

フォースシステム

アンカースクリュー頭部に結紮線を装着し，これを口腔内に露出させて下顎大臼歯と固定することで，大臼歯の近心移動の防止を行う．$\overline{3|3}$ の遠心移動の際は，.017×.025 ニッケルチタンワイヤーの抜歯部位にゲーブルベンドを屈曲し，$\overline{3+3}$ にはオープンコイルスプリングを装着し，下顎臼歯部にかかる近心移動方向への反作用を打ち消すために，アンカースクリューから $\overline{6|6}$ 部をエラスティックチェーンで牽引する．

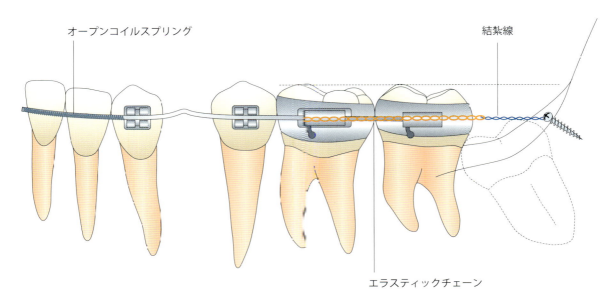

$\overline{6|6}$ の近心移動の防止

Part 4 歯科矯正用アンカースクリュー活用術

 ## 治療経過

　LASでは通常，STEP1からSTEP7まで順に行うが，治療期間短縮のためSTEP2を先行して行うこととした．8|8抜歯後，上顎にパラタルバーとナンスのホールディングアーチを組み合わせた装置を装着した後，4|4を抜歯し，下顎側方歯のレベリングとアンカレッジプレパレーションを行うため，.016×.016ニッケルチタンワイヤーから.018×.025ステンレスワイヤーまで順次装着し，Ⅲ級ゴムを併用した．

　その後，STEP1として，上顎歯列のレベリング，スタビライズを行うため，5|5抜歯後に.017×.017ニッケルチタンワイヤーから.018×.025ステンレスワイヤーまで順次装着した．その際，3 2|間，|2 3間にはオープンコイルスプリングを装着した．その後，下顎左右側臼後隆起部にアンカースクリューを植立した．アンカースクリューは粘膜内に埋入し口腔内に露出しないため，アンカースクリュー頭部に結紮線を装着し，これを口腔内に露出させて下顎大臼歯と固定することで，下顎大臼歯の近心移動の防止を図った．

　STEP3では，3|3の遠心移動を行うため，抜歯部位にゲーブルベンドを屈曲した.017×.025ニッケルチタンワイヤーを装着し，3|3にはオープンコイルスプリングを装着した．その際，大臼歯にかかる近心移動方向への反作用を打ち消すため，6|6をアンカースクリューからエラスティックチェーンで牽引した（図6）．

　STEP4では，下顎前歯部のレベリングと整直を行うため，2|2遠心部にキーホールループを屈曲し，2|2はB点を下げるために.016×.016程度と通常より少なめにリデュースした.018×.025ステンレスワイヤーを装着した（図7）．

　STEP5では，下顎歯列のスタビライズを行うため，抜歯部位にキーホールループを屈曲した.018×.025ステンレスワイヤーを装着した．

　STEP6では，上顎前歯部のエンマッセ牽引を行うため，抜歯部位にキーホールループを屈曲した.018×.025ステンレスワイヤーを装着した（図8）．

　STEP7では，顎間ゴムを併用しながら.018×.025ステンレスワイヤーにより歯列のディテイリングと咬合の緊密化を図った．

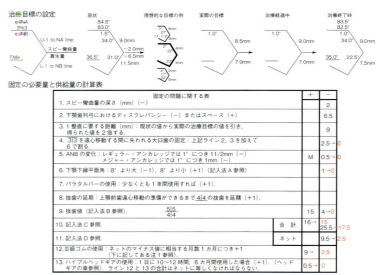

図5　レベルアンカレッジシステムのanalysis chart

※ eSNA, eANBについては，p.57参照

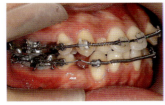
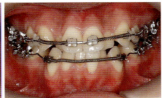
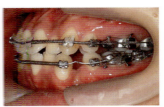
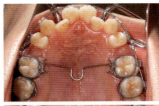
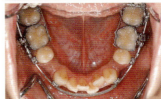

図6　LAS による STEP3 治療時

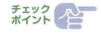

下顎臼後隆起部にアンカースクリューを植立する場合は，植立位置に注意が必要である．下顎臼歯部の挺出を起こしたくない場合は，なるべく下顎咬合平面より下方に植立する．また，アンカースクリュー頭部が粘膜内に埋入するため，結紮線を装着して口腔内に露出させ，大臼歯と固定するとよい．装置調整の際には，粘膜に痛みを感じることがあるので注意が必要である．
下顎第三大臼歯の存在が認められる場合は，抜歯の必要性，ならびに抜歯と同時にアンカースクリューを植立するのか，それとも抜歯後の骨修復を待ってから植立を行うのかなど，第三大臼歯の位置と植立予定部位の位置関係による配慮が必要である．

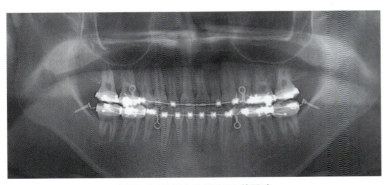

図7　LAS による STEP4 終了時

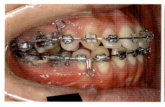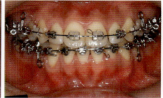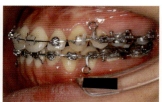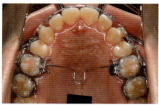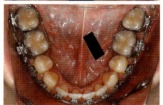

図8　LASによるSTEP6治療時

治療結果

マルチブラケット装置による治療期間は3年4カ月であった.

顔貌所見：側貌では初診時に認められたオトガイ筋の緊張が軽減し，上下口唇の突出感が改善して，良好な顔貌となった（図9）.

口腔内所見：大臼歯の対向関係は左右側ともにAngle Ⅲ級のままであるが，オーバージェットは+1.5mm，オーバーバイトは+1.0mmとなった．上下顎正中は一致し，左右対称な対向関係となった（図10）.

パノラマエックス線写真所見：歯根の平行性は良好で，歯周組織に大きな問題は認められなかった（図11）.

頭部エックス線規格写真所見：eSNAは84.5°から83.5°，SNBは83.0°から82.5°に減少し，eANBは+1.5°から+1.0°に減少した．上顎中切歯は根尖部を中心に舌側傾斜したため，NAラインに対する上顎中切歯の位置は9.0mm，34.0°で変化せず，NBラインに対する下顎中切歯の位置は11.5mm，31.0°から7.5mm，22.5°に変化した．下顎中切歯の舌側移動量は目標より0.5mm少なかったが，これは下顎の晩期成長が残っており，B点が前方に出たためと考えられた．下顎臼歯部の近心移動を防止しながら前歯部の牽引を行えたため，下顎の成長があったにもかかわらず下顎前歯部は舌側移動し，上顎臼歯部は挺出せずに近心移動が行えたため，FMAは35.0°に減少した（図5, 12, 13）.

保定

固定式のボンディングリテーナーを に装着した．また，可撤式のラップアラウンドリテーナーも上下顎に装着した．

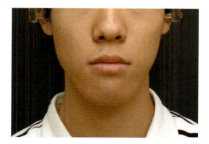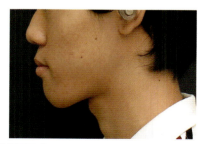

図9　治療終了時顔面写真

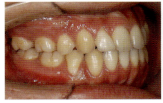
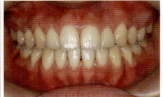
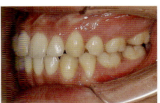
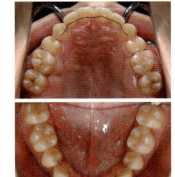

図10 治療終了時口腔内写真

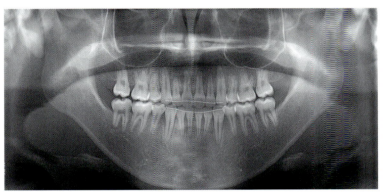

図11 治療終了時パノラマエックス線写真

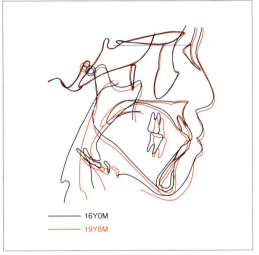

図12 初診時と治療終了時の頭部エックス線規格写真（トレース）の重ね合わせ

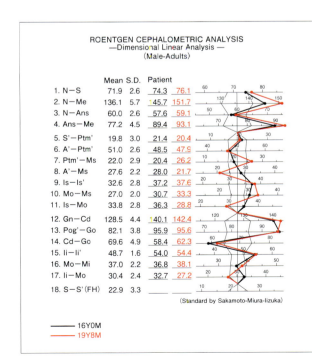
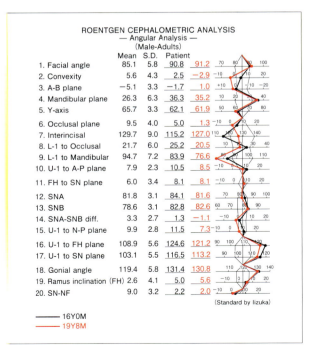

図13 初診時と治療終了時の頭部エックス線規格写真分析（左：距離的計測，右：角度的計測）

Part 4 歯科矯正用アンカースクリュー活用術

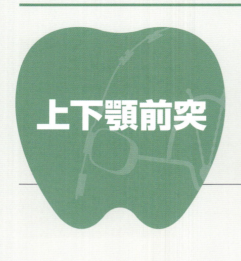

上下顎前突

アンカースクリューとAGPBを併用して大臼歯の固定と圧下を行い叢生と正中線偏位を伴うハイアングルに対応した症例

佐藤琢麻，宮澤 健，後藤滋巳

アンカースクリュー植立部位：上顎口蓋正中部（2本）
使用アンカースクリュー：デュアル・トップオートスクリュー
　　　　　　　　　　　　（2.0 mm×6.0 mm，プロシード）

症例の概要

患者：23歳0カ月，女性
主訴：前歯部の突出，叢生
一般的所見：顎関節症のため顎関節部に疼痛があり，1年間スプリントを使用していた．
習癖：特記事項なし
顔貌所見：正貌では下顎の右方偏位と口角の右上がりが認められた．側貌は凸顔型で，上下口唇の突出感，下顎の後退感，オトガイ筋の緊張が認められた（図1）．
口腔内所見：大臼歯の対向関係は右側がAngle II 級，左側がAngle I 級であり，オーバージェットは+4.0 mm，オーバーバイトは+1.5 mmであった．上下顎前歯部に叢生が認められた．顔面正中に対して上顎正中は1.0 mm左方に偏位し，下顎正中は2.0 mm右方に偏位していた（図2）．
模型分析所見：歯冠幅径は 6̲， 1̲6̲ 以外はすべて+1S.D.を超えて大きかった．歯列弓幅径は上下顎ともに標準範囲内であったが，歯列弓長径は上下顎ともに+1S.D.を超えて大きかった．歯列弓形態は上下顎ともに放物線型であった．現状歯列弓におけるスペース計測の結果，上顎は5.6 mm，下顎は5.8 mmのスペース不足であった（図3）．
パノラマエックス線写真所見：6̅|6̅ は根管治療済みであった． 8̲|8̲， 8̅|8̅ は認められなかった．また，歯周組織に異常所見は認められなかった（図4）．
頭部エックス線規格写真所見：〈距離的計測〉N-Meが+1S.D.を超えて大きく，顔面高は大きかった．ls-Mo, li-Moがともに+1S.D.を超えて大きく，上下顎歯列弓長径は大きかった．また，li-li'が+1S.D.を超えて大きく，下顎中切歯は高位であった．〈角度的計測〉骨格系では，SNA，SNBは標準範囲内であったが，ANBが+6.2°で+1S.D.を超えて大きかった．また，Mandibular planeが+1S.D.を超えて大きく，ハイアングルであった．歯系では，U-1 to SNは標準範囲内であったが，L-1 to Mandibularが+1S.D.を超えて大きく，図には示さないがFMIAは38.4°と小さく，下顎中切歯は唇側傾斜していた（図11，12参照）．

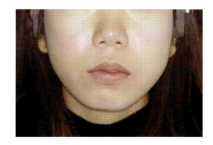
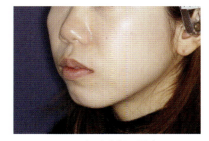
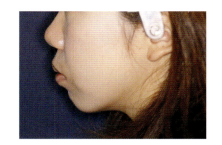

図1　初診時顔面写真

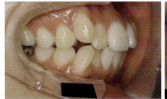
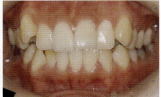
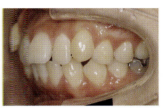
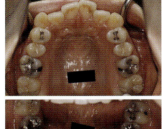
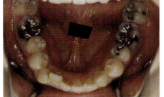

図2　初診時口腔内写真

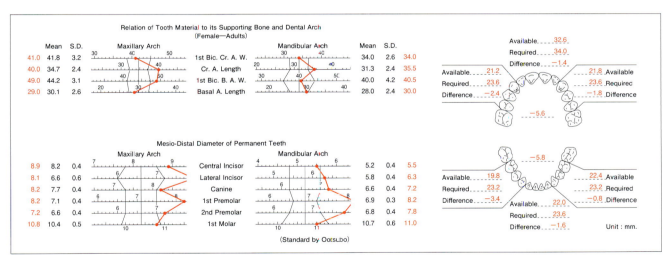

図3　初診時模型・スペース分析

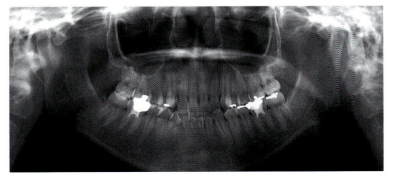

図4　初診時パノラマエックス線写真

Part 4　歯科矯正用アンカースクリュー活用術

診断と治療方針

診断：叢生と正中線の偏位を伴うハイアングル上下顎前突症例（右側 Angle Ⅱ級，左側 Angle Ⅰ級）

治療方針・治療方法・治療目標：治療方針の立案にあたってはレベルアンカレッジシステム（以下，LAS）の analysis chart（図5）を利用した．初診時は，eSNA が 83.5°，SNB が 76.5°，eANB が +7.0°，FMA が 36.5°で，NA ラインに対する上顎中切歯の位置は 5.0 mm，24.0°，NB ラインに対する下顎中切歯の位置は 12.0 mm，42.5°であった．治療目標として，eANB は +6.0°，U-1 to NA は 3.0 mm，L-1 to NB は 9.0 mm に改善する設定としたところ，目標に到達するためには，4|4，5|4 抜歯，上下顎前歯部の舌側移動の必要性が示され，これらをマルチブラケット装置で行うこととした．その際，上顎大臼歯は移動させず，下顎の右側第一大臼歯は 2.5 mm の近心移動，左側第一大臼歯は 0.5 mm の近心移動を行って大臼歯の対向関係の改善を図ることとし，ハイアングルに対しては上顎大臼歯の圧下を行うこととした．LAS の analysis chart ではパラタルバーの 1 年以上の装着，Ⅲ級ゴムの 4 カ月の装着，ハイプルヘッドギアの 6 カ月の使用が示されたが，上顎大臼歯の近心移動の防止のため上顎口蓋正中部にアンカースクリューを植立することとしたため，chart を修正したところ，Ⅲ級ゴムの装着期間は 1.5 カ月となり，ハイプルヘッドギアの使用は 0 カ月となり，動的治療期間は 2 年 8 カ月となった．

アンカースクリューの選択理由（利点）

- アンカースクリューは植立のための術式が単純であるため，植立時の外科的侵襲が少なく，除去も簡便で，患者への負担が少ない．
- アンカースクリューを使用することにより，上顎大臼歯の固定の強化と圧下が期待できる．

植立部位の選択理由（利点）

神経・血管や歯根のない上顎口蓋正中部の第一大臼歯遠心部付近に植立することとした．診断用ガイドプレートを製作後，歯科用コーンビーム CT による術前診査にて植立予定部位の骨や口蓋粘膜の厚みを測定し，植立の可否を判断した．また，診断用ガイドプレートを植立時のガイドとして使用することにより，術前診査で植立を予定した部位に植立することができた．

前方部　5.17mm　　　　　　　　　　　後方部　6.36mm

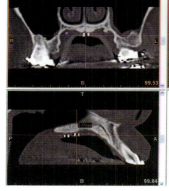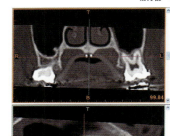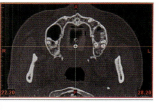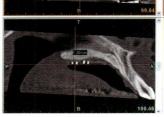

診断用ガイドプレート試適時

アンカースクリュー使用時の注意点

- AGPBと併用する場合，アンカースクリューは2本植立し，その2本を連続結紮するが，アンカースクリューに過大な力がかからないように結紮する．
- アンカースクリュー間の結紮線とAGPBのスタビライジングフックを結紮線で結ぶことによって上顎大臼歯の圧下を行うが，AGPBは少し浮かせた状態として，スタビライジングフックと連続結紮部に十分な間隔をつくっておくことが重要である．圧下の際はAGPBのスタビライジングフックを口蓋側に押し下げ，アンカースクリュー間の結紮線と強く結紮する．

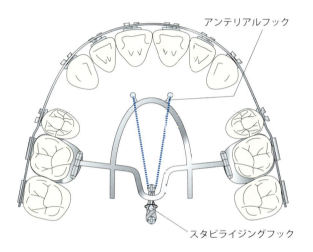

アンテリアルフック
スタビライジングフック

フォースシステム

アンカースクリュー間の連続結紮の下を通した結紮線をAGPBのアンテリアルフックと結紮することで固定の強化を行う．

上顎大臼歯圧下の際は，AGPBのスタビライジングフックとアンカースクリュー間の結紮線とを強く結紮する．

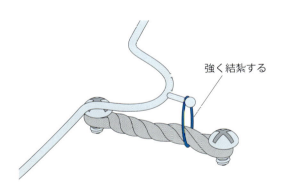

強く結紮する

治療経過

LAS の治療手順に従って治療を行った．

STEP 1 では，上顎歯列のスタビライズのため，上顎に .018×.018 ニッケルチタンワイヤーから .018×.025 ステンレスワイヤーまで順次装着した．

STEP 2 では，下顎側方歯のレベリングのため，下顎に .018×.018 ニッケルチタンワイヤーから .018×.025 ステンレスワイヤーまで順次装着した．また，その際にⅢ級ゴムを 1.5 カ月間使用し，下顎臼歯部の整直を行った．

STEP 3 では，$\overline{3|3}$ の遠心移動のため，.017×.025 ニッケルチタンワイヤーの $\overline{3+3}$ にオープンコイルスプリングを装着した．

STEP 4 では，下顎前歯部のレベリングと整直を行った．

STEP 5 では，下顎歯列のスタビライズのため，下顎に .018×.025 ステンレスワイヤーを装着した．その後，$\overline{4|4}$ を抜歯し，上顎口蓋正中部にアンカースクリューを植立した（図6）．

STEP 6 では，上顎 6 前歯のエンマッセ牽引のために .017×.025 ニッケルチタンワイヤーとクローズドコイルスプリングを用いてスライディングメカニクスで治療を行い，抜歯部位にキーホールループを屈曲した .018×.025 ステンレスワイヤーを装着して抜歯スペースを閉鎖した．その際，AGPB のアンテリアルアームとアンカースクリュー部を結紮することで固定の強化を図り，AGPB のスタビライジングフックとアンカースクリュー部を強く結紮することで上顎大臼歯の圧下を行った（図7）．

STEP 7 では，上下顎の咬合が緊密になるように調整し，動的治療を終了した．

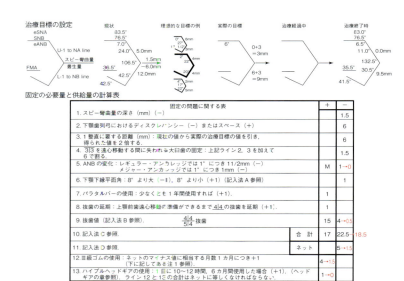

図5　レベルアンカレッジシステムの analysis chart

※ eSNA，eANB については，p.57 参照

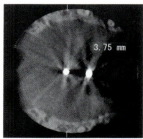
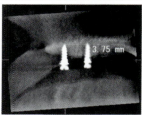
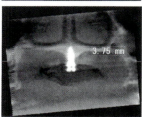

図6　アンカースクリュー植立時

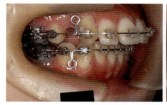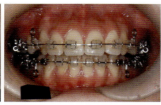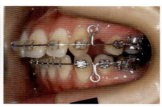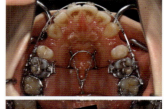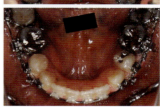

図7　抜歯スペースの閉鎖と上顎大臼歯の圧下（STEP 6 治療時）

アンカースクリューとAGPBを用いて上顎大臼歯の近心移動を防止しながら、上顎前歯部の舌側移動を行う場合、上顎大臼歯の近心傾斜が起こりやすい．その際は、AGPBのスタビライジングフックとアンカースクリュー間の連続結紮部とを結紮することにより改善を行う．結紮線の緩みがないかを毎回の来院時に確認する．

治療結果

　当初の動的治療期間の計画は2年8カ月であったが，実際の動的治療期間は3年であった．

顔貌所見：正貌では初診時と同様に下顎の右方偏位を認めるが，側貌では上下口唇の突出感，オトガイ筋の緊張が改善し，良好な顔貌を呈していた（図8）．

口腔内所見：大臼歯の対向関係は左右側ともにAngle Ⅰ級，犬歯関係もⅠ級となり，上下顎前突，正中線の偏位および叢生は改善し，適正なオーバージェット，オーバーバイトを獲得できた．また，緊密な咬合が確立された（図9）．

パノラマエックス線写真所見：歯根の平行性は良好で，歯根吸収は認められず，歯周組織に特に大きな問題は認められなかった（図10）．

頭部エックス線規格写真所見：SNA，SNBはほぼ変化せず，ANBも+6.2°から変化しなかった．U-1 to SNは13.5°減少し，上顎中切歯は舌側傾斜し，FMIAが12.5°増加して，下顎中切歯は舌側傾斜した．その結果，Interincisalは132.4°に改善した（図11，12）．LASのchartでは，eSNAは83.5°から83.0，SNBは76.5°のまま変化せず，eANBは+7.0°から+6.5°に変化した．NAラインに対する上顎中切歯の位置は5.0 mm，24.0°から0 mm，11.0°に変化し，NBラインに対する下顎中切歯の位置は12.0 mm，42.5°から9.5 mm，30.5°に変化した．また，FMAは36.5°から35.5°に変化した．

保定

　固定式のボンディングリテーナーと可撤式のラップアラウンドリテーナーを上下顎にそれぞれ装着した．保定後2年以上が経過しているが，咬合状態に特に変化はなく，落ち着いている．

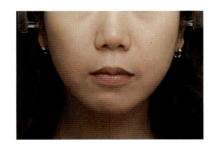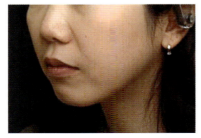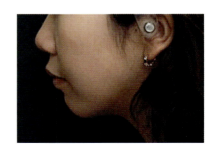

図8　治療終了時顔面写真

Part 4 歯科矯正用アンカースクリュー活用術

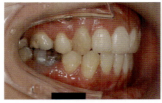
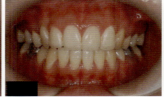
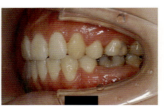
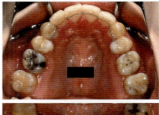
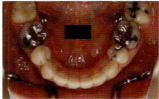

図9 治療終了時口腔内写真

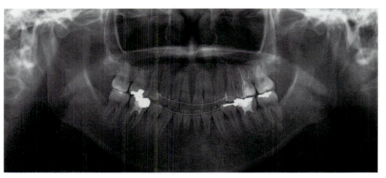

図10 治療終了時パノラマエックス線写真

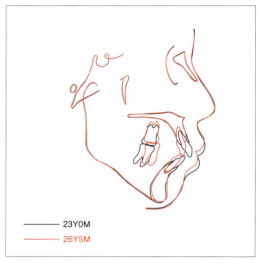

図11 初診時と治療終了時の頭部エックス線規格写真（トレース）の重ね合わせ

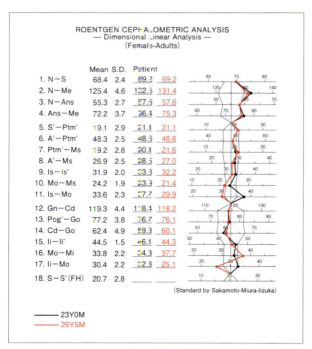
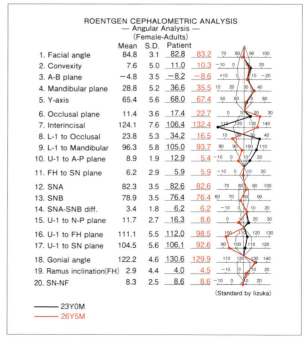

図12 初診時と治療終了時の頭部エックス線規格写真分析（左：距離的計測，右：角度的計測）

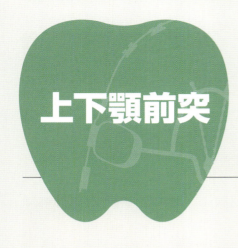

上下顎前突

アンカースクリューとMPMD装置を併用して上下顎大臼歯の遠心移動を行い上下顎前突を改善した症例

鳥井康義，藤原琢也，後藤滋巳

アンカースクリュー植立部位：上顎口蓋正中部（2本），
　　　　　　　　　　　　　下顎左右側臼後隆起部（2本）
使用アンカースクリュー：デュアル・トップオートスクリュー
　　　　　　　　　　　　（上顎 2.0×6.0mm，下顎 1.6×8.0mm，
　　　　　　　　　　　　プロシード）

症例の概要

患者：20歳2カ月，女性

主訴：口元の突出，前歯部の叢生

一般的所見：全身的な問題はなく，既往歴に特記事項はなかった．家族歴として，母親が上顎前突であった．

習癖：口唇閉鎖不全が認められた．鼻咽腔疾患，顎関節疾患などは認められなかった．

顔貌所見：正貌はほぼ左右対称であったが，口唇閉鎖時に著しいオトガイ筋の緊張が認められた．側貌は凸顔型で，スマイル時にはガミースマイルが認められた（図1）．

口腔内所見：大臼歯の対向関係は左右側ともに Angle I 級で，オーバージェットは+6.0mm，オーバーバイトは+1.0mm であった．|1 は遠心捻転 |2 は舌側転位し，上下顎前歯部に叢生が認められた．顔面正中に対して上顎正中は1.0mm左方に偏位していた（図2）．

模型所見：歯冠幅径はすべての歯が+1S.D.を超えて大きく，特に上顎の歯冠幅径が大きく，オーバーオールレイシオが小さかった．上顎の歯列弓長径，歯槽基底弓長径は+1S.D.を超えて大きく，下顎の歯列弓長径，歯槽基底弓長径は標準範囲内であった．現状歯列弓におけるスペース計測の結果，上顎は3.3mm，下顎は2.5mmのスペース不足であった（図3）．

パノラマエックス線写真所見：8|8，8|8 が埋伏していた．歯根の吸収などの異常所見はなく，歯槽骨レベルに問題は認められなかった（図4）．

頭部エックス線規格写真所見：〈距離的計測〉N-Me が+1S.D.を超えて大きく，顔面高は大きかった．A'-Ptm' は+1S.D.を超えて大きく，上顎骨長は大きかった．Is-Mo は+2S.D.を超えて大きく，上顎歯列弓長径は大きかった．Ii-Ii'，Mo-Mi は+1S.D.を超えて大きく，下顎中切歯，大臼歯はともに高位であった．〈角度的計測〉SNA，SNB はともに標準範囲内であったが，ANB は+5.5°で+1S.D.を超えて大きく，上下顎の前後的不調和が認められた（骨格性II級）．Mandibular plane は標準範囲内であった．L-1 to Mandibular は+2S.D.を超えて大きく，下顎中切歯は唇側傾斜を呈していた．U-1 to SN は+3S.D.を超えて大きく，上顎中切歯は唇側傾斜を呈していた．その結果，Interincisal は87.0°と小さな値であった（図11，12参照）．

Part 4　歯科矯正用アンカースクリュー活用術

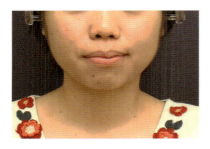
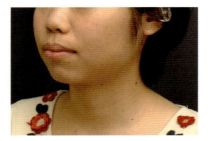
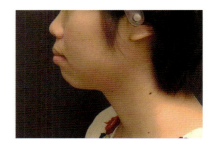

図1　初診時顔面写真

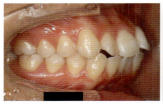
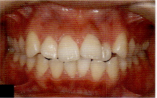
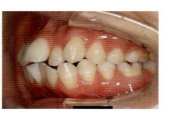
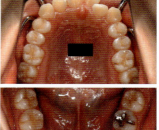
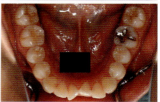

図2　初診時口腔内写真

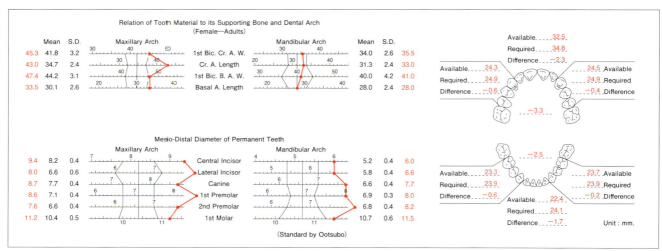

図3　初診時模型・スペース分析

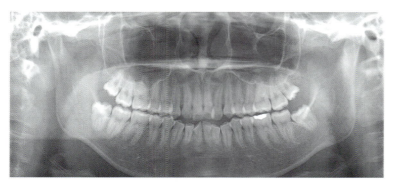

図4　初診時パノラマエックス線写真

154

診断と治療方針

診断：上下顎中切歯の著しい唇側傾斜，口唇閉鎖不全を伴う骨格性Ⅱ級上下顎前突症例（Angle Ⅰ級）

治療方針：上下顎中切歯の著しい唇側傾斜の改善と口唇閉鎖不全を改善するため，4|4，4|4 抜歯と上下顎大臼歯の遠心移動を行い，上下顎前歯部の積極的な舌側移動を行う．骨格性Ⅱ級の改善のため上下顎大臼歯の圧下を行い，下顎の反時計回りの回転によりSNBを増大させ，ANBの改善を図る．

治療方法：4|4，8 4|4 8 を抜歯し，マルチブラケット装置と，アンカースクリューを固定源としたMPMD装置（上顎大臼歯遠心移動装置）により上顎大臼歯の遠心移動を行う．下顎大臼歯の遠心移動は，7|7 後方の臼後隆起部にアンカースクリューを左右側1本ずつ植立して牽引を行う．

治療目標：上下顎第一大臼歯は 3.0 mm の遠心移動を行い，下顎中切歯を 10.0 mm 舌側移動する．

アンカースクリューの選択理由（利点）

- ペンデュラム装置などの従来の大臼歯遠心移動装置では遠心傾斜移動が主体であることや，反作用により上顎前歯部の唇側傾斜を引き起こすため，治療目標に到達できない可能性が危惧され，アンカースクリューとMPMD装置の併用がよいと判断した．
- 骨格性Ⅱ級でもあったことから，上顎大臼歯の遠心移動と同時に圧下が行えない場合にはくさび状効果により下顎が開大し，骨格性Ⅱ級の悪化を引き起こす可能性が考えられたが，MPMD装置は上顎大臼歯の圧下を伴う歯体移動に近似した移動様式が可能なため，大きな遠心移動量を得ることが可能である．
- アンカースクリューは植立および除去の術式が単純であり，外科的侵襲が極めて少なく，矯正歯科治療の延長線上の処置として患者に受け入れられやすい．
- 患者の協力度に依存することなく大臼歯の遠心移動を行うことが可能となるため，高い治療目標を達成できる．

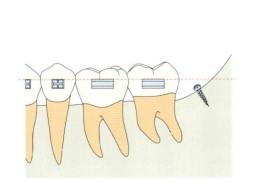

圧下力を加えるため咬合平面よりできるかぎり低い位置に植立する

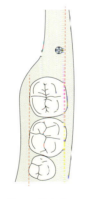

植立部位の選択理由（利点）

- ［上顎］上顎口蓋で比較的骨が厚い上顎第一大臼歯中央部付近と，その 12 mm 前方にアンカースクリューを植立することは，植立時や歯の移動の際にアンカースクリューと歯根が接触するリスクがなく，大きな神経や血管も存在しないため安全である．
- ［下顎］下顎臼歯部へアンカースクリューの植立を行う場合，下顎臼歯部頬側は植立時にアンカースクリューと歯根が接触するリスクがあり，また，遠心移動の際に歯根間部にアンカースクリューが存在していると十分な遠心移動量を獲得できない．そこで，それらのリスクがなく，厚い皮質骨が存在する下顎臼後隆起部を選択する．遠心移動と同時に圧下力を加えるため，なるべく咬合平面より下方で，歯列の頬側面を結んだ延長線上に植立する．

アンカースクリュー使用時の注意点

- 15歳以下の患者の上顎口蓋正中部にアンカースクリューを植立する場合は，脱落のリスクが高くなるため注意する．
- 下顎臼後隆起部にアンカースクリューを植立する場合，植立部位が第三大臼歯抜歯窩に設定されるときは，抜歯後の骨修復が十分に行われるのを待ってから植立を行うなどの配慮が必要である．
- 本症例ではアンカースクリュー頭部を粘膜下に埋入し，結紮線を口腔内に露出させる方法を選択しているが，このような場合，結紮線は可動性があり炎症性刺激となりうるため，消毒や清掃などのメインテナンスが重要である．

Part 4　歯科矯正用アンカースクリュー　この症例にこの方法

フォースシステム

◆ ［上顎］MPMD装置は，大臼歯近心回転の防止と治療期間短縮のため通常はマルチブラケット装置と併用し，オープンコイルスプリングの近心側と遠心フックに結紮線を挿入して，その結紮によりオープンコイルスプリングを圧縮させ，大臼歯遠心移動の矯正力を発揮させる．第一・第二大臼歯を同時に遠心移動する場合や，歯の動きが遅い場合には，近心フックと遠心フックを利用してエラスティックチェーンをかけることで矯正力を負荷するとよい．その際，大臼歯の遠心傾斜のモーメントを最小限に留めるために，遠心移動用アームが上顎大臼歯の抵抗中心と考えられる根尖側約1/3を通るようにする．また，大臼歯に圧下力を負荷する際は，遠心移動用フックを短めにし，シースに挿入する．
MPMD装置は口蓋側から遠心移動の矯正力を負荷するため，大臼歯には近心回転のモーメントがかかる．大臼歯の近心回転の防止のため上顎歯列のレベリングも同時に行い，6|6近心のアーチワイヤーにtoe-in bendを付与する（A）．近心回転が生じた際には，3|3舌側面にもリンガルボタンを装着し，エラスティックチェーンにて6|6口蓋側より前歯を牽引することで，6|6近心回転の改善を行うとよい（B）．
上顎大臼歯遠心移動後は，遠心フックと近心フックを結紮線などで連結することでMPMD装置を加強固定装置として利用し，上顎前歯部の舌側移動を行う．

◆ ［下顎］3|3の遠心移動については，通常，大臼歯はその反作用で近心移動してしまうため，大臼歯とアンカースクリューを結紮線で結び絶対固定として利用するが，今回は大臼歯の遠心移動と同時に圧下力も加えるため，アンカースクリューをできるかぎり咬合平面より低い位置に設定し，エラスティックチェーンで牽引する．また，大臼歯のみに遠心移動力を加えると遠心移動とともに遠心回転力が強く加わってしまうため，エラスティックチェーンは6 5 3|3 5 6に連続して装着し，アンカースクリューから牽引する．

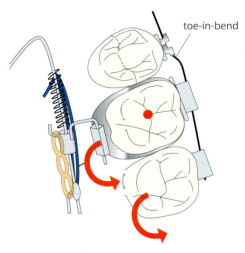

A　大臼歯遠心移動にともなうサイドエフェクトにより近心回転のモーメントがかかる

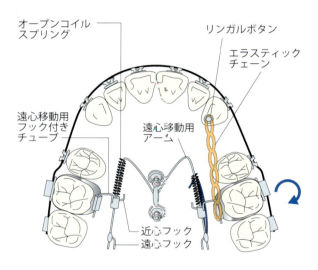

B　遠心移動による近心捻転を口蓋側からのエラスティックチェーンで打ち消す

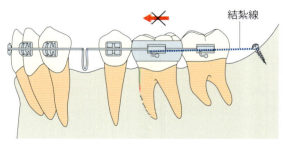

C　|3遠心移動時の大臼歯の反作用を抑える

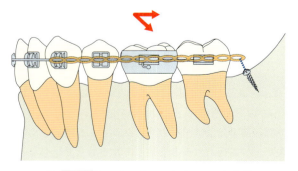

D　|3 5 6にエラスティックチェーンを装着し遠心移動と並行して圧下力を加える

治療経過

上顎は口蓋正中部にアンカースクリューを植立後MPMD装置を装着し，下顎は $\overline{8\ 4|4\ 8}$ 抜歯後に臼後隆起部にアンカースクリューを植立した（図5）．上顎は.016×.016 ニッケルチタンワイヤーでレベリングを行いながら大臼歯の遠心移動を行い，下顎は.015×.022 ニッケルチタンワイヤーの $\overline{4|4}$ 抜歯部にゲーブルベンドを屈曲し，$\overline{3+3}$ にはオープンコイルスプリングを装着し，大臼歯をアンカースクリューと繋いだ結紮線で固定しながら，$\overline{3|3}$ の遠心移動を行った（図6）．

その後，$3|3$，$\overline{3|3}$ の遠心移動と下顎大臼歯の遠心移動をエラスティックチェーンにより行った（図7）．

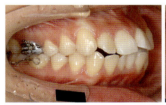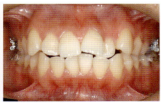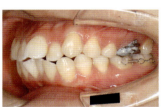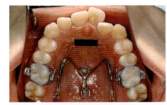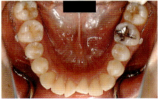

図5　MPMD 装置装着時

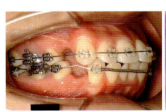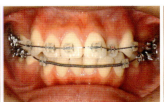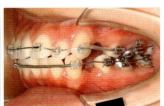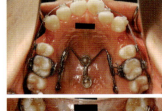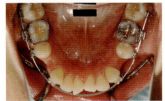

図6　上顎のレベリングと大臼歯の遠心移動および $\overline{3|3}$ 遠心移動開始時

MPMD 装置にて臼歯部の遠心移動を行う際には，小臼歯抜去やレベリングを同時に行うことで，前歯部の叢生が早期に改善できるため，治療の効率化に繋がる．また，頬側にアーチワイヤーを装着することで，$6|6$ が近心回転するサイドエフェクトを抑えることもできる．

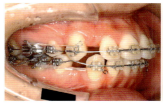
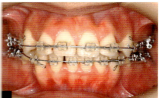
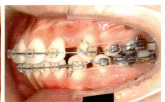
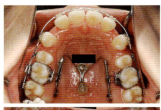
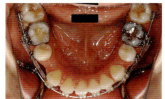
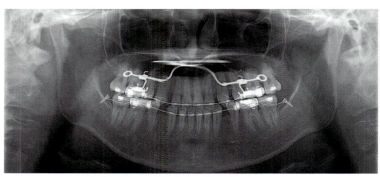

図7　3│3，3│3 遠心移動と下顎大臼歯の遠心移動時

治療結果

マルチブラケット装置による治療期間は3年3カ月であった．

顔貌所見：初診時と比較して上下口唇の突出感は改善し，ガミースマイルとオトガイ筋の緊張もなくなって良好な顔貌となった（図8）．

口腔内所見：大臼歯の対向関係は左右側ともにAngle I級を維持し，オーバージェットは+3.0 mm，オーバーバイトは+2.5 mmとなって，上顎前突が改善した．上下顎正中は一致し，1歯対2歯の緊密な咬合が確立された（図9）．

パノラマエックス線写真所見：3│3にわずかな歯根吸収が認められるものの，歯根の平行性，歯槽骨の状態は良好であった（図10）．

頭部エックス線規格写真所見：SNAは82.5°に減少した．SNBは77.5°を維持し，その結果，ANBは+5.0°とわずかに改善した．Mandibular planeは27.0°に減少し，下顎の反時計回りの回転がみられた．Interincisalは139.0°に変化し，上下顎中切歯歯軸傾斜角は大きくなった（図11，12）．

保定

可撤式のラップアラウンドリテーナーと固定式のボンディングリテーナーを 4+4，4+4 に装着した．

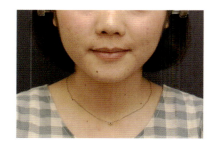
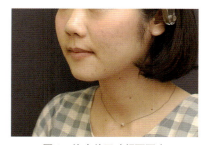
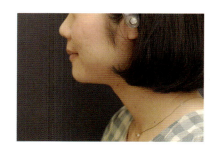

図8　治療終了時顔面写真

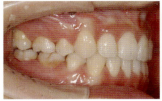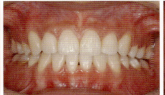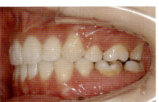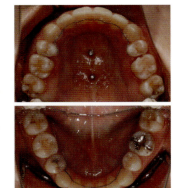

図9　治療終了時口腔内写真

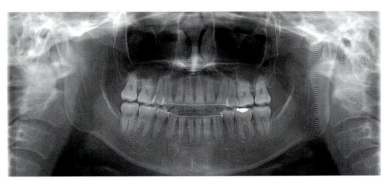

図10　治療終了時パノラマエックス線写真

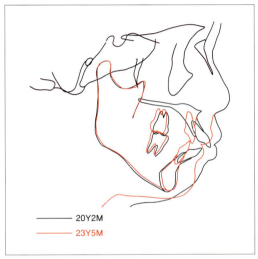

図11　初診時と治療終了時の頭部エックス線規格写真（トレース）の重ね合わせ

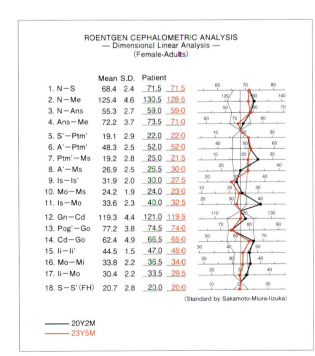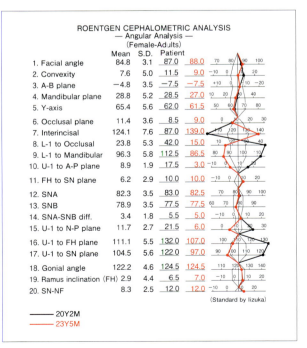

図12　初診時と治療終了時の頭部エックス線規格写真分析（左：距離的計測，右：角度的計測）

Part 4 歯科矯正用アンカースクリュー活用術

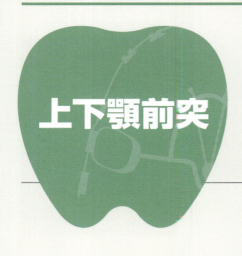

上下顎前突

上顎臼歯部のアンカースクリューと Ⅲ級ゴムを併用して 上下顎前歯部の舌側移動を 行った症例

田村隆彦, 本吉 満

アンカースクリュー植立部位：6 5|間, |5 6 間頬側（2本）
使用アンカースクリュー：デュアル・トップオートスクリュー G2
（1.4mm×8.0mm, プロシード）

症例の概要

患者：31歳2カ月, 女性
主訴：スマイル時の上顎前歯部の大きな露出
一般的所見：全身的な問題はなく, 既往歴に特記事項はなかった.
習癖：特記事項なし
顔貌所見：正貌はほぼ左右対称で, 口唇閉鎖時にオトガイ筋の緊張が認められた. 側貌は凸顔型で, オトガイ部の後退感が認められた. スマイル時にはガミースマイルではないが, 前歯部の突出が認められた（**図1**）.
口腔内所見：大臼歯の対向関係は左右側ともに Angle Ⅰ級で, オーバージェットは＋3.5 mm, オーバーバイトは＋3.0 mm であった. 顔面正中に対して上顎正中は一致し, 下顎正中は 2.0 mm 右方に偏位していた. 6|4 6 にはインレーが, 6|6 にはレジン様修復がなされていた（**図2**）.
模型分析：歯冠幅径は 6 以外のすべての歯が＋1S.D. を超えて大きかった. 上顎は歯列弓幅径, 歯槽基底弓幅径が＋1S.D. を超えて大きく, 下顎の歯列弓幅径, 歯槽基底弓幅径は標準範囲内であった. 現状歯列弓におけるスペース計測の結果, 下顎は 4.0 mm のスペース不足であった（**図3**）. 歯列弓形態は上下顎ともにオボイド型で, Spee 彎曲は 1.5 mm であった.
パノラマエックス線写真所見：歯根吸収はなく, 歯槽骨レベルも正常で, |8 の存在が認められた. 6|4 6 にはインレー様, 6|2 6 にはレジン様不透過像が認められた（**図4**）.
頭部エックス線規格写真所見：〈角度的計測〉骨格系では, SNA は標準範囲内であるものの大傾向, SNB は標準範囲内, ANB は＋6.5° で＋1S.D. を超えて大きく, 上顎がやや突出した骨格性Ⅱ級を呈していた. Y-axis, Mandibular plane は標準範囲内であった. 歯系では, L-1 to Mandibular が＋1S.D. を超えて大きく, 図には示さないが FMIA は 50.5° で小さく, 下顎中切歯は唇側傾斜していた. U-1 to FH は標準範囲内, Interincisal は－1S.D. であった. 上下口唇の位置は, E ラインより上唇が 3.0 mm, 下唇が 7.0 mm 突出していた（**図10, 11 参照**）.

上下顎前突

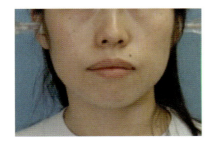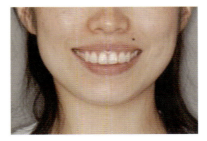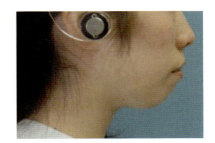

図1　初診時顔面写真

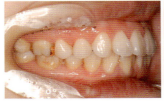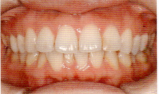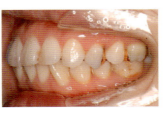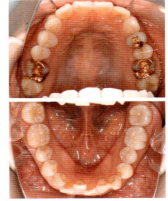

図2　初診時口腔内写真

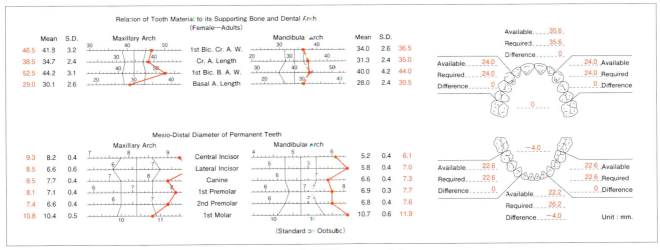

図3　初診時模型・スペース分析

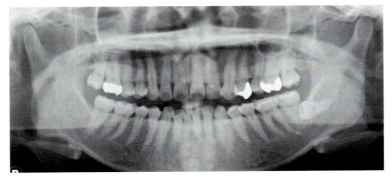

図4　初診時パノラマエックス線写真

161

Part 4　歯科矯正用アンカースクリュー活用術

 診断と治療方針

診断：下顎前歯部の叢生を伴う骨格性Ⅱ級上下顎前突症例（Angle Ⅰ級）

治療方針：上下口唇の突出感，スマイル，オトガイ筋の緊張，下顎前歯部叢生の改善のために上下顎前歯部の最大限の舌側移動と圧下，骨格性Ⅱ級の改善のために下顎の反時計回りの回転を期待した臼歯部圧下を行う．4|4，4|4 を抜歯し，最大の固定を得るために上顎にはアンカースクリューを併用する．下顎はMandibular plane が標準範囲内であるため，Ⅲ級ゴムの使用により臼歯部の遠心傾斜および圧下が可能であり，最大の固定になると考えた．

治療方針：8| 抜歯後，4|4，4|4 を抜歯し，上顎はレベリング後に 6 5|間，|5 6 間頬側にアンカースクリューを植立して 3|3 が 5|5 に接触するまで遠心移動を行う．下顎は前歯部に叢生が存在したため側方歯のレベリングを行った後，3|3 の遠心移動を行い，再レベリングしてⅢ級ゴムを併用しながら前歯部の舌側移動を行う．

治療目標：上顎は中切歯の 7 mm の歯体移動と 4 mm の圧下を行い，大臼歯は位置を維持したまま 2 mm の圧下を行う．下顎は中切歯の 6 mm の舌側移動を行い，大臼歯の位置は維持する．

アンカースクリューの選択理由（利点）

- 成人の患者で最大の固定を必要とする場合，ヘッドギアやJフックの使用は容易ではない．
- アンカースクリューを使用することで，前歯部の最大の舌側移動および圧下，大臼歯の位置の維持あるいは遠心移動および圧下が可能である．

植立部位の選択理由（利点）

　大臼歯の位置を維持したまま圧下する場合や，前歯部の舌側移動，圧下を行いたい場合は，6 5|間，|5 6 間頬側で小臼歯部の抵抗中心より上方がよい．しかし，遊離歯肉に植立することは炎症，頬粘膜への侵襲があり違和感や疼痛を訴えるため，付着歯肉と遊離歯肉の境界に植立することが望ましい．パノラマエックス線写真から歯根間の大きい部位を検討し，さらに平行法を用いたデンタルエックス線で植立部位の歯根の位置を確認する．

アンカースクリュー使用時の注意点

- アンカースクリューからアーチワイヤーに付けたフックをエラスティックチェーンやクローズドコイルスプリングで牽引する場合，摩擦抵抗があるため臼歯部のアーチワイヤー自体をリデュースする必要がある．
- アンカースクリューの位置が左右側で垂直的にずれた場合には，アーチワイヤー牽引時のフックの位置は，低いほうを咬合面寄り，高いほうを歯頸部寄りとする．
- 上顎前歯部の舌側移動時にはラビアルクラウントルクが増加するため，リンガルクラウントルクを強くし，アーチワイヤーを狭小化する．

上下顎前突

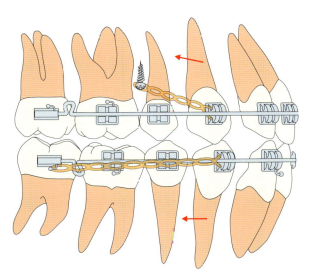

犬歯遠心移動のメカニクス

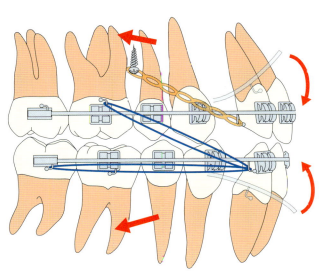

上下顎前歯部の舌側移動

フォースシステム

　3|3 の遠心移動を行う際はアンカースクリューから直接牽引することで，3|3 が遠心に移動するとともにアーチワイヤー自体が上方に引き上げられ圧下もする．図にはないが，アンカースクリューと 3|3 の距離が短くなってきたら，アーチワイヤーの 3|3 ブラケット近心にアンカースクリューの高さと同等のフックを付け，アンカースクリューと結紮して 7|7 チューブフックから 3|3 に矯正力をかけるようにする．6 5|間，|5 6 間頬側にアンカースクリューを植立しているため，上顎前歯部の舌側移動時には 7+7 にエラスティックチェーンをかけ，さらにアンカースクリューからアーチワイヤーのフックをエラスティックチェーンで牽引するようにしても臼歯部の位置は維持される．

　下顎は 3 2|間，|2 3 間もしくは 5 3|間，|3 5 間にクローズドバーティカルループを組み込んだアーチワイヤーでスペース閉鎖を行う．その際，Ⅲ級ゴムを併用するが，上顎アーチワイヤーが近心に移動しないようにアンカースクリューとアーチワイヤーとを結びⅢ級ゴムをかける．

163

Part 4　歯科矯正用アンカースクリュー活用術

治療経過

 8| 抜歯後，4|4，4|4 の抜歯を行い，上顎は全歯，下顎は側方歯にブラケットを装着してレベリングを開始した．レベリング後，6|5 間，|5 6 間頰側にアンカースクリューを植立し，上顎はアンカースクリューから直接 3|3 を遠心に牽引し，下顎は 7|7 から 3|3 を牽引した（図5）．その際，6|6 から 3|3 にⅢ級ゴムを装着した．上顎は 3|3 が 5|5 に接触するまで，下顎は前歯部の排列ができるまで牽引を行った．

　その後，上顎はアーチワイヤーの 3 2| 間，|2 3 間にフックを付け，アンカースクリューから直接フックにエラスティックチェーンをかけて牽引した．摩擦抵抗を小さくするため臼歯部のアーチワイヤーをリデュースし，さらには 7+7 にエラスティックチェーンをかけた．下顎は 3 2|間，|2 3 間にクローズドバーティカルループを組み込んだアーチワイヤーでスペース閉鎖を行い，その際，Ⅲ級ゴムを併用した（図6）．

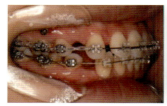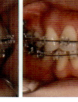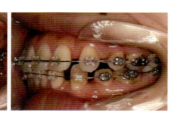

図5　3|3，3|3 遠心移動時

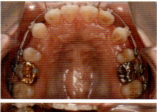
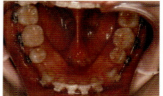

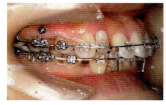
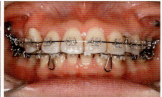
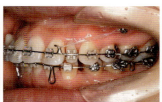
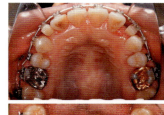
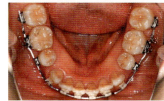

図6 前歯部の牽引時

チェックポイント　アンカースクリューの位置が左右側で垂直的にずれた場合には，アーチワイヤー牽引時のフックの位置は，低いほうを咬合面寄り，高いほうを歯頸部寄りとする．

治療結果

マルチブラケット装置による治療期間は2年10カ月であった．

顔貌所見：初診時と比較すると口唇閉鎖時のオトガイ筋の緊張は解消され，前突感のあった側貌は直線型になり，オトガイ部の後退感も解消された．またスマイル時も上顎前歯部の突出感はなくなった（図7）．

口腔内所見：大臼歯の対向関係はAngle I級を維持したまま下顎前歯部の叢生は解消され，上下顎前歯部は舌側に移動し，歯軸傾斜も良好な状態になって緊密な咬合が確立された（図8）．

パノラマエックス線写真所見：上下顎前歯部に歯根吸収が認められた．また，歯根の平行性不良も認められた（図9）．

頭部エックス線規格写真所見：SNAは85.0°に減少し，SNBは80.0°に増加し，ANBは+5.0°となった．Y-axisは61.5°，Mandibular planeは25.0°に減少した．歯系では，FMIAは59.5°に増加し，U-1 to FHはほぼ維持された．そのためInterincisalは127.0°に改善した．上下口唇の位置は，Eラインより上唇は-1.0 mm，下唇は0.0 mmとなった（図10, 11）．

保定

固定式保定装置であるFSWリテーナーを $\overline{5+5}$，$\overline{5+5}$ に装着し，夜間はベッグタイプリテーナーを使用した．

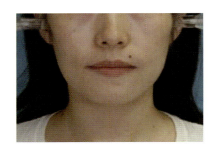
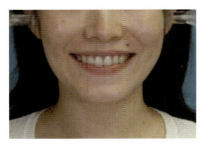
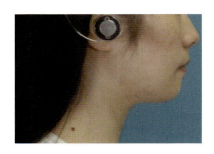

図7 治療終了時顔面写真

Part 4　歯科矯正用アンカースクリュー活用術

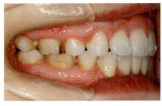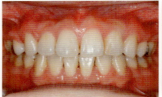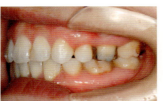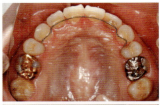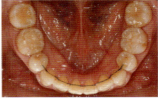

図8　治療終了時口腔内写真

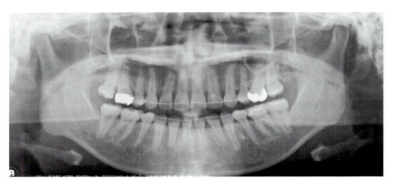

図9　治療終了時パノラマエックス線写真

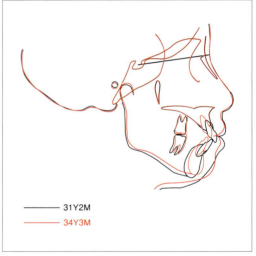

図10　初診時と治療終了時の頭部エックス線規格写真（トレース）の重ね合わせ

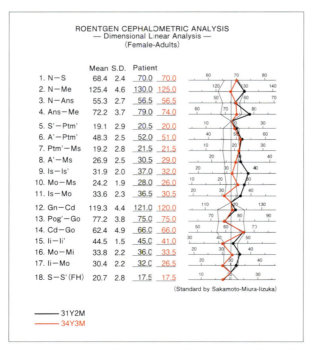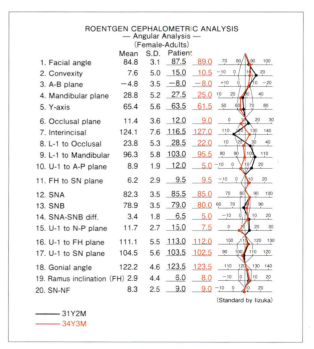

図11　初診時と治療終了時の頭部エックス線規格写真分析（左：距離的計測，右：角度的計測）

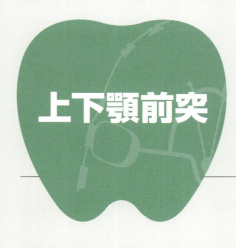

上下顎前突

アンカースクリューを用いて上下顎前歯部を牽引し前歯歯軸を改善して良好な側貌が得られた症例

中嶋 昭，本吉 満

アンカースクリュー植立部位：6 5| 間，|5 6 間，6 5| 間，|5 6 間頬側（4本）
使用アンカースクリュー：デュアル・トップオートスクリュー G2
（上顎 1.4 mm×8.0 mm，下顎 1.4 mm×6.0 mm，プロシード）

症例の概要

患者：21歳11カ月，女性
主訴：上顎前歯部の突出感および叢生
一般所見：全身的な問題はなく，既往歴に特記事項はなかった．家族歴として，母親に叢生が認められた．
習癖：特記事項なし
顔貌所見：正貌は左右対称であった．側貌は凸顔型で，上下口唇の突出感とオトガイ筋の緊張が認められた（図1）．
口腔内所見：大臼歯の対向関係は左右側ともに Angle I 級で，オーバージェットは右側＋5.0 mm，左側＋6.0 mm であり，オーバーバイトは＋2.0 mm であった．顔面正中に対して上顎正中は 2.0 mm 右方に偏位し，下顎正中は 2.0 mm 左方に偏位していた（図2）．
模型分析所見：歯冠幅径は上下顎ともにすべての歯が＋1S.D.を超えて大きかった．上顎歯列弓長径は＋1S.D.を超えて大きく，歯列弓幅径，歯槽基底弓幅径・長径は標準範囲内であり，上顎中切歯の唇側傾斜傾向を認めた．下顎の歯列弓幅径・長径，歯槽基底弓幅径・長径は標準範囲内であった．現状歯列弓におけるスペース計測の結果，上下顎ともに 8.0 mm のスペース不足であった（図3）．
パノラマエックス線写真所見：歯根および歯槽骨に問題を認めず，8|8，8|8 は認められなかった．また，顎関節の形態および上顎洞底の垂直的な位置についても問題を認められなかった（図4）．
頭部エックス線規格写真所見：〈距離的計測〉N-Me，A'-Ptm' は標準範囲内であり，上顎骨長は標準的な大きさであった．Gn-Cd も標準範囲内であり，下顎骨長も標準傾向を示した．Is-Is' は標準範囲内であり，Ii-Ii' は＋1S.D.を超えて大きく，下顎中切歯は高位であった．Is-Mo は＋1S.D.を超えて大きく，Ii-Mo は＋1S.D.程度大きく，上下顎中切歯は唇側傾斜傾向を認めた．Mo-Ms は標準範囲内であり，上顎大臼歯の位置に問題は認められなかったが，Mo-Mi は標準範囲内であるものの大傾向で，下顎大臼歯はやや高位であった．〈角度的計測〉SNA，SNB は標準範囲内であり，ANB は＋4.5°であり，上下顎の前後的不調和は認められなかった．Gonial angle は＋1S.D.を超えて大きく，下顎の開大傾向を認めた．U-1 to FH および U-1 to SN は＋1S.D.を超えて大きく，L-1 to Mandibular は標準範囲内であり，図には示さないが FMIA は−1S.D.を超えて小さく，Interincisal は−2S.D.を超えて小さく，上下顎中切歯は唇側傾斜を示し，歯槽性の上下顎前突を示していた（図10，11参照）．

167

Part 4　歯科矯正用アンカースクリュー活用術

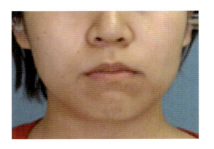
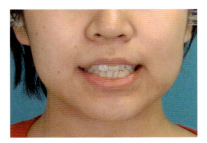
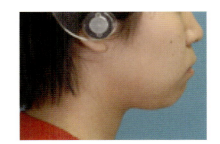

図1　初診時顔面写真

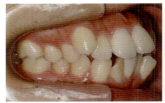
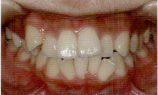
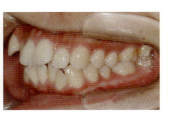
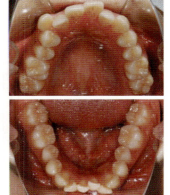

図2　初診時口腔内写真

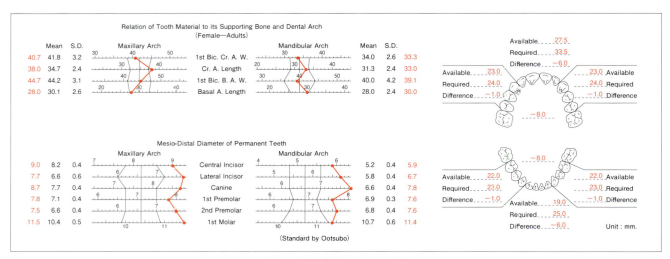

図3　初診時模型・スペース分析

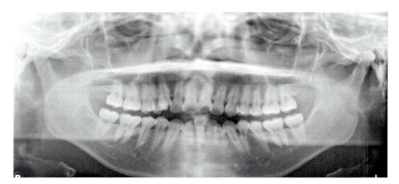

図4　初診時パノラマエックス線写真

168

診断と治療方針

診断：上下顎中切歯の唇側傾斜と叢生を伴う骨格性Ⅰ級上下顎前突症例（AngleⅠ級）

治療方針：マルチブラケット装置にアンカースクリューを併用して，大臼歯の対向関係を維持しながら上下顎前歯部叢生の改善を行う．

治療方法：4|4，4|4 の抜歯を行った後，マルチブラケット装置を装着し，上下顎歯列のレベリングを行う．レベリング終了後，アンカースクリューを 6 5| 間，|5 6 間，6 5| 間，|5 6 間頬側にそれぞれ1本ずつ植立し，上顎はアンカースクリューを固定源として 3|3 の遠心移動を行う．その後，2|2，2|2 の再レベリングを行い，大臼歯が近心移動しないよう 3|3 ブラケット近心のジグ（.017×.025 ステンレスワイヤーを屈曲）を介してエラスティックチェーンでアンカースクリューに向かって牽引を行いながら，クロージングアーチワイヤーにてスペース閉鎖を行う．下顎は，3|2 間，|2 3 間にクリンパブルフックを装着し，フックからエラスティックチェーンでアンカースクリューに向かって牽引を行いながら，上顎と同様にクロージングアーチワイヤーにてスペース閉鎖を行う．

治療目標：アンカースクリューを使用し，大臼歯の対向関係を保ちながら，上下顎前歯部の舌側移動，叢生の改善および正中線の偏位についても改善する．また，側貌の改善を図る．

アンカースクリューの選択理由（利点）

- アンカースクリューは植立および除去の術式が比較的容易であり，外科的侵襲が極めて少なく，矯正歯科治療の手段の一環として患者にも受け入れられやすい．
- 犬歯近心のジグを介してアンカースクリューに向かって後上方に牽引することで，前歯部の挺出を防ぐことが可能となり，さらに上下顎大臼歯を固定源として使用しないため，上下顎大臼歯の固定の喪失を伴う近心移動等の反作用を防ぐことができる．
- 植立部位が頬側歯槽部であるため比較的患者の違和感が少ない

植立部位の選択理由（利点）

水平的には，パノラマエックス線写真より歯根間に安全に植立できる位置を検討した結果，6 5| 間，|5 6 間，6 5| 間，|5 6 間頬側とする．垂直的には，上顎前歯部に圧下力が加わるよう，パノラマエックス線写真およびプローブによりワイヤーから垂直に約7mmの高さを測定し，前歯部の抵抗中心よりも上方に植立する．

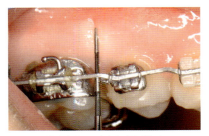

植立部位の垂直的位置決め

Part 4　歯科矯正用アンカースクリュー活用術

アンカースクリュー使用時の注意点

　上顎については，アンカースクリューから直接エラスティックチェーンにより前歯部を牽引すると，遠心移動の力と圧下力が生じるため，犬歯部にジグを装着し，ジグからアンカースクリューへ牽引を行うことにより，臼歯部の抵抗中心を通るように犬歯の遠心移動とスペース閉鎖を行う．

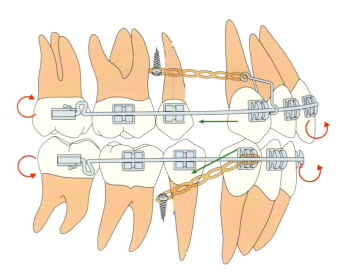

犬歯遠心移動のメカニクス

フォースシステム

　 3|3 の遠心移動は，ジグ（.017×.025 ステンレスワイヤー）を介してアンカースクリューから牽引を行い， 3|3 の遠心移動についてはブラケットからアンカースクリューへ直接牽引を行う．

　スペース閉鎖時には，大臼歯が近心に移動しないように 3|3 近心のジグを介してアンカースクリューへ向かってエラスティックチェーンで牽引しながら， 3|2 間， |2 3 間， 5|3 間， 3|5 間にクロージングループを付与したアーチワイヤーで歯列全体の遠心移動を行う．その際，咬合高径が増加しないようなメカニクスを考慮し，上顎前歯部には圧下を目的として10°程度のリンガルルートトルク，下顎前歯部は圧下しないように5°程度のリンガルクラウントルクを付与し， 2|2 遠心にクリンパブルフックを装着してアンカースクリューへ向かってエラスティックチェーンにて牽引し，ボーイングエフェクトが生じないようにする．

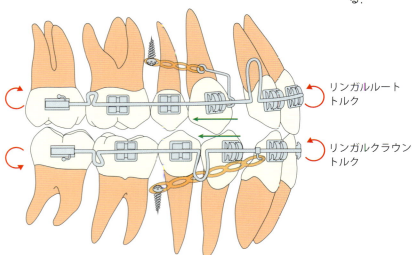

リンガルルートトルク
リンガルクラウントルク

スペース閉鎖のメカニクス

治療経過

アンカースクリューは骨への安定化に配慮して側方歯のレベリングが終了した段階で植立し，アンカースクリューが安定したことを確認した後，上顎に .017×.025 ステンレスワイヤーを装着して 3|3 の遠心移動を行った（図5）．その際，2|2 のレベリングも同時に行った．

3|3 の遠心移動終了後，.019×.025 ステンレスワイヤーでスペース閉鎖を行い，その後，3 2|間，|2 3 間のフックからアンカースクリューに向かって牽引し，歯列全体の遠心移動を行った．

下顎は再レベリングが終了した時点で叢生の改善にほとんどの抜歯スペースを費やしたため，3 2|間，|2 3 間にクリンパブルフックを装着し，フックからアンカースクリューに向かってエラスティックチェーンで牽引しながら，スペース閉鎖と下顎前歯部の舌側移動を行った（図6）．

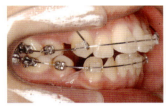 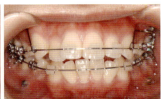 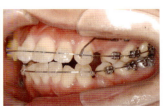 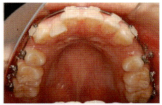 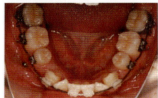

図5 3|3，3|3 遠心移動時

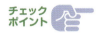 牽引ジグはある程度の高さとし，上顎前歯部の近心挺出方向へのモーメントが生じないよう留意する．

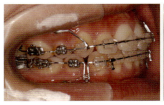
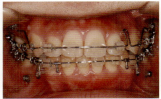
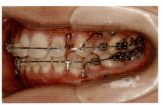
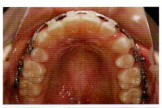
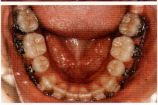

図6　スペース閉鎖時

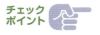

ワイヤーは剛性の高いものを使用し，上顎前歯部のリンガルルートトルクが10°以上になるように調整を行い，ボーイングエフェクトを起こさないようにして上顎前歯部の挺出を抑える．

治療結果

マルチブラケット装置による治療期間は2年7カ月であった．
顔貌所見：初診時と比較して上下口唇の突出感が改善した（図7）．
口腔内所見：大臼歯の対向関係は左右側ともにAngle Ⅰ級を維持したまま，上下顎前歯部の叢生が改善し，上下顎正中が一致した．オーバージェットは＋3.0 mm，オーバーバイトは＋3.0 mmとなった．上下顎歯列は1歯対2歯の緊密な咬合が確立された（図8）．
パノラマエックス線写真所見：歯根吸収や損傷は認められず，歯根の平行性も良好で，歯周組織に特に大きな問題は認められなかった（図9）．

頭部エックス線規格写真所見：SNA，SNB，ANBについては変化を認めなかった．U-1 to SNは97.0°に減少し，L-1 to Mandibularも93.5に減少したことからInterincisalは128.2°に変化し，上下顎中切歯の唇側傾斜は改善した．Mandibular planeは29.5°と減少し，下顎の反時計回りの回転が認められた．側貌の口元は改善した（図10，11）．

保定

可撤式のベッグタイプリテーナーを上下顎に装着した．保定開始2年経過後も，咬合および前歯部叢生の後戻りは認められない．

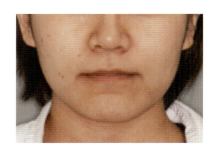
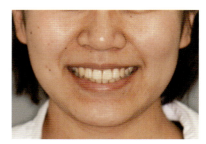
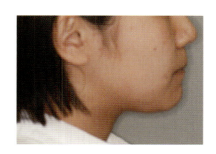

図7　治療終了時顔面写真

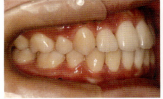
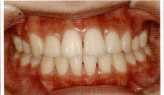
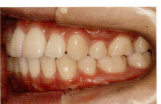
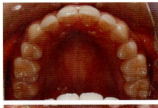
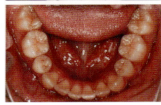

図8　治療終了時口腔内写真

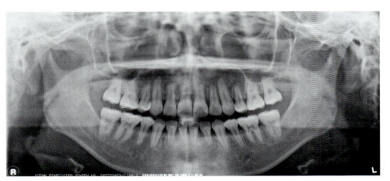

図9　治療終了時パノラマエックス線写真

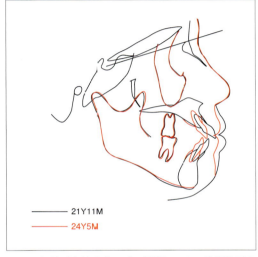

図10　初診時と治療終了時の頭部エックス線規格写真（トレース）の重ね合わせ

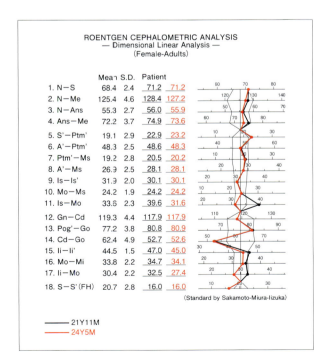
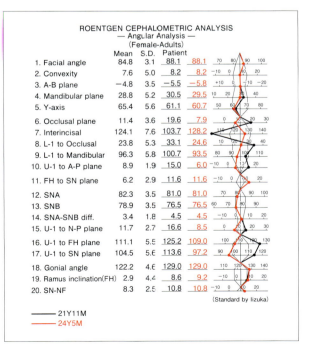

図11　初診時と治療終了時の頭部エックス線規格写真分析（左：距離的計測，右：角度的計測）

Part 4 歯科矯正用アンカースクリュー活用術

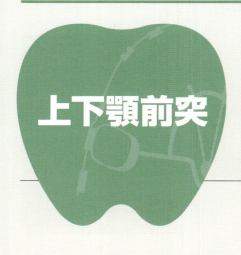

上下顎前突

アンカースクリューとPLASを併用し上下顎前歯部の舌側移動および上顎歯列の遠心移動を行った症例

内田靖紀, 本吉 満

アンカースクリュー植立部位：上顎口蓋正中部（2本），
　　　　　　　　　　　　　 6 5 間，5 6 間頬側（2本）
使用アンカースクリュー：ISAアドバンス
　　　　　　　　　　　（上顎2.0 mm×6.0 mm, 下顎1.6 mm×6.0 mm,
　　　　　　　　　　　バイオデント）

症例の概要

患者：26歳1カ月，女性
主訴：上顎前歯部の突出，叢生
一般的所見：家族歴として，母親と姉が上顎前突であった．姉はすでに矯正歯科治療が済んでいた．全身的な問題はなく，既往歴に特記事項はなかった．
習癖：花粉症の罹患があり，口呼吸が認められた．また嚥下時には舌の突出が認められた．
顔貌所見：正貌はほぼ左右対称であった．側貌は凸顔型で，上下口唇の翻転および前方への突出が認められた（図1）．
口腔内所見：大臼歯の対向関係は左右側ともにAngle I 級で咬頭対咬頭を呈しており（II 級傾向），オーバージェットは＋6.0 mm，オーバーバイトは－1.5 mmであった．上下顎中切歯の唇側傾斜および1|1 の唇側転位が認められた．また，前歯部から小臼歯部にかけて開咬状態が認められた．顔面正中に対して上下顎正中はほぼ一致していた．嚥下時に上下顎切歯間に舌の突出が認められた（図2）．
模型分析所見：歯冠幅径は 1 3 5，4 5 が＋1S.D.を超えて大きく，2 4，2 3 は＋2S.D.を超えて大きかった．上顎の歯列弓長径が＋3S.D.を超えて大きく，下顎の歯列弓幅径，歯列弓長径および歯槽基底弓長径が＋1S.D.を超えて大きかった．現状歯列弓におけるスペース計測の結果　上顎は2.0 mmのスペース不足であった（図3）．
パノラマエックス線写真所見：6|6 にメタルアンレーの装着が認められ，8| の埋伏が認められた．全体的に歯根が短い傾向を認めたが，特に5 4 1|1 4 5，5 4|4 5 の短根が顕著であった．上顎洞底線の下降が認められた．歯槽骨レベルに問題は認められなかった（図4）．
頭部エックス線規格写真所見：〈距離的計測〉N-S, N-Me, A'-Ptm' は標準範囲内で，頭蓋底の前後径，前顔面高，上顎の前後的な大きさは標準的であった．また，Ptm'-Ms, A'-Msは標準範囲内であり，上顎大臼歯の前後的位置は標準的であったが，Is-Is' が－1S.D., Mo-Msが－2S.D.を超えて小さく，上顎中切歯，大臼歯ともに低位を示した．一方，Ii-Ii', Mo-Miは標準範囲内であった．Is-Moが＋3S.D.で，上顎歯列弓長径が著しく大きかった．また，Cd-Goが－2S.D.を超えて小さく，下顎枝が短い傾向を示した．〈角度的計測〉骨格系では，SNA, SNB, ANBは標準範囲内であり，上下顎の前後的不調和は認められなかった．Gonial angleとMandibular planeは＋1S.D.を超えて大きく，下顎角の開大を伴うハイアングルを呈していた．歯系では，L-1 to Occlusalが＋1S.D., U-1 to FH, U-1 to SNが＋3S.D., U-1 to AP, U-1 to NPが＋2S.D.を超えて大きく，またInterincisalが－3S.D.を超えて小さく，上下顎中切歯の著しい唇側傾斜が認められた（図11, 12参照）．

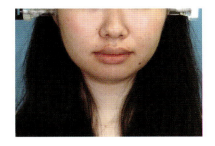
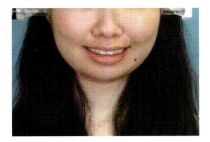
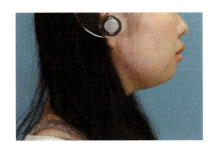

図1　初診時顔面写真

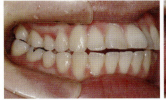
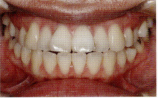
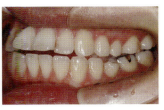
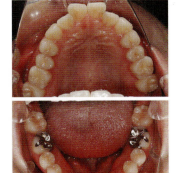

図2　初診時口腔内写真

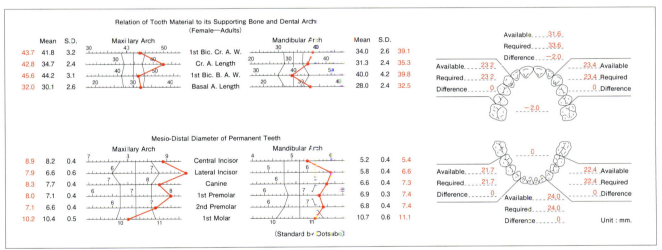

図3　初診時模型・スペース分析

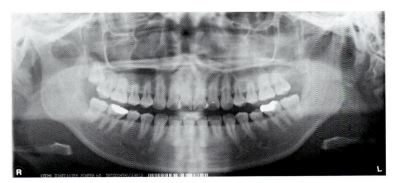

図4　初診時パノラマエックス線写真

Part 4　歯科矯正用アンカースクリュー活用術

診断と治療方針

診断：開咬および上下顎中切歯唇側傾斜を伴う上下顎前突症例（Angle Ⅰ級）

治療方針：マルチブラケット装置に口腔筋機能療法（MFT）およびアンカースクリューを併用し，8|および4|4，4|4を抜歯して治療を行う．上下顎ともに最大の固定で前歯部の舌側移動を行い，さらに上顎歯列の遠心移動を行い，大臼歯の対向関係が1歯対2歯のAngleⅠ級となるようにする．開咬については，アンカースクリューによる前歯部の舌側移動時に生じる大臼歯部の圧下とMFTにより改善する．必要に応じて垂直ゴムを併用する．

治療方法：上顎側方歯のレベリング後，上顎は口蓋正中部の第一大臼歯部に，下顎に6 5|間，|5 6間頬側にアンカースクリューを植立する．上顎はアンカースクリュー上に口蓋側固定装置（PLAS）を装着し，これを固定源として臼歯部を加強固定し，3|3の遠心移動および再レベリング後に前歯部の舌側移動を行う．下顎はレベリング後にアンカースクリューを固定源として前歯部の舌側移動を行う．抜歯スペースの閉鎖後，上顎歯列はさらに遠心移動を行い，大臼歯の対向関係をAngleⅠ級とする．

治療目標：下顎中切歯は6.0 mm舌側移動し，上顎は第一大臼歯を3.0 mm遠心移動させ，中切歯は9.5 mm舌側移動して，オーバージェットが+2.0 mmとなるように設定する．

アンカースクリューの選択理由（利点）

- アンカースクリューは植立および除去の術式が比較的容易であり，外科的侵襲が極めて少なく，矯正歯科治療の手段の一環として患者に受け入れられやすい．
- 患者の協力度に依存せずに，治療目標が達成できる．

植立部位の選択理由（利点）

歯科用コーンビームCTで確認したところ，上顎臼歯部には上顎歯列を目標どおり遠心移動させるための歯根間距離がないため，口蓋正中部への植立とする．下顎は最大の固定とするために6 5|間，|5 6間頬側とし，前歯部の舌側移動時に臼歯部に圧下力が作用するよう，歯列の抵抗中心より歯冠側寄りを牽引ベクトルが通るようにする．

アンカースクリューからクロージングループを後下方に牽引

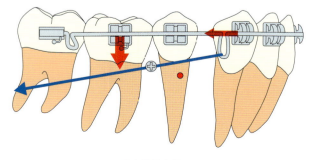

●：抵抗中心

上下顎前突

アンカースクリュー使用時の注意点

◆ 上顎口蓋正中部への植立については縫合を避けることが望ましい．
◆ 下顎頰側のアンカースクリューを使用して下顎前歯部の舌側移動を行う場合は，牽引ベクトルに留意しながら牽引方向を設定する．本症例では前歯部開咬を伴うため，臼歯部の圧下をねらって牽引ベクトルが歯列の抵抗中心より歯冠側寄りを通るよう設定したが，治療途中でオーバーバイトが大きくなったため，前歯部に長いパワーフックを用いて牽引する位置を歯根側寄りに設定し，牽引ベクトルが歯列と平行になるように変更した．

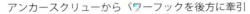

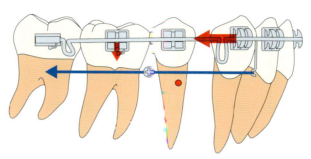

アンカースクリューから パワーフックを後方に牽引

●：抵抗中心

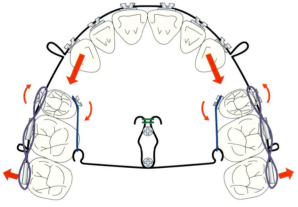

前歯部の舌側移動時

フォースシステム

　上顎は口蓋正中部に植立したアンカースクリューと口蓋側固定装置（PLAS）を固定し，5|5 舌側面にリンガルボタンを装着し，3|3 の遠心移動および前歯部の舌側移動時には PLAS のアーム先端のフックとリンガルボタンを結紮線で加強固定する．下顎は 6 5| 間，|5 6 間頬側のアンカースクリューからクロージングループに結紮線またはエラスティックチェーンをかけて加強固定を行い，.019×.025 ステンレスワイヤーにより前歯部の舌側移動を行う．

　スペース閉鎖後には，上顎の PLAS から 5|5 舌側面のリンガルボタンにエラスティックチェーンを装着し，.020×.025 ステンレスワイヤーで上顎歯列の遠心移動を行う．その際，牽引される小臼歯には近心側へ捻転する力がかかるとともに，臼歯部には遠心に向かうにつれて頬側へ開く反作用が生じる．そのため，牽引力のかかる小臼歯から大臼歯にかけてはエイトタイもしくはマルチプルタイを施し，リンガルクラウントルクを強めに入れる必要がある．

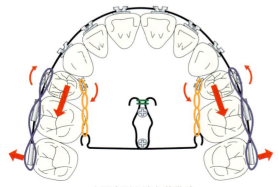

上顎歯列の遠心移動時

Part 4　歯科矯正用アンカースクリュー活用術

治療経過

　4|4，4|4 を抜歯後，上顎口蓋正中部および 6|5 間，|5 6 間頬側にアンカースクリューを植立し，上顎側方歯のレベリング，3|3 の遠心移動および下顎のレベリングを行った（図5）．

　治療開始10カ月後より，上下顎にクロージングループを付与した.019×.025ステンレスワイヤーを装着し，前歯部の舌側移動を開始した．その結果，反作用による過蓋咬合と上顎臼歯部の頬側傾斜が生じてきたため，ゲーブルベンドを強め，ループ活性化量が大きくなりすぎないように注意した．また，上顎はクロージングループより後方のアーチ幅径を狭めに調整し，臼歯部にはリンガルクラウントルクを強めに入れた．下顎は頬側のアンカースクリューから牽引するフックに長めのパワーフックを用いた（図6）．

　スペース閉鎖後，上顎に.020×.025ステンレスワイヤーを装着し，PLASより 5|5 舌側面のリンガルボタンをエラスティックチェーンで牽引して上顎歯列全体の遠心移動を行った（図7）．

　その後，上顎歯列遠心移動の反作用で臼歯部の離開が生じたため，同部に垂直ゴムを併用した．口腔筋機能療法は下顎レベリング完了後より開始し，動的治療期間中において継続して行った．

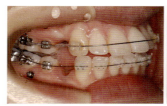 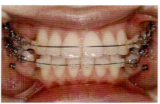 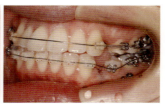 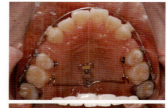 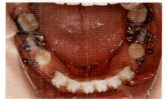

図5　3|3 遠心移動および下顎レベリング開始時（治療開始5カ月時）

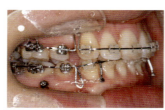 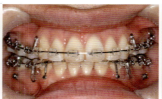 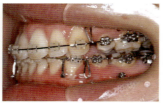 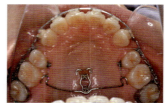 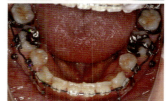

図6　スペース閉鎖時（治療開始1年3カ月時）

> 剛性の高いワイヤーで歯列を一塊とすることが望ましいが，前歯部の舌側移動時などでクロージングループなどが入る場合は反作用として過蓋咬合や上顎臼歯部の頬側傾斜が生じやすいため，活性化量が大きくなりすぎないよう注意する．

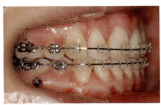
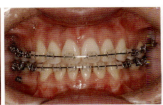
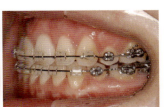
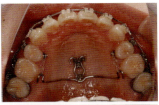
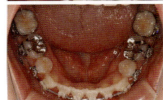

図7　上顎歯列遠心移動時（治療開始2年4カ月時）

治療結果

　マルチブラケット装置による治療期間は3年5カ月であった．
顔貌所見：初診時と比較して上下口唇の翻転および前方への突出感が軽減した（**図8**）．
口腔内所見：AngleⅡ級傾向であった大臼歯の対向関係はAngleⅠ級となり，オーバージェットとオーバーバイトはともに＋2.5 mmとなって，上下顎前歯部の唇側傾斜および開咬は改善した．また，上下顎正中は一致し，緊密な咬合が確立された（**図9**）．
パノラマエックス線写真所見：歯根の平行性はほぼ良好で，短根傾向であった にわずかな歯根吸収が認められたものの，著しい吸収は認められなかった（**図10**）．
頭部エックス線規格写真所見：骨格的にはSNAは変化がなく，SNBは78.0°に減少し，Mandibular planeは37.0°に増加し，治療中に下顎がわずかに時計回りの回転を生じたものと考えられた．歯系では，L-1 to Mandibularが79.5°，U-1 to FHが103.0°に減少し，Interincisalが141.5°に増加し，上下顎中切歯の著しい唇側傾斜は改善した（**図11，12**）．

保定

　上下顎ともに可撤式のラップアラウンドリテーナーを装着した．保定期間中においても口腔筋機能療法を継続している．

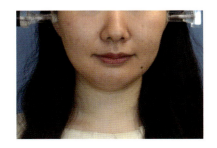
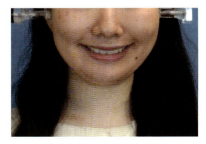
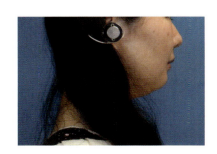

図8　治療終了時顔面写真

Part 4　歯科矯正用アンカースクリュー活用術

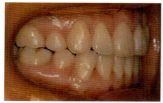
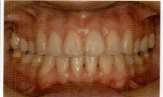
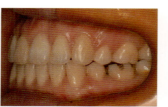
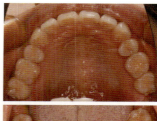
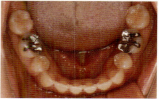

図9　治療終了時口腔内写真

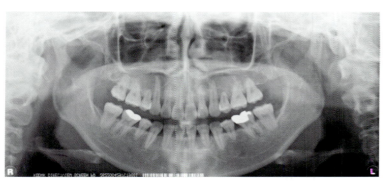

図10　治療終了時パノラマエックス線写真

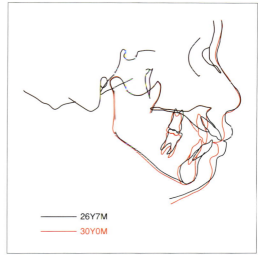

図11　初診時と治療終了時の頭部エックス線規格写真（トレース）の重ね合わせ

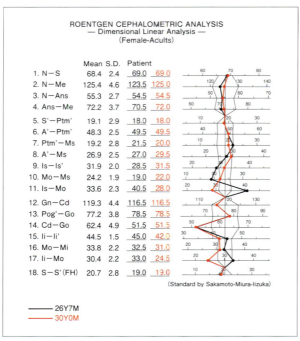
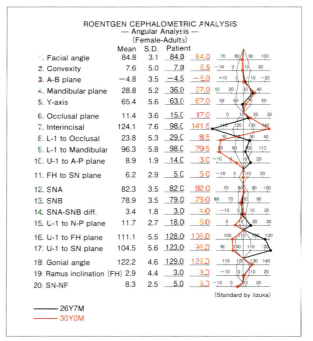

図12　初診時と治療終了時の頭部エックス線規格写真分析（左：距離的計測，右：角度的計測）

開咬

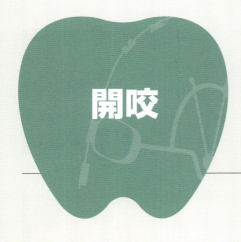

アンカースクリューとパラタルバーを併用して上顎大臼歯を圧下し下顎の反時計回りの回転によりハイアングルの開咬を改善した症例

藤原琢也，後藤滋巳

アンカースクリュー植立部位：上顎口蓋正中部（2本）
使用アンカースクリュー：デュアル・トップオートスクリュー J1
　　　　　　　　　　　（2.0 mm×6.0 mm，プロシード）

症例の概要

患者：23歳4カ月，女性
主訴：開咬（インプラント治療の前処置）
一般的所見：15歳時に交通事故により $\overline{1|}$ を欠損し，$\overline{3\!+\!2}$，$\overline{1|2}$ を脱臼した．その他に全身的な問題はなく，家族歴にも特記事項はなかった．
習癖：舌突出癖が認められた．
顔貌所見：正貌はほぼ左右対称であったが，口唇閉鎖時にオトガイ筋の緊張が認められた．側貌は凸顔型で，下顎が後退していた（図1）．
口腔内所見：大臼歯の対向関係は右側がAngle I 級，左側がAngle II 級で，オーバージェットは＋5.0 mm，オーバーバイトは－4.0 mmであり，開咬が認められた．外傷により $\overline{1|}$ を欠損し，$\overline{3\!+\!2}$，$\overline{1|2}$ を脱臼して再植を行ったが，歯根の内部吸収を起こしているためエナメルボンディングにより暫間固定が行われ，$\overline{1|}$ にはテンポラリークラウンが装着されていた．臼歯部に早期接触を認め下顎が前方に偏位しており，顔面正中に対して下顎正中は0.5 mm左方に偏位していた（図2）．
模型分析所見：歯冠幅径は $\underline{2|}$ が＋1S.D.を超えて大きかった．下顎の歯列弓幅径，歯槽基底弓幅径・長径が＋1S.D.を超えて大きかった．現状歯列弓におけるスペース計測の結果，上顎は0.6 mmのスペース不足，下顎は1.0 mmのスペース余剰であった（図3）．
パノラマエックス線写真所見：$\overline{1|}$ は欠損，$\overline{2\!-\!2}$，$\overline{1|2}$ の歯根は3/4以上の内部吸収を認め，$\overline{|8}$，$\overline{8|}$ は埋伏していた．上顎洞底が著しく下方に位置している部位はみられず，歯槽骨のレベルにも問題はなかった（図4）．
頭部エックス線規格写真所見：〈距離的計測〉咬頭嵌合位で撮影しており，下顎は機能性前方位となるため，オーバージェットは＋2.8 mm，オーバーバイトは－2.2 mmとなった．N-Meは＋2S.D.を超えて大きく，顔面高は大きかった．A'-Ptm'は－1S.D.を超えて小さく，上顎骨長は小さく，Gn-Cd，Cd-Goは－1S.D.を超えて小さく，下顎骨長，下顎枝長も小さかった．図には示さないがU-1 to NAは4.4 mmで標準範囲内，L-1 to NBは10.5 mmで＋1S.D.を超えて大きく，下顎中切歯は唇側位を示した．〈角度的計測〉骨格系では，SNAが－1S.D.，SNBが－2S.D.を超えて小さく，ANBは＋6.4°で＋1S.D.を超えて大きく，骨格性II級を呈していたことよりA点は後方位，B点は著しい後方位であると評価した．またMandibular planeが＋1S.D.を超えて大きく，ハイアングルを呈していた．歯系では，U-1 to SNは－3S.D.を超えて小さく，上顎中切歯は舌側傾斜しており，L-1 to Mandibularは標準範囲内であった（図11, 12参照）．

181

Part 4　歯科矯正用アンカースクリュー活用術

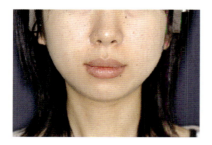 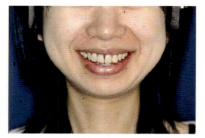 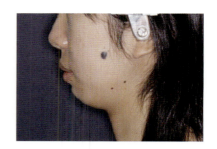

図1　初診時顔面写真

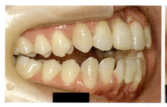 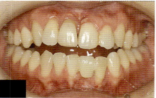 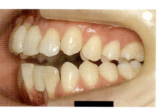 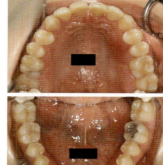

図2　初診時口腔内写真

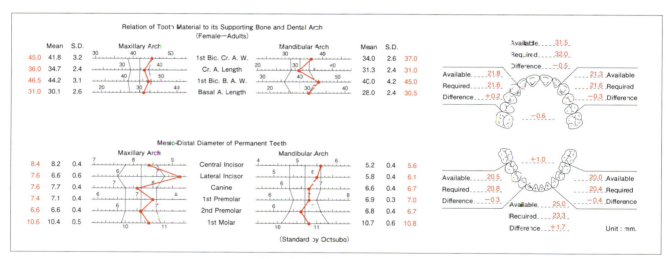

図3　初診時模型・スペース分析

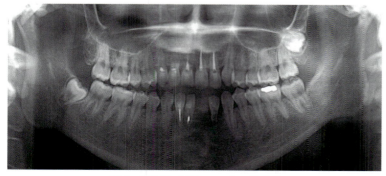

図4　初診時パノラマエックス線写真

診断と治療方針

診断：上下顎前歯部の内部吸収とハイアングルを伴う骨格性Ⅱ級開咬症例（右側 Angle Ⅰ級，左側 Angle Ⅱ級）

治療方針：マルチブラケット装置にアンカースクリューとパラタルバーを併用し，上顎臼歯部を圧下して下顎の反時計回りの回転により開咬と骨格性Ⅱ級の改善を図る．

治療方法：2 1|1，2 1|2 以外にマルチブラケット装置を装着し，上下顎のレベリングを行う．レベリング終了後，上顎口蓋正中部に植立した2本のアンカースクリューを固定源として，6|6 に装着したパラタルバーにエラスティックチェーンをかけて圧下の矯正力を負荷し，上顎臼歯部の圧下を行う．また，左側の Angle Ⅱ級はオープンコイルスプリングを用いて遠心移動を行い改善する．

治療目標：L-1 to NB の 10.5 mm を維持する治療目標を設定すると，上顎第一大臼歯の 2.0 mm の圧下が必要となる．しかし，下顎の機能性前方位を認めたことから，治療中に早期接触が改善し，オーバーバイトやオーバージェットならび骨格性Ⅱ級が増悪する可能性が考えられたため，治療中に下顎が後方に偏位した場合には，上顎第一大臼歯を 4.0 mm 程度圧下する必要性があると考えた．

アンカースクリューの選択理由（利点）

骨格性Ⅰ級や軽度のⅢ級の顎態を有する開咬は，下顎咬合平面の整直や上下顎前歯部の挺出により改善できる．しかし，本症例は上下顎前歯部が内部吸収しており前歯部を移動させることができなかったため，上顎大臼歯を圧下し，下顎の反時計回りの回転により前上方に変化させ，開咬ならびに骨格性Ⅱ級の改善を行う必要があった．そこで，上顎大臼歯の大きな圧下量が得られるアンカースクリューを選択することとした．

植立部位の選択理由（利点）

上顎の口蓋正中部は，植立時や歯の移動の際にアンカースクリューと歯根が接触するリスクがなく，大きな神経や血管も存在しないため安全である．また，上顎大臼歯の圧下には大きな矯正力を要するため，直径 2.0 mm のアンカースクリューの植立が可能となる上顎口蓋正中部を選択し，近遠心的には骨の厚みが確保でき，6|6 に圧下力を負荷しやすいように第一大臼歯部とする．

アンカースクリュー使用時の注意点

上顎口蓋正中部のアンカースクリューから 6|6 舌側面に圧下力を負荷すると，圧下に加えてサイドエフェクトとして 6|6 を舌側傾斜させる力がかかり，歯列弓幅径が減少する．したがって 6+6 の歯列弓幅径の維持や拡大が行えるパラタルバーを装着したり，矯正力を 6|6 の抵抗中心の高さに極力近づけることで，6|6 舌側傾斜の回転モーメントを減少させることができる．

Part 4　歯科矯正用アンカースクリュー活用術

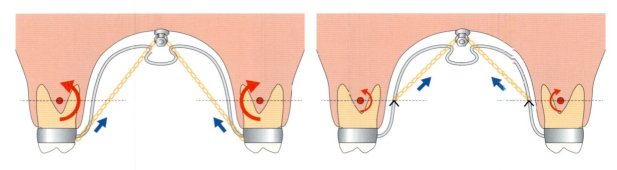

牽引箇所の違いによる大臼歯への影響の差異

フォースシステム

- 上顎口蓋正中部に植立した2本のアンカースクリューを結紮線で連結し，結紮線の下にエラスティックチェーンを通し，パラタルバーのフックにかけて上顎大臼歯の圧下を行う．その際，幅径が減少しないよう，6|6 にバッカルクラウントルクを付与したり，歯列弓幅径が減少した場合には，パラタルバーのループ部を活性化して側方拡大の矯正力を負荷しながら 6|6 圧下を行う．
- 6|6 を片側のみ圧下したい場合，たとえば |6 のみにエラスティックチェーンで圧下力を負荷すると，パラタルバーを介して 6| に頰側拡大の矯正力がかかるため，アンカースクリューと 6| を結紮線で固定することで，頰側拡大の矯正力を抑制できる．

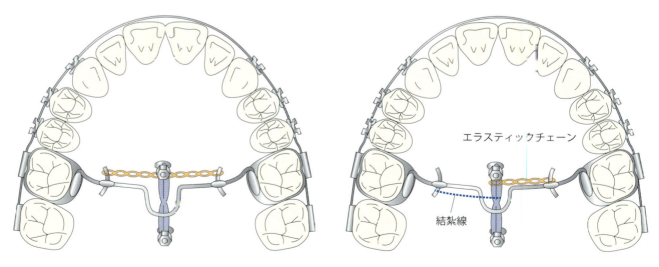

6|6 を両側圧下する場合　　　　|6 を片側のみ圧下する場合

開咬

治療経過

　前歯部以外にマルチブラケット装置を装着してレベリングを開始し，上顎口蓋正中部のアンカースクリューとパラタルバーにより上顎大臼歯の圧下を行った．

　治療開始5カ月後，6|6 が圧下して対合歯と咬合しなくなったため，小臼歯部にもフックをろう着し圧下を行った（**図5**）．

　治療開始9カ月後，オーバーバイトがプラスになったが，前歯部にブラケットが装着できないこともあり，3|3 を咬合させるためにⅡ級ゴムを併用した（**図6**）．

　開咬が改善した後，左側が Angle Ⅱ を呈していたため，上顎左側臼歯部の遠心移動を行った（**図7**）．

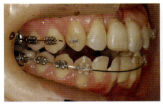 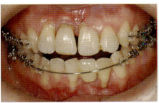 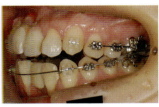 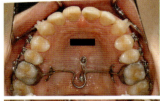 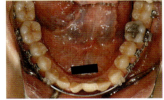

図5　上顎臼歯部の圧下（治療開始7カ月時）

チェックポイント　圧下の際には，パラタルバーにも側方拡大やバッカルクラウントルクなどの矯正力を付与しながら，なるべく臼歯部が舌側傾斜しないように配慮して治療を行うとよい．

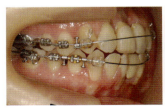 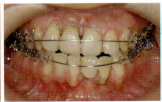 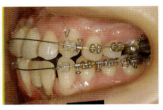 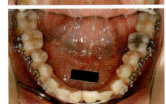 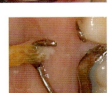

図6　|6 圧下時（治療開始9カ月時）

チェックポイント　臼歯部の圧下によりパラタルバーが口蓋と接触したためパラタルバーを再製作した．その際，臼歯部のトルクコントロールや側方拡大を行いやすくするため，パラタルバーをバックアクションに変更した．6|6 の圧下量が左右で異なった場合は，圧下量の少ない片側臼歯のみに圧下力を負荷することになる．しかし，たとえば |6 のみに圧下力を負荷すると，6| には頬側傾斜の矯正力がかかるため，アンカースクリューと 6| を結紮線で固定することで，効率的に片側のみの圧下が行える．

Part 4　歯科矯正用アンカースクリュー活用術

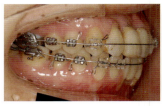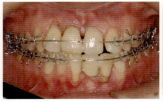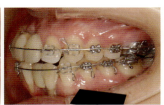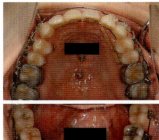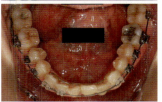

図7　上顎左側臼歯部遠心移動（治療開始2年時）

治療結果

　マルチブラケット装置による治療期間は2年4カ月であった．
顔貌所見：初診時と比較して口唇閉鎖時のオトガイ筋の緊張と口唇閉鎖不全が改善した（図8）．
口腔内所見：大臼歯の対向関係は左右側ともにAngle Ⅰ級となり，オーバージェットは+2.0 mm，オーバーバイトは+1.5 mmとなった．上下顎正中はほぼ一致し，上下顎歯列は1歯対2歯の緊密な咬合が確立された（図9）．
パノラマエックス線写真所見：歯根の平行性はほぼ良好で，歯周組織には特に大きな問題は認められなかったが，前歯部の内部吸収はさらに進行していた（図10）．

頭部エックス線規格写真所見：早期接触が改善し，治療中に下顎は後上方に偏位したにもかかわらず，上顎第一大臼歯を3.6 mm圧下することができたことからMandibular planeは37.6°に減少し，下顎の反時計回りの回転によりSNBは0.8°増加し，ANBも+5.6°に改善した．また，L-1 to NBは10.0 mmに減少したが，上下顎中切歯の歯軸や位置をほぼ変化させることなく骨格性Ⅱ級と開咬の改善が行え，治療目標が達成された（図11，12）．

保定

　固定式のボンディングリテーナーを選択し，4+4，4+4を固定した．また，可撤式のラップアラウンドリテーナーも上下顎に装着した．

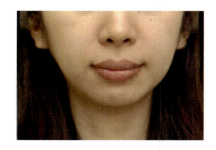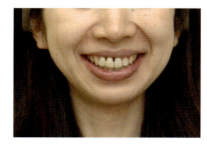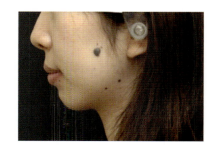

図8　治療終了時顔面写真

開咬

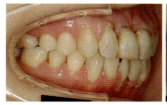
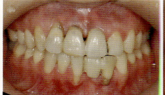
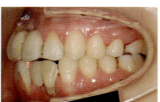
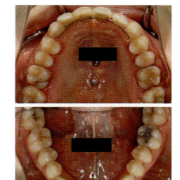

図9　治療終了時口腔内写真

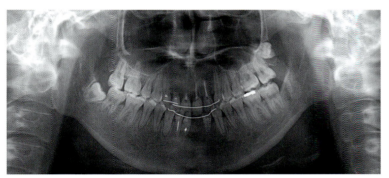

図10　治療終了時パノラマエックス線写真

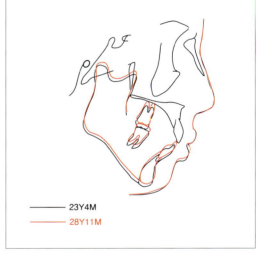

図11　初診時と治療終了時の頭部エックス線規格写真（トレース）の重ね合わせ

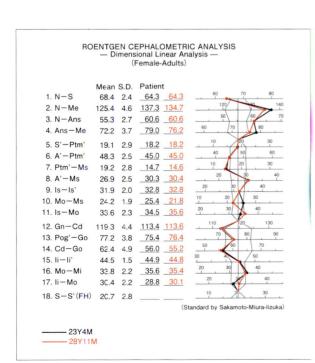
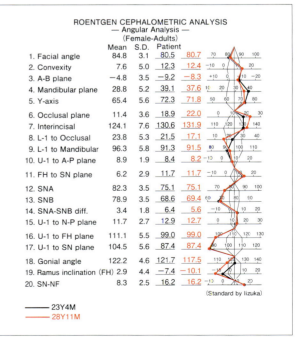

図12　初診時と治療終了時の頭部エックス線規格写真分析（左：距離的計測，右：角度的計測）

187

Part 4 歯科矯正用アンカースクリュー活用術

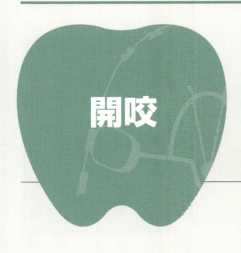

開咬

アンカースクリューとダブルパラタルバーを併用して上顎大臼歯の圧下を行った症例

酒井直子，宮澤　健，後藤滋巳

アンカースクリュー植立部位：上顎口蓋正中部（2本）
使用アンカースクリュー：デュアル・トップオートスクリュー
　　　　　　　　　　　　（2.0 mm×6.0 mm，プロシード）

症例概要

患者：34歳5ヵ月，女性
主訴：前歯部開咬，下顎前歯部の叢生
一般所見：家族歴はなく，全身的にはアトピーの既往があり，金属アレルギーの疑いがあった．
習癖：舌突出癖が認められた．
顔貌所見：正貌では長顔型の印象をうけ，下顎がわずかに左方に偏位していた．側貌は直線型であった（図1）．
口腔内所見：大臼歯の対向関係は左右側ともにAngle III級で，オーバージェットは＋5.0 mm，オーバーバイトは−5.5 mmであった．顔面正中に対して上下顎正中は一致していた（図2）．
模型分析所見：歯冠幅径は $\overline{4}$ が＋1S.D.を超えて大きかった．上顎の歯列弓幅径は−1S.D.を超えて小さく，歯列弓長径は＋1S.D.を超えて大きかった．下顎の歯槽基底弓長径は＋1S.D.を超えて大きかった．現状歯列弓におけるスペース計測の結果，上顎は2.7 mm，下顎は8.0 mmのスペース不足であった（図3）．
パノラマエックス線写真所見：歯数に異常はなく，$\overline{8|8}$，$\underline{8|8}$ が萌出していた．全体的に軽度の歯槽骨吸収が認められた（図4）．
頭部エックス線規格写真所見：〈距離的計測〉N-Meが＋2S.D.を超えて大きく，顔面高は大きかった．A'-Ptm'は−1S.D.を超えて小さく，上顎骨長は小さかった．Gn-Cdは＋1S.D.を超えて大きく，下顎骨長は大きかった．Cd-Goは−1S.D.を超えて小さく，下顎枝長は小さかった．Is-Is'とMo-Msはともに＋1S.D.を超えて大きく，上顎中切歯，大臼歯は高位であった．Ii-Ii'，Mo-Miはともに−1S.D.を超えて小さく，下顎中切歯，大臼歯は低位であった．〈角度的計測〉骨格系では，SNAは−1S.D.を超えて小さく，SNBは−1S.D.であり，ANBは＋1.2°で−1S.D.を超えて小さく，上下顎の前後的不調和が認められた（骨格性III級）．Gonial angleは＋2S.D.を超えて大きく，Mandibular planeは＋1S.D.を超えて大きく，骨格性開咬であった．歯系では，U-1 to FHが＋1S.D.を超えて大きく，上顎中切歯は唇側傾斜を呈していた．図には示さないがFMIAは50.5°であった（図14，15参照）．

開咬

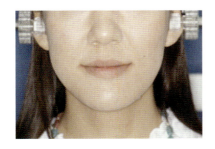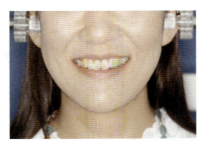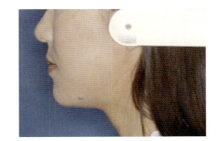

図1 初診時顔面写真

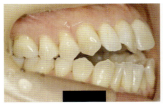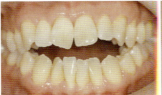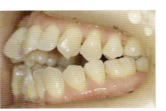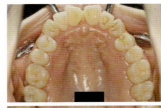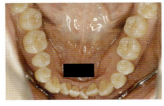

図2 初診時口腔内写真

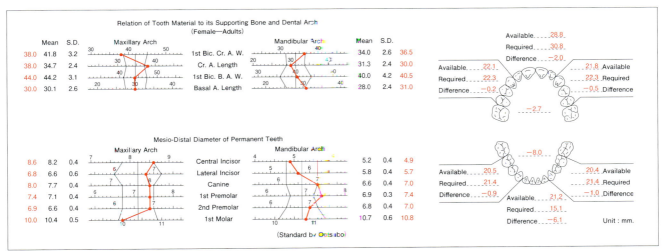

図3 初診時模型・スペース分析

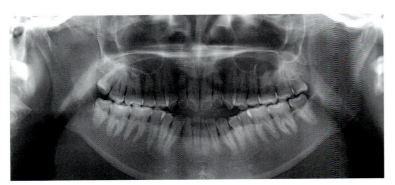

図4 初診時パノラマエックス線写真

Part 4 歯科矯正用アンカースクリュー活用術

診断と治療方針

診断：骨格性Ⅲ級傾向と叢生を伴う骨格性開咬症例（Angle Ⅲ級）

治療方針・治療方法・治療目標：外科的矯正による治療方針を提示したが拒否されたため，マルチブラケット装置単独で行うこととした．治療方針の立案にあたってはレベルアンカレッジシステム（以下，LAS）の analysis chart（図5）を利用した．初診時は，eSNA が 78.0°，SNB が 76.0°，eANB が +2.0°，FMA が 38.0° で，NA ラインに対する上顎中切歯の位置は 8.0 mm，33.0°，NB ラインに対する下顎中切歯の位置は 7.0 mm，34.0° であった．治療目標として，eANB は +2.0°，U-1 to NA は 4.0 mm，L-1 to NB は 4.0 mm に改善する設定としたところ，目標に到達するためには，5|5，4|4 抜歯，上顎大臼歯の 1.0 mm の近心移動，下顎大臼歯の 1.0 mm の整直の必要性が示された．上下顎前歯部の舌側傾斜移動とアンカースクリューによる上顎大臼歯の圧下によりオーバーバイトの改善を行い，また，下顎の反時計回りの回転を試みることとした．上顎大臼歯の圧下を行うにあたっては，上顎歯列弓幅径がより狭くなる可能性があったため，まずクワドヘリックスによって歯列弓幅径の拡大を行い，上顎のレベリング後，アンカースクリューとダブルパラタルバーを装着してエラスティックチェーンにより上顎大臼歯の圧下を行うこととした．その後，再診断を行い，下顎の抜歯部位を決定する．LAS の chart ではⅢ級ゴムの装着期間は 6 カ月，動的治療期間は 3 年 2 カ月となった．

アンカースクリューの選択理由（利点）

- アンカースクリューは植立および除去の術式が単純であり，外科的侵襲が極めて少なく，矯正歯科治療の延長上の処置として患者に受け入れられやすい．
- アンカースクリューを用いることにより，従来では困難であった大臼歯の圧下が行える．
- 大臼歯の圧下により，下顎の反時計回りの回転が期待でき，外科手術の回避が可能となる．

植立部位の選択理由（利点）

神経・血管や歯根を損傷する可能性が低い上顎口蓋正中部の第一大臼歯部付近とする．診断用ガイドプレートを製作し，歯科用コーンビーム CT による術前診査にて植立予定部位の骨や粘膜の厚みを測定し，植立の可否を判断した．

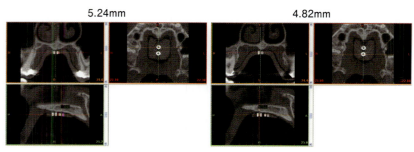

診断用ガイドプレート試適時

開咬

アンカースクリュー使用時の注意点

- 大臼歯の口蓋根に圧下力が加わりやすいため，7 6|6 7 の舌側への傾斜が生じて幅径が狭くなる可能性があるので留意する．
- 大臼歯の圧下が進むと，ダブルパラタルバーが口蓋歯肉に食い込みやすいため，ダブルパラタルバーは口蓋から浮かせた設計にする．
- エラスティックチェーンが口蓋部を覆うため，患者の清掃が困難になりやすいので留意する．

フォースシステム

上顎口蓋正中部に植立した2本のアンカースクリュー間を連続結紮する．なるべく左右均一に大臼歯への圧下力が加わるように 6|6 のフックにかけたエラスティックチェーンを連続結紮の下を通して反対側の 7|7 にかける．アンカースクリューを頬側に植立する場合に比べて長いエラスティックチェーンを使用することで，よりマイルドで持続的な矯正力を負荷することが可能となる．エラスティックチェーンを二重にすることも可能で，圧下後は結紮線に変更することにより挺出防止が可能となる．

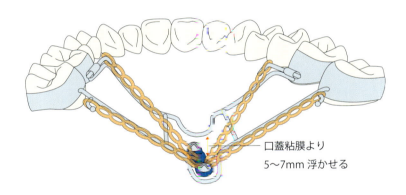

口蓋粘膜より5〜7mm浮かせる

Part 4　歯科矯正用アンカースクリュー活用術

治療経過

　8|8，8|8 を抜歯後，クワドヘリックスにて上顎歯列弓幅径の拡大を行いつつ，LAS の治療手順に従って STEP 1 の上顎歯列のレベリング，スタビライズを開始した（図 6）．.014 ニッケルチタンワイヤーから .018×.025 ステンレスワイヤーまで順次装着し，その後，上顎口蓋正中部にアンカースクリューを植立して 7 6|6 7 にダブルパラタルバーを装着し，エラスティックチェーンにより上顎大臼歯の圧下を開始した．その際，アーチワイヤーは 6 5|間，5 6|間で切断し，圧下の力が効果的に上顎大臼歯のみに加わるようにした（図 7）．6 カ月間，毎月エラスティックチェーンの交換を行った．再診断の結果，Mandibular plane には 1.5°の減少が認められたため（図 8），4|4 を抜歯し，ダブルパラタルバーを通常のパラタルバーに変更して，結紮線によって大臼歯の挺出防止を行った．

　STEP 2 では，側方歯にブラケットを装着し，下顎側方歯のレベリングと整直を開始した（図 9）．その際，Ⅲ級ゴムを使用した．

　以降，STEP 3～5 まで順次治療を進め，STEP 6 の 4+4 のエンマッセ牽引開始時に 5|5 の抜歯を行った．その際，大臼歯関係は Angle Ⅲ級となったため，パラタルバーを除去し上顎大臼歯の近心移動を行った（図 10）．

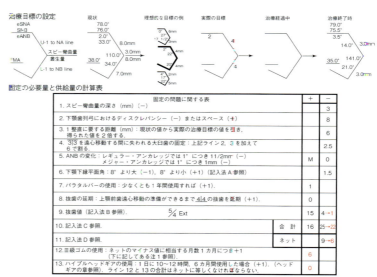

※ eSNA，eANB については，p.57 参照

図 5　レベルアンカレッジシステムの analysis chart

開咬

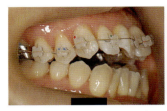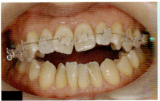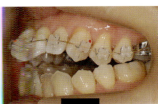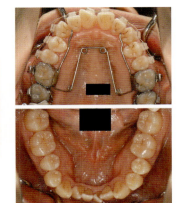

図6　上顎レベリング開始時（STEP1治療時）

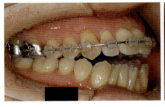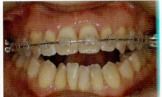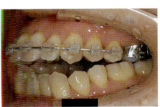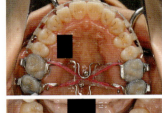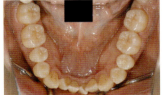

図7　上顎大臼歯の圧下開始時

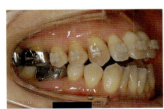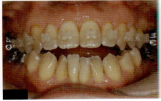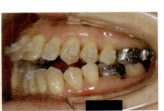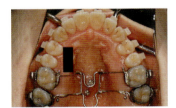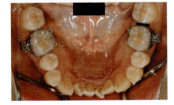

図8　再診断時

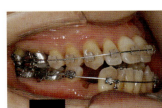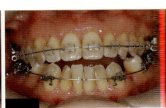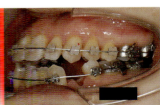

図9　下顎側方歯のレベリングと整直開始時（STEP2治療時）

193

Part 4 歯科矯正用アンカースクリュー活用術

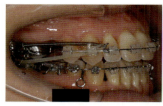
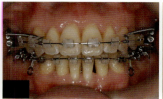
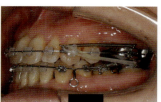
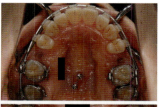
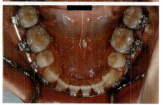

図10　パラタルバー除去時（STEP6 治療時）

　治療結果

　マルチブラケット装置による治療期間は3年3カ月であった．
顔貌所見：初診時と比較してオトガイ部の突出感が大きくなった（**図11**）．
口腔内所見：大臼歯の対向関係は左右側ともにAngle I級となり，オーバージェット，オーバーバイトはともに＋2.0 mmとなって開咬が改善した．上下顎歯列は1歯対2歯の緊密な咬合が確立された（**図12**）．
パノラマエックス線写真所見：歯根吸収，歯槽骨吸収などは認められなかった（**図13**）．
頭部エックス線規格写真所見：SNA，SNBはやや変化したが－1S.D.を超えて小さく，ANBは＋1.7°となった．U-1 to FHは101.0°に減少し，上顎中切歯は舌側傾斜し，FMIAが64.6°に増加して，下顎中切歯も舌側傾斜した．その結果，Interincisalは142.5°に改善した（**図14，15**）．LASのchartでは，eSNAは78.0°から79.0°，SNBは76.0°から75.5° eANBは＋2.0°から＋3.5°に変化した．NAラインに対する上顎中切歯の位置は8.0 mm，33.0°から3.0 mm，14.0°に変化し，NBラインに対する下顎中切歯の位置は7.0 mm，34.0°から3.0 mm，21.0°に変化した．また，上顎大臼歯の圧下により下顎の反時計回りの変化が認められ，FMAは38.0°から35.0°に変化した．

　保定

　上下顎ともに可撤式のラップアラウンドリテーナーと固定式のボンディングリテーナーを装着した．

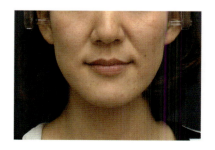
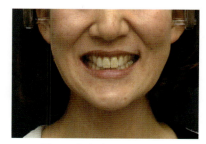
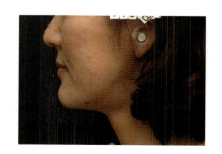

図11　治療終了時顔面写真

開咬

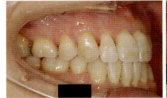
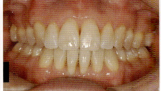
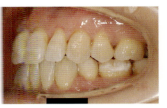
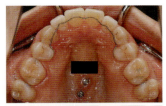
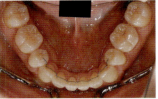

図12 治療終了時口腔内写真

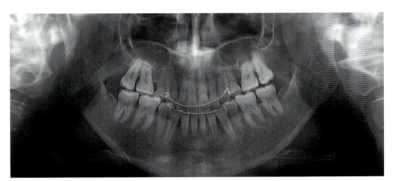

図13 治療終了時パノラマエックス線写真

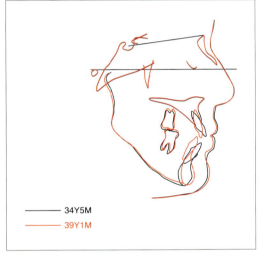

図14 初診時と治療終了時の頭部エックス線規格写真（トレース）の重ね合わせ

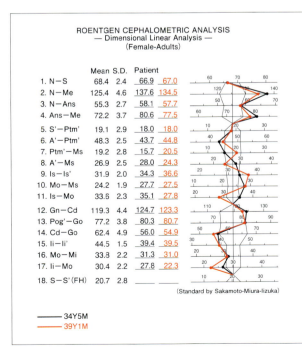
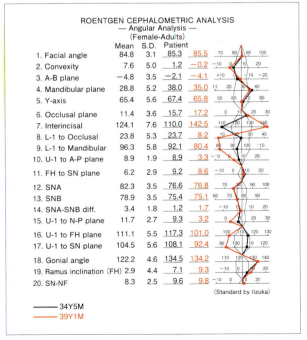

図15 初診時と治療終了時の頭部エックス線規格写真分析（左：距離的計測，右：角度的計測）

195

Part 4 歯科矯正用アンカースクリュー活用術

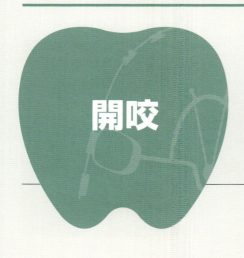

開咬

アンカースクリューとPLASを固定源とし上顎大臼歯の圧下と遠心移動により非抜歯にて開咬を改善した症例

小笠原　毅，東堀紀尚，森山啓司

アンカースクリュー植立部位：上顎口蓋正中部（2本），
　　　　　　　　　　　　　　7 6│間，│6 7 間頬側（2本）
使用アンカースクリュー：デュアル・トップオートスクリュー
　　　　　　　　　　　　（1.6 mm×6.0 mm，プロシード）

症例の概要

患者：18歳3カ月，女性
主訴：開咬，前歯部の叢生
一般的所見：特記事項なし
習癖：異常嚥下癖，いびき，ブラキシズムが認められた．
顔貌所見：正貌は左右対称であった．側貌は凹顔型で，オトガイ筋の緊張が認められた（図1）．
口腔内所見：大臼歯の対向関係は右側がAngle Ⅰ級，左側がAngle Ⅱ級で，オーバージェットは＋7.0 mm，オーバーバイトは－4.5 mmであった．顔面正中に対して上顎正中は一致し，下顎正中は0.5 mm左方に偏位していた（図2）．
模型分析所見：歯冠幅径は1│が＋1S.D.を超えて大きく，4 5│は＋1S.D.程度大きく，6│は＋2S.D.程度大きかった．上顎の歯列弓長経は＋2S.D.を超えて大きく，上下顎ともに歯列弓幅径は標準範囲内であった．現状歯列弓におけるスペース計測の結果，上下顎ともに2.0 mmのスペース不足であった（図3）．
パノラマエックス線写真所見：8│8，8│8が認められた（図4）．
頭部エックス線規格写真所見：〈距離的計測〉N-Meは＋2S.D.を超えて大きく，顔面高は大きかった．A'-Ptm'はほぼ＋1S.D.であり，上顎骨長は大きかった．Gn-Cdは標準範囲内であり，下顎骨長は標準的であった．Is-Is'は標準範囲内であり，上顎中切歯の高さは標準的であった．Ii-Ii'は＋1S.D.を超えて大きく，下顎中切歯は高位であった．〈角度的計測〉骨格系では，SNAは標準範囲内，SNBは－1S.D.を超えて小さく，ANBは＋6.1°で＋1S.D.を超えて大きく，下顎の後退による上下顎の前後的不調和が認められた．歯系では，U-1 to FH，U-1 to SNは＋1S.D.を超えて大きく，上顎中切歯は唇側傾斜していた．L-1 to Mandibularはほぼ＋1S.D.で，下顎中切歯はやや唇側傾斜していた（図10，11参照）．

開咬

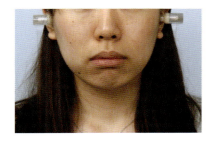
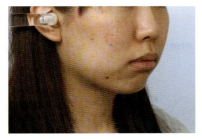
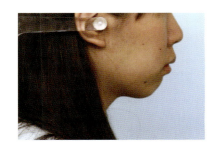

図1　初診時顔面写真

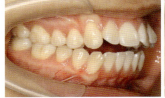
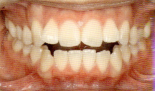
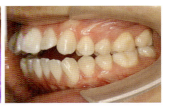
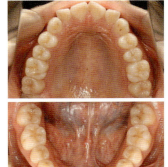

図2　初診時口腔内写真

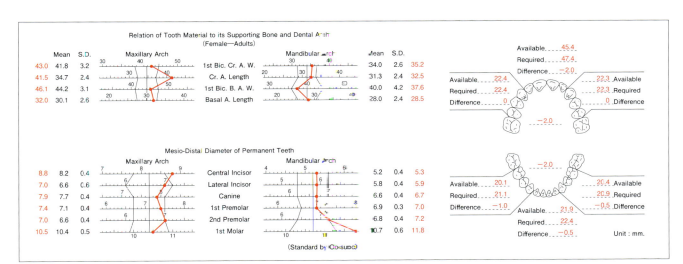

図3　初診時模型・スペース分析

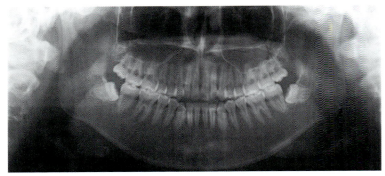

図4　初診時パノラマエックス線写真

197

Part 4 歯科矯正用アンカースクリュー活用術

診断と治療方針

診断：下顎の後退および前歯部開咬を伴う骨格性上顎前突症例（右側 Angle I 級，左側 Angle II 級）

治療方針：8|8，8|8 を抜歯し，マルチブラケット装置およびアンカースクリューを用いて治療を行う．上顎臼歯部の圧下により下顎の反時計回りの回転を生じさせ，オーバーバイトの改善を図る．その後，上顎臼歯部を遠心移動し，上顎前歯部を舌側移動してオーバージェットの改善を図る．

治療方法：上顎側方歯のレベリング後，口蓋正中部に植立したアンカースクリューを固定源としてエラスティックチェーンにより上顎臼歯部の圧下と遠心移動を行う．臼歯部の遠心移動が終了した後，上顎前歯部の牽引を行い，オーバージェット，オーバーバイトを改善する．

治療目標：6| は 2.5 mm の遠心移動，|6 は 3.5 mm の遠心移動を行い，下顎中切歯歯軸は 1.0 mm 唇側傾斜，上顎中切歯歯軸は 3.0 mm 舌側傾斜させる．上顎歯列弓幅径はアーチワイヤーにより片側 1.5 mm 側方拡大する．

アンカースクリューの選択理由（利点）

- アンカースクリューは植立および除去の術式が単純であり，外科的侵襲が極めて少なく，矯正歯科治療の延長線上の処置として患者に受け入れられやすい．
- アンカースクリューを固定源として用いることで，装置使用に関する患者の協力度に左右されることなく上顎臼歯部の遠心移動や圧下が行えるため，予知性の高い治療が行える．また，下顎にもアンカースクリューを植立することで下顎臼歯部の挺出が防止できる．

植立部位の選択理由（利点）

- 上顎大臼歯の圧下を行う場合，植立部位の選択として頬側が考えられるが，本症例では 5 6 間のスクリューが脱離したため，口蓋正中部へ変更した．口蓋正中部の第一大臼歯部付近は解剖学的に主要な神経・血管の走行がなく，安全に植立できる部位であり，また歯根近接などの問題点も存在しないため当該部位に植立する．
- 下顎に関しては，7 6|間，6 7| 間の歯根の近接が認められず十分な植立スペースが存在したため，当該部位に植立する．

アンカースクリュー使用時の注意事項

- 上顎臼歯部の圧下を口蓋側のアンカースクリューを用いて行う場合は，舌側へ傾斜する力も加わることに留意が必要である．本症例では頬側に剛性の高いアーチワイヤーを装着し，臼歯部の舌側傾斜を防止するよう配慮する．
- アンカースクリューとリンガルアーチを固定して遠心移動の固定源とする場合は，リンガルアーチのフックとアームの位置が咬合平面と平行になるように設計し，予期せぬ垂直的な力がかからないよう注意する．
- 下顎臼歯部の圧下を頬側のアンカースクリューを用いて行う場合，頬側へ傾斜する力も加わることに留意が必要である．本症例ではリンガルアーチを装着し，頬舌的な方向への力を極力防ぐように配慮した．

開咬

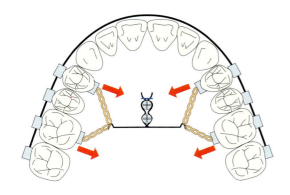

エラスティックチェーンによる上顎臼歯部の圧下

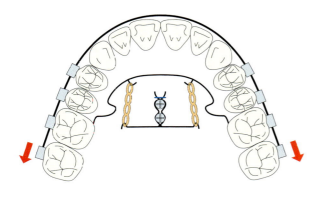

パラタルバーの牽引による上顎大臼歯の遠心移動

フォースシステム

　上顎口蓋正中部に植立したアンカースクリューに，パラタル・レバー・アーム・システム®（YDM社，以下PLAS）を用いて製作したパラタルバーを固定し，上顎臼歯部の圧下および遠心移動の際の固定源とする．圧下の際は，パラタルバーのアームと，上顎臼歯部舌側に装着したリンガルボタンにエラスティックチェーンを装着して牽引する．遠心移動の際は，パラタルバーのアームとリンガルアーチのフックにエラスティックチェーンを装着して牽引する．大臼歯の遠心移動後，小臼歯の遠心移動，前歯部の牽引を順次行う．

　下顎にはリンガルアーチを装着し，7 6|間，|6 7間頰側にアンカースクリューを植立後，エラスティックチェーンを用いて臼歯部の圧下を行う．

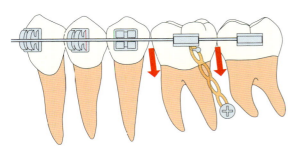

エラスティックチェーンによる下顎臼歯部の圧下

Part 4　歯科矯正用アンカースクリュー活用術

治療経過

　8|8, 8|8 を抜歯した後, 6 5|間, |5 6 間頬側にアンカースクリューを植立したが, |5 6 間のアンカースクリューが脱落したため当該部位への再植立は行わず, 6 5|間のスクリューは補助的に用いることにして上顎口蓋正中部にアンカースクリューを 2 本植立した. 期間をおいて, 歯肉の腫脹, アンカースクリューの動揺・脱離がないことを確認した後, PLAS を用いて製作したパラタルバーを結紮モジュールで固定し, PLAS のアームと上顎臼歯部舌側に装着したリンガルボタンにエラスティックチェーンを装着して圧下力をかけた. 下顎にはリンガルアーチを装着し, レベリングが完了したところで, 7 6|間, |6 7 間頬側にアンカースクリューを植立し, 圧下を開始した（図 5）.

　治療開始 1 年 9 カ月後, 圧下が完了したところで, リンガルアーチのフックと PLAS のアームにエラスティックチェーンを装着して臼歯部の遠心移動を開始した（図 6）. 臼歯部の遠心移動終了後, リンガルアーチにより歯列弓幅径のコントロールを行った.

　治療開始 3 年 8 カ月後, 大臼歯の対向関係および前歯部被蓋の改善が認められたため, アンカースクリューを除去して治療を終了した.

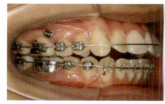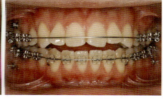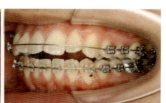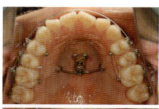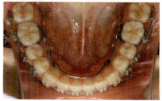

図 5　上下顎臼歯部の圧下時

口蓋側から圧下力を付与した場合, 臼歯部の舌側傾斜が生じるという問題点がある. 頬側に剛性の高いワイヤーを用いてトルクコントロールを適宜行い, 必要に応じて頬側にもアンカースクリューを植立し, 頬舌側から圧下力をかけることを検討する.

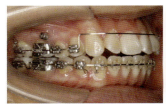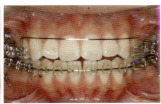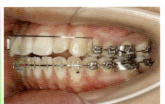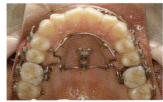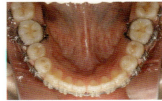

図6　上顎臼歯部の遠心移動開始時（治療開始1年9カ月時）

治療結果

マルチブラケット装置による治療期間は3年8カ月であった．
顔貌所見：初診時と比較して上下口唇の突出感が減少した（図7）．
口腔内所見：大臼歯の対向関係は左右側ともにAngle I級となり，オーバージェットが+3.0 mm，オーバーバイトが+2.5 mmとなって，上顎前突および前歯部開咬が改善した．上下顎正中は一致し，上下顎歯列に1歯対2歯の緊密な咬合が確立された（図8）．
パノラマエックス線写真所見：上下顎前歯部の著明な歯根吸収は認められず，歯根周囲の歯槽骨の状態も良好であった（図9）．
頭部エックス線規格写真所見：SNA，SNBに変化は認められなかったが，Mandibular planeは29.9°に減少し，下顎にわずかな反時計回りの回転が認められた．U-1 to FHは107.4°，U-1 to SNは98.6°に減少し，上顎中切歯は大きく舌側傾斜した．L-1 to Mandibularは107.6°に増加し，下顎中切歯はわずかに唇側傾斜した（図10，11）．

保定

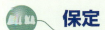 には固定式のボンディングリテーナーを装着し，上顎にはタングクリブ付きラップアラウンドタイプリテーナー，下顎にはホーレータイプリテーナーをそれぞれ装着した．

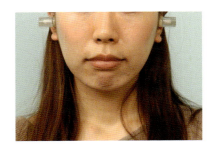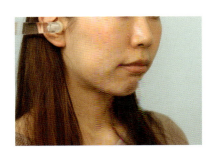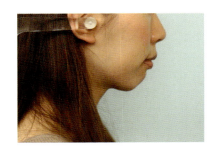

図7　治療終了時顔面写真

Part 4 歯科矯正用アンカースクリュー活用術

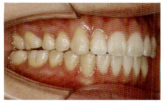
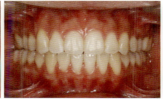
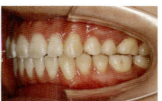
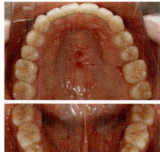
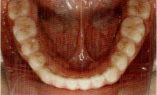

図8 治療終了時口腔内写真

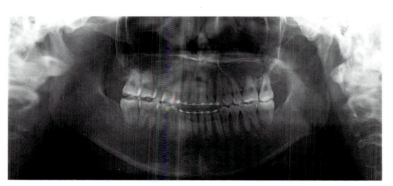

図9 治療終了時パノラマエックス線写真

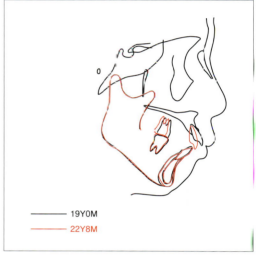

図10 初診時と治療終了時の頭部エックス線規格写真（トレース）の重ね合わせ

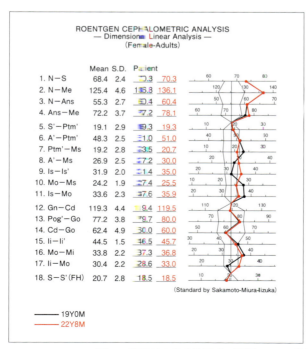
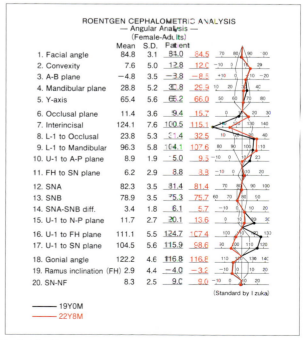

図11 初診時と治療終了時の頭部エックス線規格写真分析（左：距離的計測，右：角度的計測）

202

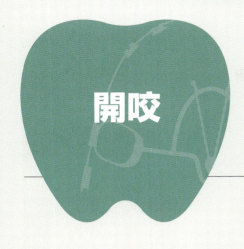

開咬

アンカースクリューにより上顎臼歯部を圧下し下顎頭吸収に起因した前歯部開咬を改善した症例

森 浩喜，谷本幸多朗，田中栄二

アンカースクリュー植立部位：7̄ 6̄ 間, 6̄ 7̄ 間口蓋側（2本），7̄ 6̄ 間頰側（1本）
使用アンカースクリュー：AbsoAnchor 1615-07, 1413-06
　　　　　　　　　　　　（1.6mm×7.0mm, 1.4mm×6.0mm, 松風）

症例の概要

患者：18歳，女性
主訴：前歯部開咬
一般的所見：8歳時に小児歯科にて前歯部反対咬合の治療を受けた．被蓋改善後，上顎拡大床とチンキャップを用いた治療を継続し，12歳頃にI期治療を終了した．16歳11カ月時に開口障害を主訴に顎関節外来を受診した．当時の臨床所見として，オーバージェット＋1.0 mm，オーバーバイト＋1.0 mmであり，両側性に関節雑音が認められ，無痛最大開口量は16 mmであった．既往歴として，緩和精神安定薬を処方されていた．
顔貌所見：正貌はほぼ左右対称であった．側貌は直線型で，口元の突出や閉口時のオトガイ筋の緊張は認められなかった（図1）．
口腔内所見：大臼歯の対向関係は右側がAngle III級，左側がAngle II級で，オーバージェットは0 mm，オーバーバイトは－3.5 mmであった．下顎前歯部に咬耗が認められ，以前は前歯部も咬合していたことが伺えた．顔面正中に対して上顎正中に一致し，下顎正中は3.0 mm左方に偏位していた（図2）．
模型分析所見：歯冠幅径は 6̄ が－1S.D.を超えて小さかった．下顎の歯列弓幅径，歯槽基底弓長径は＋1S.D.を超えて大きかった．現状歯列弓におけるスペース計測の結果，上顎は2.5 mm，下顎は2.0 mmのスペース不足であった（図3）．
パノラマエックス線写真所見：8̄ の歯胚が認められた．左右下顎頭は極めて細く，短い形態を呈していた．12歳1カ月時に撮影されていたパノラマエックス線写真と比較して，下顎頭の短小化が認められた（図4）．
顎関節エックス線写真所見：顎関節パノラマ分割写真より，左右下顎頭の前後径が極めて小さく，下顎窩は浅い形態を呈した．閉口時，左右下顎頭は下顎窩内のほぼ中央に位置していた．開口時，下顎頭は前方滑走するものの，関節結節を越えることはなかった（図5）．図には示さないが，顎関節MRI所見として，顎関節円板は関節結節を越えて前方に位置しており，開口時にも円板の復位は認められないことから，非復位性顎関節円板前方転位と診断された．下顎頭表面は不明瞭であるものの，皮質の連続性は保たれていた．
頭部エックス線規格写真所見：〈角度的計測〉骨格系では，SNAが83.9°とわずかに大きく，SNBは標準範囲内であり，ANBが＋6.0°で＋1S.D.を超えて大きく，上下顎の前後的不調和が認められた（骨格性II級）．垂直的にはMandibular planeが＋1S.D.を超えて大きく，下顎の時計回りの回転を伴うハイアングルを示した．歯系では，U-1 to SNが－1S.D.を超えて小さく，上顎中切歯は舌側傾斜しており，L-1 to Mandibularは標準範囲内であるものの，図には示さないがFMIAは47.5°であり，下顎中切歯は唇側傾斜していた（図17，18参照）．

Part 4 歯科矯正用アンカースクリュー活用術

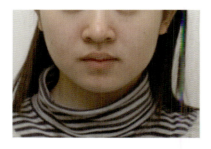
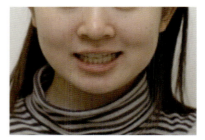
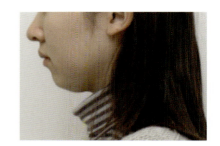

図1 初診時顔面写真

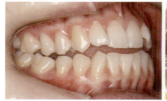
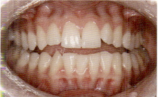
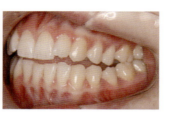
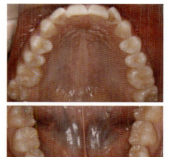

図2 初診時口腔内写真

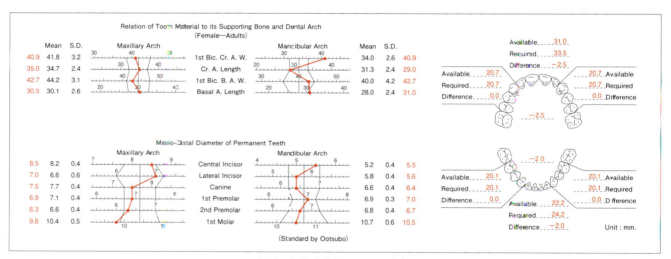

図3 初診時模型・スペース分析

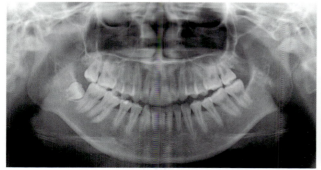
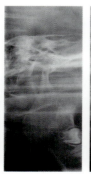
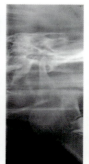
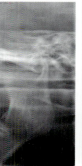
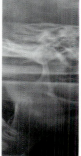

図4 初診時パノラマエックス線写真　　　図5 初診時顎関節パノラマ4分割写真

診断と治療方針

診断：下顎頭吸収に伴う前歯部開咬ハイアングル症例（右側 Angle Ⅲ級，左側 Angle Ⅱ級，骨格性Ⅱ級）

治療方針・治療方法：問題点として，下顎頭吸収と，それに起因する前歯部開咬，下顎正中の左方偏位が挙げられた．そのため，治療方針としては，下顎頭吸収が進行性か否かを判断することと，顎関節症状の軽減を目的として，全歯接触型スプリントによる顎関節症の治療を先行する．下顎頭吸収が進行していないことを確認したうえで，上顎に急速拡大装置を装着し，約 6 mm の側方拡大を行う．パラタルバーによる保定の後，6 5|間，|5 6 間口蓋側にアンカースクリューを植立し，アンカースクリューからパラタルバーを介して，上顎大臼歯に矯正力を間接的に負荷し，上顎大臼歯の圧下と上顎全歯の遠心移動を図る．また，下顎正中は顔面正中に対して 4.0 mm 左方偏位していることから，6 5|間頰側にアンカースクリューを植立し，下顎右側大臼歯の遠心移動を行い，上下顎正中の一致を図ることとする．

治療目標：適正なオーバージェットを獲得するため，下顎中切歯の切縁の位置を約 2 mm 舌側へ移動させ，上顎中切歯の切縁の位置は維持することとした．上顎大臼歯の圧下により，下顎の反時計回りの回転を図り，適正なオーバーバイトの獲得により，機能的なアンテリアガイダンスを確立する．

アンカースクリューの選択理由（利点）

- 従来の治療法では上顎臼歯部の圧下を行うための固定源の確保に苦慮することが多く，たとえば MEAW によって臼歯部に圧下力を惹起させるためには，反作用として前歯部に生じる圧下力を相殺しなくてはならず，上下顎前歯間の顎間ゴムをほぼ 1 日中，使用するよう指導しなくてはならない．さらに，この前歯部の圧下力は顎間ゴムのみでは完全に相殺することができないため，上下顎前歯部の挺出が生じてしまい，治療目標が妥協的なものにせざるをえなくなるばかりか，患者の十分な協力が得られない場合には，前歯部開咬が悪化してしまう．
- 本症例では下顎頭吸収の既往があり，顎関節症状の再発を不定期に繰り返していることから，上下顎前歯部に装着する顎間ゴムが顎関節症の再発ならびに悪化を引き起こす可能性が示唆される．
- アンカースクリューは植立および除去の術式が単純であり，顎間ゴムの使用を回避でき，加えて患者の協力度を最小限とすることができる．

植立部位の選択理由（利点）

- 上顎臼歯部の圧下に際し，7 6|間，|6 7 間頰側へのアンカースクリューの植立は，歯根間距離が極めて狭く，口腔前庭が浅く，可動歯肉への植立を余儀なくされる可能性がある．
- 本症例ではマルチブラケット装置による治療に先立って急速拡大装置による上顎歯列弓の側方拡大を実施し，その保定のためにパラタルバーを装着していたことから，アンカースクリューからパラタルバーを介して臼歯を圧下する際に生じる上顎大臼歯の舌側傾斜を防止できる．

Part 4　歯科矯正用アンカースクリュー活用術

アンカースクリュー使用時の注意点

- 上顎大臼歯の圧下を行う場合，理想的には頰舌側ともにアンカースクリューを植立し，臼歯部の頰舌的な傾斜を防ぎながら圧下するのが望ましい．頰側のみに植立して臼歯部の圧下を行う場合，当該歯には圧下力のみならず頰側に傾斜させる力が生じやすく，結果として，純粋な上方への移動が行えないことがある．したがって，本症例のように急速拡大後に臼歯部の圧下を行う場合は，口蓋側へのアンカースクリュー植立が有利であることが多い．

- 臼歯部の圧下によって前歯部開咬を治療する場合，咬合接触の見られる臼歯を上方に移動して下顎の反時計回りの回転を促すことが必要となる．咬合接触があるのは第一・第二大臼歯などの後方臼歯であるため，アンカースクリューの植立部位としては第一大臼歯口蓋側が望ましい（①）．第二小臼歯口蓋側に植立して圧下力をかけると，第二大臼歯に十分な力が加わらないうえ，大臼歯を近心移動させる力が働く（②）．また，圧下に加えて遠心移動の力を加えるために第二大臼歯口蓋側に植立すると，大口蓋孔に近接することになるので注意が必要である（③）．圧下力に加えて遠心移動を図る場合は，顎内装置に工夫を加えることが望ましい．

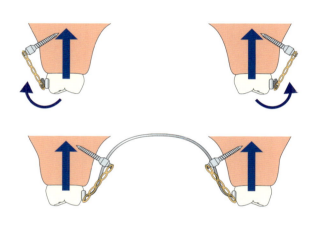

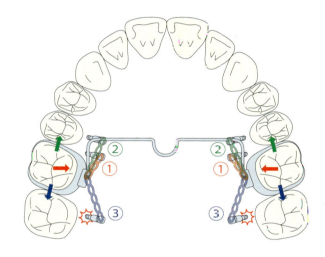

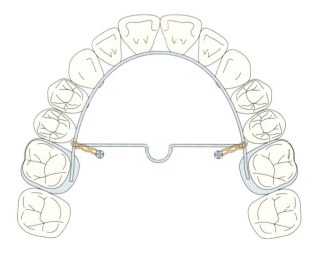

フォースシステム

6 5 間，5 6 間口蓋側にアンカースクリューを植立し，パラタルバーとリンガルアーチとのろう着部分にエラスティックチェーンを装着することで，上顎全歯，特に臼歯部に圧下力と遠心への牽引力を負荷する．

上顎歯列の遠心移動が終了した後は，大臼歯の圧下力を優先するため，アンカースクリューと 6 6 舌側の ST ロックとの間にエラスティックチェーンを装着する．

開咬

治療経過

約半年間の全歯接触型スプリントを用いた治療（図6）の結果，顎関節痛は消失し，最大開口量も40mmとなった．下顎位についてもスプリント治療前と比較して著変なく，MRIにて下顎頭表面の皮質の連続性も保たれていたことから，下顎頭吸収については進行期を過ぎていると判断し，矯正歯科治療を開始することとした．治療開始時の口腔内所見として，大臼歯の対向関係は初診時と変わらず，下顎正中はさらに左方に偏位していた．また，オーバージェットは0mmで変化ないものの，オーバーバイトは-1.0mmに変化していた（図7）．

まず，上顎に急速拡大装置を装着し，約6mmの側方拡大を行った（図8）．2カ月の保定期間を経て，上顎の急速拡大装置をパラタルバー付きのリンガルアーチに変更した．また，上顎左右側臼歯部にブラケットを装着し，セクショナルアーチにてレベリングを開始した．さらに2カ月後，6 5|間，|5 6 間口蓋側にアンカースクリューを植立し，1カ月の待機期間の後，アンカースクリューから，パラタルバーとリンガルアーチのろう着部分にエラスティックチェーンを装着し，上顎全歯，特に臼歯部に圧下力と遠心への牽引力を負荷した（図9）．

治療開始1年6カ月後，上顎臼歯部の圧下と遠心移動が進み，前歯部の被蓋関係も改善してきたため，上顎前歯部にもブラケットを装着し，.016ニッケルチタンワイヤーにて再度レベリングを開始した（図10）

治療開始1年8カ月後，下顎臼歯部にもブラケット

を装着し，.014ニッケルチタンワイヤーでレベリングを開始した（図11）．その後，上下顎ともに.016×.022ステンレスワイヤーへサイズアップし，3＋3 にオープンコイルスプリングを装着し，前歯部叢生の改善に必要なスペースの獲得を図った（図12）．

治療開始2年後，下顎前歯部にブラケットを装着して，.014ニッケルチタンワイヤーをオーバーレイすることにより，レベリングを開始し，2年2カ月時にレベリングが終了するも，下顎正中が上顎に対して約4.0mm左方に偏位していることから，6 5|間頬側にアンカースクリューを植立し，その後2度にわたってアンカースクリューが脱落したため，植立部位を7 6|間頬側に変更した．

治療開始2年6カ月後，アンカースクリューの生着が確認されたため，3|とアンカースクリューとの間にエラスティックチェーンを装着し，遠心移動を開始した．2カ月の遠心移動により，1|1 間に約1.0mmのスペースが獲得できたため，|2 の捻転の改善を開始した．その3カ月後には上下顎正中線の偏位は約1.5mm程度まで改善したものの一致には至らなかったため，2|から|3，|2 から|4 に顎間ゴムを装着し，正中補正を図った（図13）．2カ月間の顎間ゴムの使用により，上下顎正中線の偏位は約1.0mmに減少したものの，顎関節に痛みを認めたため，使用を中止した．

その後，11カ月間ディテイリングを行った後，上下顎正中線の偏位は認められるもののほぼ緊密な咬合が確立されたため，すべての装置を撤去し，保定を開始した．

Part 4 歯科矯正用アンカースクリュー活用術

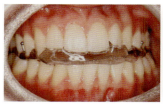

図6 全歯接触型スプリント装着時

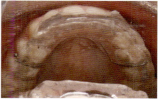

図7 スプリント装着6カ月時

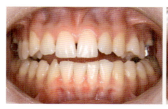

図8 急速拡大装置による側方拡大終了時

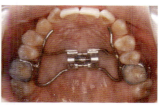

図9 アンカースクリュー植立時

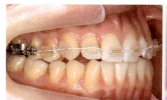

図10 上顎前歯部レベリング開始時

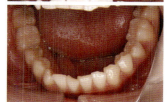

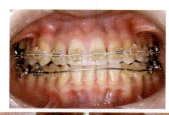

図11 下顎臼歯部レベリング開始時

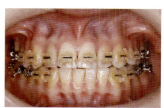

図12 $\overline{3+3}$へのオープンコイルスプリング装着時

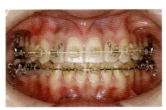
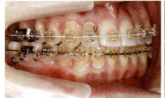
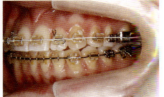

図13　顎間ゴム使用開始時

治療結果

マルチブラケット装置による治療期間は2年8カ月であった．

顔貌所見：初診時と比較して大きな変化はなく，正面は左右対称で，側貌は直線型であった．Eラインから上下口唇までの距離も変化はなかった（**図14**）．

口腔内所見：大臼歯の対向関係は左側はAngle I 級に改善したが，右側はAngle III 級のままであった．顔面正中に対して上顎正中は一致し，下顎正中は1.5 mm左方に偏位していた．オーバージェットは＋2.0 mm，オーバーバイトは＋1.5 mmになった（**図15**）．

パノラマエックス線写真所見：$\overline{3|3}$を除くすべての歯根の平行性はほぼ良好で，歯根や歯周組織に大きな問題は認められなかった．下顎頭については，初診時と比較して形態的な変化は認められず，下顎頸の高さにも変化は見られなかった（**図16**）．

頭部エックス線規格写真所見：SNAに変化は見られず，SNBは77.3°に減少し，上下顎の前後的不調和は改善していなかった．$\underline{6|}$は約1.5 mm圧下したが，下顎の反時計回りの回転は生じず，下顎が全体的に上方に変位していた．$\overline{6|}$は2.0 mm遠心に移動していた．上下顎中切歯はともに約1.0 mm挺出しており，結果，前歯部開咬は改善した（**図17，18**）．

保定

固定式のボンディングリテーナーを$\underline{3+3}$，$\overline{3+3}$舌側に装着した．また，可撤式のインビジブルリテーナーも上顎に装着した．患者の保定装置に対する協力度は良好であり，現在，保定開始2年を経過して，前歯部開咬の後戻りは認められず，安定した咬合状態を保っている．

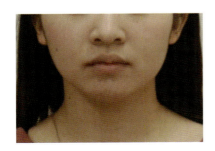
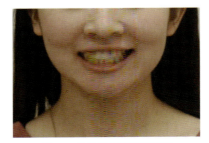
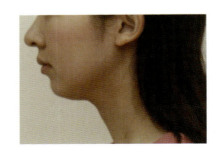

図14　治療終了時顔面写真

Part 4 歯科矯正用アンカースクリュー活用術

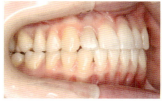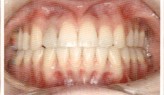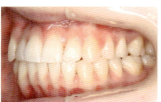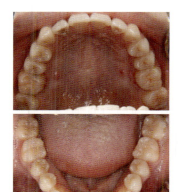

図15 治療終了時口腔内写真

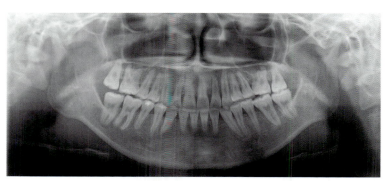

図16 治療終了時パノラマエックス線写真

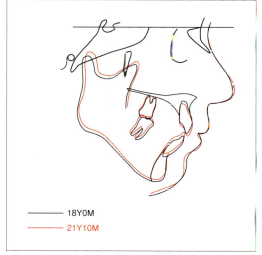

図17 初診時と治療終了時の頭部エックス線規格写真（トレース）の重ね合わせ

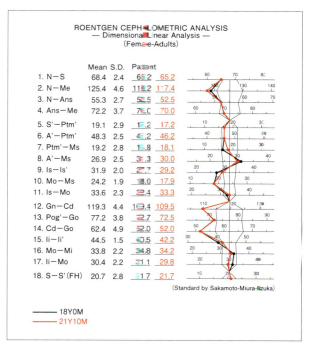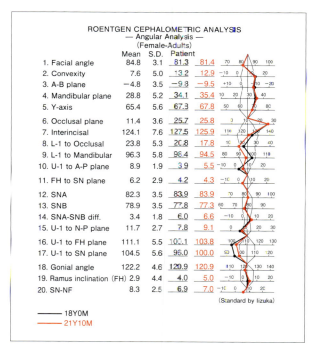

図18 初診時と治療終了時の頭部エックス線規格写真分析（左：距離的計測，右：角度的計測）

過蓋咬合

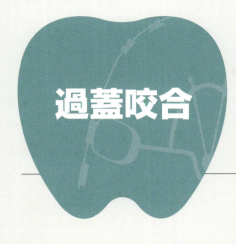

アンカースクリューにより犬歯を遠心移動して叢生と上顎前突を改善しさらにアンカースクリューを追加して前歯部を圧下した症例

田村隆彦，本吉　満

アンカースクリュー植立部位：7 6|間，|6 7間，7 6|間，|7近心頬側（4本），
　　　　　　　　　　　　　3 2|間，|2 3間唇側（2本）
使用アンカースクリュー：デュアル・トップオートスクリューG2
　　　　　　　　　　　（1.4 mm×8.0 mm，プロシード）

症例の概要

患者：21歳10カ月，女性
主訴：前歯部の叢生，突出
一般的所見：全身的な問題はなく，既往歴にも特記事項はなかった．
習癖：下唇が上顎前歯部舌側へ入り込む口唇癖が認められた．
顔貌所見：正貌はほぼ左右対称であった．口唇閉鎖が困難で，閉鎖するとオトガイ筋の緊張が認められた．側貌は凸顔型で，オトガイ部の後退感と上下口唇の突出感が認められた（図1）．
口腔内所見：下顎大臼歯が崩壊しているため大臼歯の対向関係ははっきりとしないが，左右側ともにAngle II級であった．オーバージェットは－1.0 mm，オーバーバイトは＋5.0 mmであった．顔面正中に対して上顎正中は一致し，下顎正中は3.0 mm右方に偏位していた．上顎は|2 舌側面と7 6|5 6 7 咬合面裂溝に齲蝕が認められ，|5 の舌側転位が認められた．下顎は7 6|6 は歯冠崩壊してC4に近い状態であり，|7 は咬合面裂溝に齲蝕が認められた．8|8，|8 は萌出し，8| は近心に水平的に傾斜し半埋伏の状態であった（図2）．
模型分析：歯冠幅径は|1 2 4 5，4 5|が－1 S.D.を超えて大きかった．上顎歯列弓幅径は標準範囲内であるものの小傾向，歯槽基底弓幅径は－1 S.D.を超えて小さく，下顎歯槽基底弓幅径は標準範囲内であるものの小傾向，歯列弓幅径は－1 S.D.を超えて小さかった．現状歯列弓におけるスペース計測の結果，上顎は6.0 mm，下顎は14.4 mmのスペース不足であった（図3）．歯列弓形態は上下顎ともにテーパー型であり，Spee彎曲は3.0 mmであった．
パノラマエックス線写真所見：歯根吸収に認められないが，4|4 の歯根は短い傾向にあった．歯槽骨レベルは上顎では正常であるが，下顎は前歯部から小臼歯にかけて多少の吸収が認められた．6| は残根状態で，7 6|の根尖には病巣が認められた．8|3，|8 は正常萌出，8| は水平半埋伏であった（図4）．
頭部エックス線規格写真所見：〈距離的計測〉Is-Moが＋3 S.D.を超えて大きく，上顎歯列弓長径は大きかった．A'-Ptm' は標準範囲内で，上顎骨長は標準的な大きさであった．Gn-Cdは標準範囲内であるものの小傾向，Pog'-Goが－1 S.D.を超えて小さいことから，下顎の劣成長が認められた．Is-Is' は標準範囲内であり，Ii-Ii' は＋2 S.D.を超えて大きく，下顎中切歯は高位であった．Mo-Ms，Mo-Miは標準範囲内であり，大臼歯の垂直的位置は標準的であった．〈角度的計測〉骨格系では，SNAは標準範囲内であるものの，SNBは－1 S.D.を超えて小さく，ANBは＋8.5°で＋2 S.D.を超えて大きく，下顎が後退した骨格系II級を呈していた．そのためConvexityは＋1 S.D.を超えて大きく，A-B planeは－2 S.D.を超えて小さかった．また，Mandibular planeは標準範囲内であるものの大傾向で，ハイアングル傾向を示した．歯系では，L-1 to Mandibularは－1 S.D.を超えて小さく，図には示さないがFMIAは58.0°で標準範囲内であった．U-1 to FHは＋2 S.D.を超えて大きく，上顎中切歯は大きく唇側傾斜していた．上下口唇は，Eラインより上唇が9.0 mm，下唇が10.0 mm突出していた（図11，12参照）．

Part 4　歯科矯正用アンカースクリュー活用術

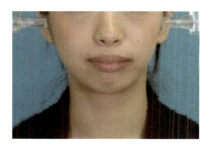
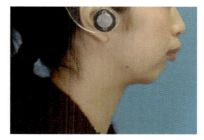
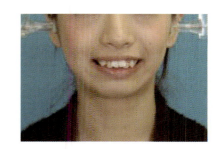

図1　初診時顔面写真

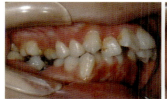
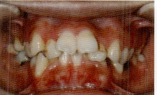
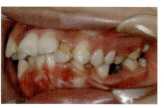
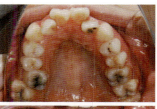
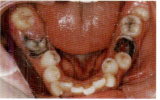

図2　初診時口腔内写真

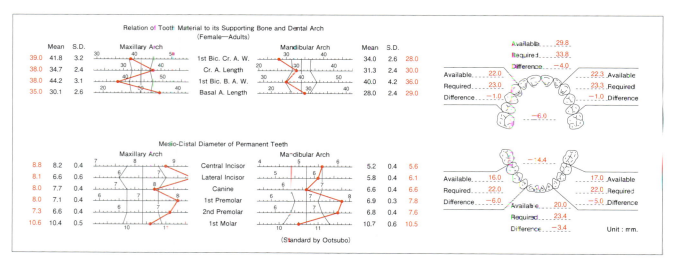

図3　初診時模型・スペース分析

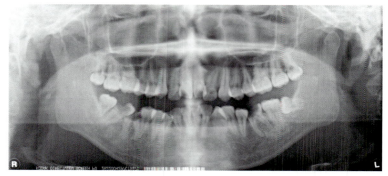

図4　初診時パノラマエックス線写真

過蓋咬合

診断と治療方針

診断：上下顎前歯部の叢生を伴う下顎後退の骨格性Ⅱ級上顎前突症例（Angle Ⅱ級1類）

治療方針：下顎後退の上顎前突であったが患者が手術を拒んだため，上下口唇の突出感，口唇閉鎖時のオトガイ筋の緊張，上下顎前歯部叢生の改善，上顎前歯部の最大の舌側移動と圧下，ANBの改善を歯の移動のみで行うこととする．

治療方法：上顎は21 mm以上，下顎は15 mm以上のスペースが必要であったが，下顎は 7 6|6 が残根および歯冠崩壊状態，|8 が水平半埋伏であることから抜歯することとし，小臼歯は抜歯しない．また，上顎は 4|4 抜歯のみではスペース不足であるため，舌側転位している 6| と，齲蝕がある |6 を抜歯することにより左右対称に歯の移動を行うこととする．ただし，上顎の抜歯はすべてを一度に行うと上下顎の咬合接触が少なくなってしまう懸念があったため，4|4 の抜歯は遅らせる．上顎は前歯部の舌側移動量の大きさと後方歯の固定源の不足からアンカースクリューを 7 6| 間，|6 7 間頰側に植立し，下顎は大臼歯の抜歯スペースで移動量は確保できるが固定源が不足することから，アンカースクリューを 7 6| 間と |7 近心頰側に植立することとする．重度の叢生と唇側傾斜により治療期間延長とオーバーバイトが深くなることが予測されたため，前歯部圧下を目的として，前歯部の舌側移動前に 3 2| 間，|2 3 間にアンカースクリューを植立する．

治療目標：上顎前歯部は15 mmの舌側移動と25°の舌側傾斜および5 mmの圧下，下顎右側側方歯は8 mm，左側は6 mm遠心移動させる．下顎は小臼歯を抜去しないことから，大臼歯の対向関係はAngle Ⅱ級のままとする．

アンカースクリューの選択理由（利点）

- 成人で外科手術が必要な場合の上顎前突や，大臼歯が固定源に使用できず小臼歯および前歯部を相当量後方移動しなければならない症例に対して，ヘッドギアやJフックの使用ではその目的を達成できない．
- アンカースクリューの使用は前歯部の最大の舌側移動および圧下，固定源の少ない大臼歯の位置維持を可能にする．

植立部位の選択理由（利点）

- 6 4|4 6 を抜歯するが，一度に抜歯を行うと下顎との咬合接触が失われるため，側方歯の遠心移動を先行するためにまず 7 6| 間，|6 7 間頰側に植立する．その後，4|4 の抜歯に移行した際には，前歯部の最大限以上の舌側移動が可能となる．
- 前歯部の圧下に対しては，臼歯部の遊離歯肉部に植立することでも行えるが，確実な圧下と治療期間の短縮を行うためには圧下部位の近くに植立することが効果的である．また，遊離歯肉への植立は炎症，頰粘膜への侵襲があり違和感を訴えるため，付着歯肉と遊離歯肉の境界に植立することが望ましい．そこで，3 2| 間，|2 3 間唇側で歯根に影響のない部位に植立する．パノラマエックス線写真から歯根間の距離が大きい場所を検討し，さらに平行法を用いたデンタルエックス線写真で植立部位の近遠心歯根の位置を確認する．

アンカースクリュー使用時の注意点

- アンカースクリューから犬歯の遠心移動を行う際は，アーチワイヤーとの摩擦抵抗があるためワイヤーをリデュースする必要がある．また，アーチワイヤーに付けたフックをエラスティックチェーンやクローズドコイルスプリングで牽引する場合も摩擦抵抗があるため，その際は，臼歯部のアーチワイヤーをリデュースする必要がある．
- 上顎前歯部の舌側移動時にアーチワイヤーが後方に移動するにともない，頰側方向へ拡大されラビアルクラウントルクが増加するため，リンガルクラウントルクの増加とアーチワイヤーの狭小化が必要である．
- 3 2| 間，|2 3 間唇側にアンカースクリューを植立して上顎前歯部を圧下する場合，歯頸部付近の粘膜に牽引用のエラスティックチェーン，エラスティックスレッド，結紮線などが食い込むことがあるので，影響のないように長いクリンパブルフック（クリンパブルロング[R]，バイオデント）などを経由してワイヤーに付与するとよい．

213

Part 4　歯科矯正用アンカースクリュー活用術

フォースシステム

　上下顎側方歯のレベリング後，7 6 間，6 7 間頬側，7 6 間，7 近心頬側の付着歯肉と遊離歯肉の境界部付近にアンカースクリューを植立し，アンカースクリューから 3 3，3 3 ブラケットにエラスティックチェーンをかけて牽引する．

　スペース確保後，前歯部にブラケットを装着して再レベリングを行う際は，唇側傾斜が強すぎるので圧下する前になるべく舌側傾斜をさせてから 3 2 間，2 3 間唇側にアンカースクリューを植立し，アンカースクリューからワイヤーにエラスティックチェーンをかけて圧下する．

　残りのスペースは 7＋7，8＋7 にエラスティックチェーンをかけ，さらにアンカースクリューからアーチワイヤーのフックにエラスティックチェーンをかけて牽引する．

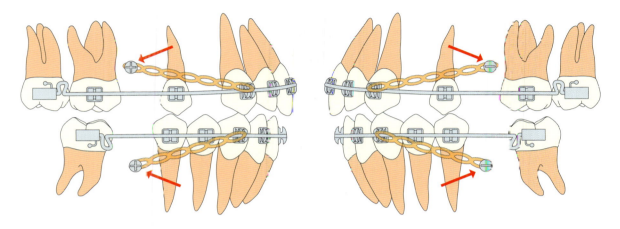

犬歯の遠心移動

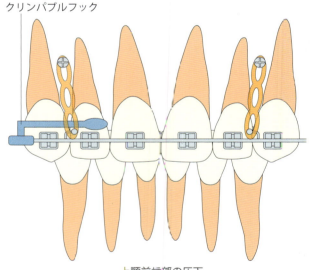

クリンパブルフック

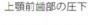

上顎前歯部の圧下

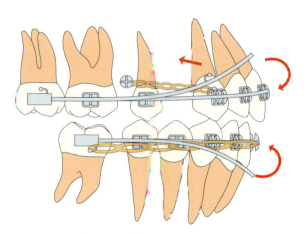

上顎前歯部の舌側移動と下顎大臼歯の近心移動

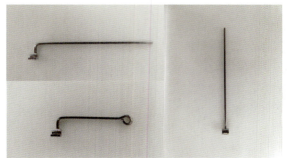

クリンパブルロング®（バイオデント）

214

過蓋咬合

 ### 治療経過

　6|6，7 6|6 抜歯後，側方歯群のレベリングを行った（図5）．|8 の抜歯は，|7 の近心移動を待ったほうが容易になると考え，遅らせることとした．

　側方歯レベリングの4カ月後，7 6|間，|6 7 間頬側，7 6|間，|7 近心頬側にアンカースクリューを植立し，3カ月後から 5|5，5 4 3|3 4 5 の遠心移動を開始した．5|5 の遠心移動は，大臼歯の対向関係が Angle Ⅱ級となるように，下顎の動きに合わせながら行った．

　その後，4|4 の抜歯を行い，3+3 の舌側移動を行うこととしたが，オーバーバイトの関係から，まず 3 2|間，|2 3 間唇側にアンカースクリューを植立して前歯部の圧下を行った（図6, 7）．下顎は 5 4 3|3 4 5 の遠心移動が完了したところで前歯部にブラケットを装置して再レベリングを行い，その後に残っているスペースを大臼歯の近心移動により閉鎖した．圧下された上顎前歯部はスライディングメカニクスにより，アーチワイヤー上の 3|3 後方部にフックをつけてアンカースクリューから牽引した．

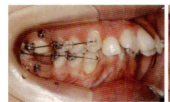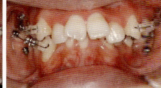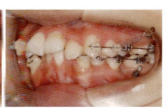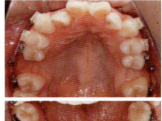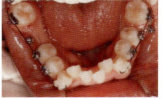

図5　側方歯レベリング終了時

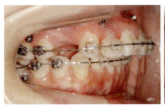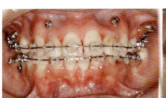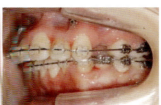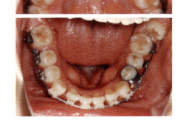

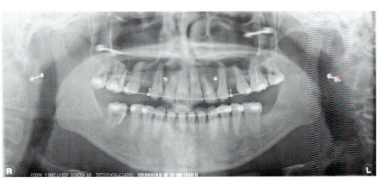

図6　3 2|間，|2 3 間アンカースクリュー植立時

215

Part 4　歯科矯正用アンカースクリュー活用術

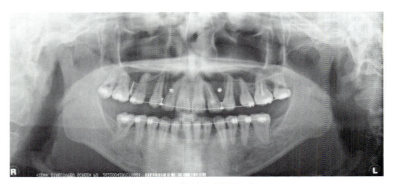

図7　上顎前歯部圧下時

上顎前歯部の舌側移動では，スライディングメカニクスの場合，レクトアンギュラーワイヤーを使用する．その際，Spee 彎曲を増加し，臼歯部はワイヤーをリデュースしてリンガルクラウントルクを増大させる．すべて反作用の対応策である．

治療結果

マルチブラケット装置による治療期間は5年2カ月であった．

顔貌所見：初診時と比較すると口唇閉鎖時のオトガイ筋の緊張は解消され，前突感のあった側貌は直線型に改善されていたが，オトガイ部の後退感は解消されなかった．スマイル時の上顎前歯部の突出感はなくなった（図8）．

口腔内所見：大臼歯の対向関係が Angle II 級のまま下顎の叢生は解消され，上下顎前歯部は舌側へ移動し，歯軸傾斜も良好な状態になり，緊密な咬合が確立された（図9）．

パノラマエックス線写真所見：上下顎前歯部に歯根吸収が認められた．また，歯根の平行性が不良なところがあった（図10）．

頭部エックス線規格写真所見：SNA は 80.0°に減少し，SNB は 73.0°にわずかに減少し，ANB は +7.0°に減少した．Y-axis と Mandibular plane は変化がなかった．歯系では，FMIA は 57.0°にわずかに減少し，U-1 to FH は 100.5°に減少し，上顎中切歯は舌側傾斜した．そのため Interincisal は 135.0°に改善した．上下口唇の位置は，E ラインから上唇が 0.5 mm，下唇が 1.5 mm となった（図11，12）．

保定

上下顎ともにベッグタイプリテーナーを装着した．

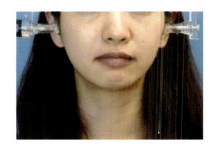
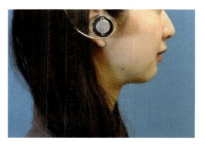
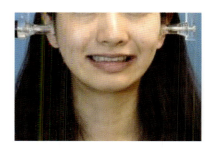

図8　治療終了時顔面写真

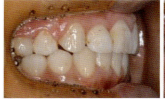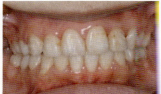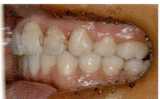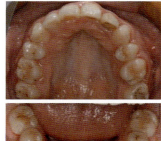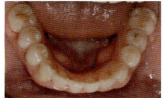

図9　治療終了時口腔内写真

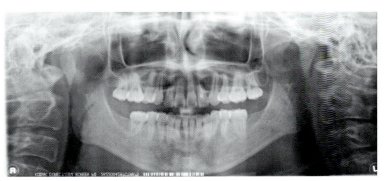

図10　治療終了時パノラマエックス線写真

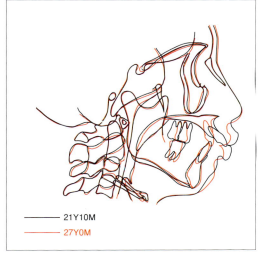

図11　初診時と治療終了時の頭部エックス線規格写真（トレース）の重ね合わせ

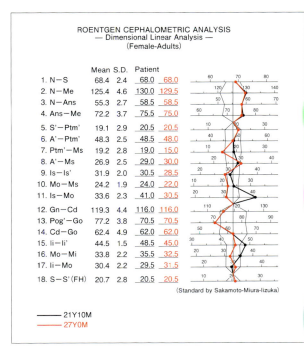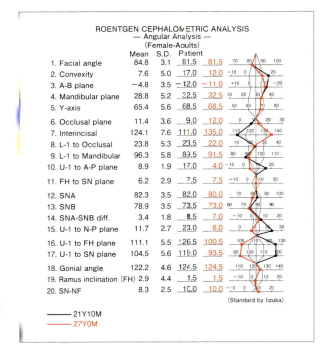

図12　初診時と治療終了時の頭部エックス線規格写真分析（左：距離的計測，右：角度的計測）

Part 4 歯科矯正用アンカースクリュー活用術

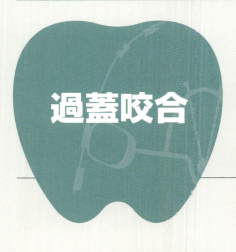

過蓋咬合

アンカースクリューとAGPBの併用により上顎前突と過蓋咬合を改善した症例

各務知芙美, 中納治久, 槇 宏太郎

アンカースクリュー植立部位：上顎口蓋正中部（2本）
使用アンカースクリュー：デュアル・トップオートスクリュー
（2.0 mm × 6.0 mm, プロシード）

症例の概要

患者：31歳7カ月, 男性
主訴：過蓋咬合
一般的所見：全身的な問題はなく, 既往歴に特記事項はなかった.
習癖：ブラキシズム, クレンチングが認められた.
顔貌所見：正貌は左右対称であったが, 口唇閉鎖時に口輪筋が緊張し, それにともない下唇の翻転とオトガイ筋の緊張が認められた. 側貌は凸顔型で, 上下口唇の突出とオトガイ部の後退感が認められた（図1）.
口腔内所見：大臼歯の対向関係は右側がAngle I級, 左側がAngle II級で, オーバージェットは＋1.5 mm, オーバーバイトは＋12.0 mmであった. 上下顎前歯部の舌側傾斜を伴う上顎前突が認められた. 大臼歯部は鋏状咬合を呈し, 1̄ は欠損していた. 顔面正中に対して上顎正中は4.0 mm右方に偏位し, 下顎正中（2|1̄ 間を正中とする）は2.0 mm右方に偏位していた（図2）.
模型分析所見：歯冠幅径は 2̄, 2̄3̄ 以外はいずれも＋1S.D.を超えて大きかった. 歯列弓幅径に関しては, 上顎は＋1S.D.を超えて大きく, 下顎は－1S.D.を超えて小さかった. 歯列弓長径に関しては, 上顎は標準範囲内であり, 下顎は－1S.D.を超えて小さかった. 現状歯列弓におけるスペース計測の結果, 上顎は7.5 mm, 下顎は4.4 mmのスペース不足であった（図3）.
パノラマエックス線写真所見：|8 が存在し, 1̄ は欠損していた. 6| は根管治療済みで, 歯冠部は補綴処置が行われていた. また, |6̄ にはインレー処置が施されていた. 全体的に軽度の骨吸収が認められたが, 歯根の吸収などは認められなかった（図4）.
頭部エックス線規格写真所見：〈距離的計測〉N-Sは＋1S.D.を超えて大きかった. A'-Ptm'は＋1S.D.を超えて大きく, 上顎骨長は大きかった. Pog'-Goは＋1S.D.を超えて大きかったが, Gn-Cd, Cd-Goは標準範囲内であった. Mo-Msは－1S.D.を超えて小さく, 上顎大臼歯は低位であった. Mo-Miは＋1S.D.を超えて大きく, 下顎大臼歯は高位であった. Is-Is'は標準範囲内であり, Ii-Ii'は＋1S.D.であった.〈角度的計測〉SNA, SNB, ANBはいずれも標準範囲内であったが, N-Sが＋1S.D.を超えて大きかったため, 標準のN-Sでデータを修正したところ, SNA, SNB, ANBはいずれも標準範囲内であったことから, 骨格性I級と判断した. 歯系では, U-1 to FH, U-1 to SNはいずれも－1S.D.を超えて小さく, U-1 to AP, U-1 to NPは－1S.D.を超えて小さく, 上顎中切歯は舌側傾斜していた. L-1 to Mandibularは－1S.D.を超えて小さく, 下顎中切歯も舌側傾斜していた（図11, 12参照）.

過蓋咬合

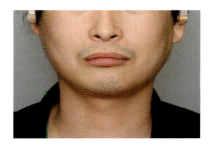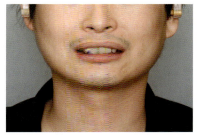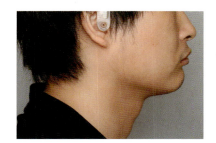

図1 初診時顔面写真

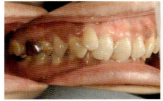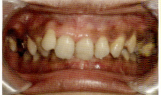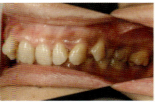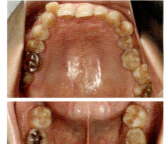

図2 初診時口腔内写真

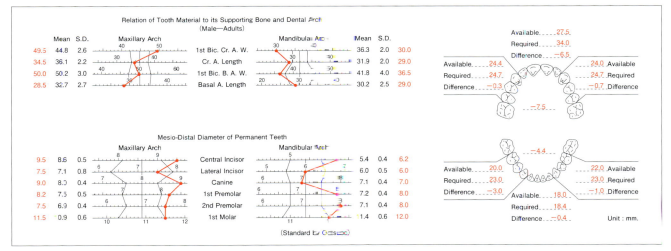

図3 初診時模型・スペース分析

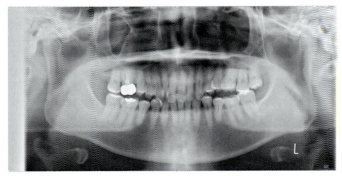

図4 初診時パノラマエックス線写真

219

Part 4　歯科矯正用アンカースクリュー活用術

診断と治療方針

診断：第二大臼歯部鋏状咬合と 1| 欠損を伴う骨格性Ⅰ級症例（AngleⅡ級2類）

治療方針：最大の固定で上顎前歯部を後退させることを目的に，4|4 を抜歯してマルチブラケット装置による治療を行うこととする．また，上下顎中切歯を唇側傾斜し，適正な歯軸とオーバージェットを獲得する．さらに，第二大臼歯の鋏状咬合を改善し，適正なオーバーバイトを獲得する．1| が欠損しているため，|2 と |1 の間を上顎の正中と一致させる．大臼歯の対向関係は左側は AngleⅡ級とし，右側は 2|2 が他の歯と比較し小さめであること，および 1| が欠損していることを考慮し，AngleⅡ級寄りのⅠ級を目標とする．

治療方法：4|4 を抜歯した後にレベリングを行う．その際，上下顎にリンガルアーチを装着し，患者にスライディングプレートの常時使用を指示することで，第二大臼歯の鋏状咬合を改善する．その後，上顎の最大の固定を実現するために，アンカースクリューとAGPBを併用して，6|6 の近心移動を防止しながら 3|3 の遠心移動を行う．前歯部の舌側移動時はAGPBを撤去し，Ⅱ級ゴムを併用しながら行う．

治療目標：上顎大臼歯は最大の固定を目指し，ほとんど近心移動させない．上顎中切歯歯軸は約20°唇側傾斜させ，下顎中切歯歯軸は約10°唇側傾斜させる．オーバージェット，オーバーバイトはそれぞれ+2.0 mmとなるように設定する．|2 と |1 の間を上顎の正中と一致させることとする．

アンカースクリューの選択理由（利点）

アンカースクリューは絶対的固定源として有効である．本症例では，最大の固定を目指すためアンカースクリューを固定源として用いることで，犬歯の遠心移動の際に臼歯部の近心移動を防止できる．

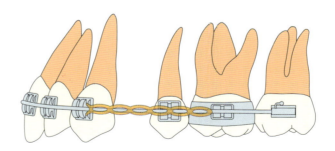

植立部位の選択理由（利点）

6 5| 間，|5 6 間頬側に植立することも考えられたが，歯根間距離が小さく，また，終日ブラキシズム，クレンチングをしており，アンカースクリュー脱落の可能性が考えられた．硬口蓋部は角化した口蓋粘膜で覆われ，皮質骨も比較的厚いことからアンカースクリューの植立に有利であると考え，上顎口蓋正中部に植立することとした．

アンカースクリュー使用時の注意点

- アンカースクリューは上顎口蓋正中部の第二小臼歯部から第二大臼歯部の間に間隔をあけて2本植立する．また，2本のアンカースクリューは6〜8mmの間隔をあけて植立する．使用するアンカースクリューは直径1.8〜2.0mm，長さ6.0mm程度のものが好ましい．
- AGPBのアンテリアルアーチの設計の際は，アンテリアルアーチの長さと牽引ベクトルの方向に考慮する必要がある．アンテリアルアーチの長さが短く，牽引ベクトルが大臼歯の抵抗中心よりも口蓋寄りを通ると，上顎前歯部の舌側移動時の反作用により大臼歯の近心傾斜が生じやすいので，アンテリアルアーチを長めにし，できるかぎり牽引ベクトルが大臼歯の抵抗中心を通るように設計する．
- 上顎大臼歯の近心傾斜が生じた場合は，アンカースクリューの連続結紮部とスタビライジングフックを強く結紮することで大臼歯を整直させ，近心傾斜をコントロールする．

フォースシステム

上顎には 7|7 部に牽引フックを付与したリンガルアーチ，下顎には 7|7 近心にループを付与したリンガルアーチを装着し，終日スライディングプレートの使用を指示して鋏状咬合を改善する．

その後，上顎口蓋正中部に植立したアンカースクリューとAGPBを用いて 3|3 の遠心移動を行う．植立した2本のアンカースクリューは結紮線で連結し，片側のアンテリアルフックにエラスティックチェーンをかけ，連続結紮部の下を通してもう一方のアンテリアルフックに戻す．その際，スタビライジングフックと連続結紮部を結紮することで大臼歯の近心傾斜を防止する．

3|3 遠心移動が終了したら，AGPBを撤去し，Ⅱ級ゴムを併用しながら前歯部の舌側移動を行う．

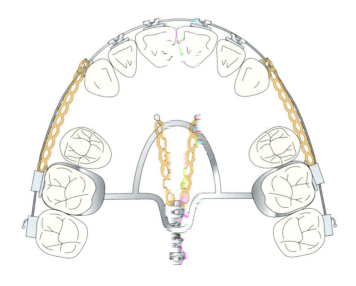

Part 4　歯科矯正用アンカースクリュー活用術

治療経過

4|4 抜歯後，上顎に .014 ニッケルチタンワイヤーを装着し，レベリングを開始した．その際，リンガルアーチとスライディングプレートを使用し，第二大臼歯の鋏状咬合を改善した（図5）．咬合が挙上された時点で下顎に .014 ニッケルチタンワイヤーを装着し，下顎のレベリングを開始した．

治療開始1年後，上顎口蓋正中部にアンカースクリューを植立し，AGPBを併用して 6|6 の近心移動を防止しながら，3|3 の遠心移動を開始した（図6）．その際，上下顎ともに .016 × .022 ステンレスワイヤーを装着した．

治療開始2年後，AGPBを撤去し，上顎前歯部の舌側移動を開始した（図7）．

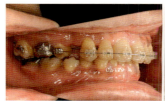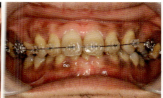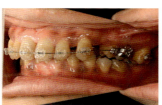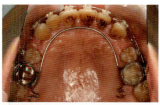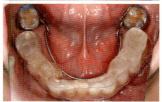

図5　上顎レベリング時

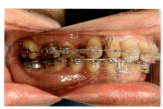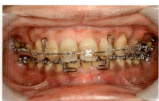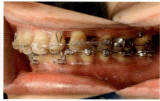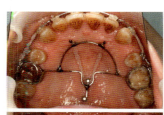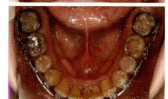

図6　3|3 遠心移動時

222

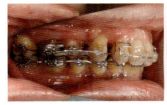
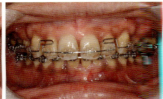
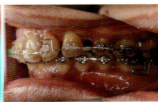
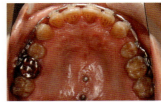
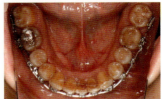

図7　上顎前歯部の舌側移動時

治療結果

マルチブラケット装置による治療期間は5年4カ月であった．

顔貌所見：初診時と比較して上下口唇の突出感は改善し，下唇の翻転とオトガイ筋の緊張も解消した（図8）．
口腔内所見：大臼歯の対向関係は右側がAngle Ⅰ級，左側がAngle Ⅱ級で，オーバージェットは+2.0 mm，オーバーバイトは+2.0 mmとなり，上顎前突および過蓋咬合は改善した．また，上下顎前歯部の叢生も解消した．上下顎正中は一致し，1歯対2歯の緊密な咬合が確立された（図9）．
パノラマエックス線写真所見：全顎的に歯根吸収はなく，全体的な歯槽骨の骨吸収は初診時から悪化することはなかった．歯根の平行性も良好であった（図10）．
頭部エックス線規格写真所見：SNAはほぼ変化がなかったが，SNBは1.0°減少して78.1°となった．Mandibular planeは2.0°増加して24.2°となり，下顎の時計回りの回転が認められた．第二大臼歯の鋏状咬合と下顎のSpee彎曲の解消によるものと考えられた．U-1 to FHは104.5°に，U-1 to APは4.0°に増加したが，上顎中切歯の唇側傾斜量は予定よりも少なかった．L-1 to Mandibularは110.3°に増加し，下顎中切歯は予定より唇側傾斜した．Interincisalは120.9°に減少して標準範囲内となった（図11，12）．

保定

上顎にはベッグタイプリテーナー，下顎にはホーレータイプリテーナーを使用し，食事，歯磨き時以外の終日使用を指示した．1年経過後は12時間の使用を指示する予定である．

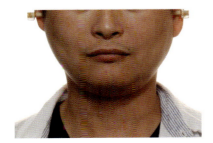
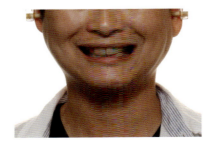
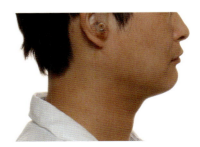

図8　治療終了時顔面写真

Part 4　歯科矯正用アンカースクリュー活用術

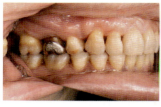
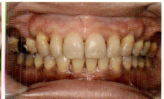
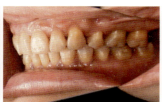
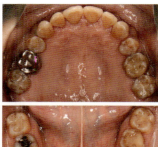
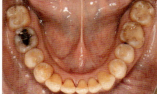

図9　治療終了時口腔内写真

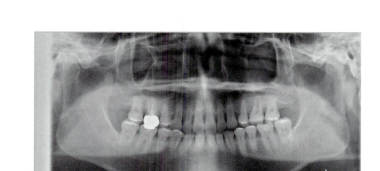

図10　治療終了時パノラマエックス線写真

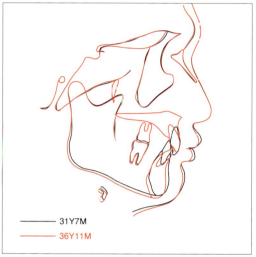

図11　初診時と治療終了時の頭部エックス線規格写真（トレース）の重ね合わせ

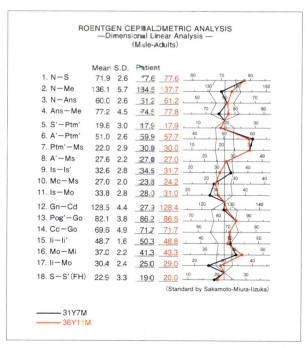
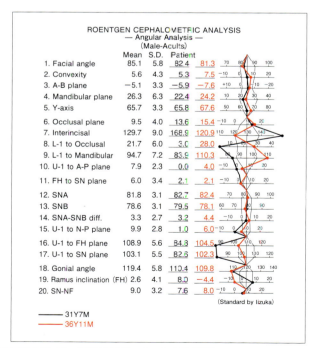

図12　初診時と治療終了時の頭部エックス線規格写真分析（左：距離的計測，右：角度的計測）

過蓋咬合

アンカースクリューを使用して上下顎全歯の遠心移動と挺出を行い叢生および過蓋咬合を改善した症例

森　浩喜，堀内信也，田中栄二

アンカースクリュー植立部位：6|遠心頬側，|5 6 間頬側（2本），
　　　　　　　　　　　　　下顎左右側臼後部（2本）

使用アンカースクリュー：AbsoAnchor（松風）
　　　　　　　　　　　1615-07（1.6mm×7.0mm，下顎右側臼後部），
　　　　　　　　　　　1615-08（1.6mm×8.0mm，下顎左側臼後部），
　　　　　　　　　　　1514-08（1.5mm×8.0mm，6|遠心頬側），
　　　　　　　　　　　1413-06（1.4mm×6.0mm，|5 6 間頬側）

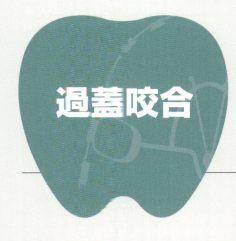

症例の概要

患者：51歳，女性

主訴：叢生

一般的所見：2|2 は先天性欠如で，10年ほど前に 1|1 をテンポラリーで連結しており，|7 は当科初診3カ月前にフラップ手術を行っていた．

顔貌所見：正貌はほぼ左右対称であった．側貌は直線型で，閉口時のオトガイ筋の緊張は認められなかった（図1）．Eラインより上唇は2.0mm，下唇は5.0mm前方に位置していた．

口腔内所見：大臼歯の対向関係は右側がAngle Ⅲ級，左側がAngle Ⅰ級で，オーバージェットは+3.5mm，オーバーバイトは+5.0mmであった．下顎前歯部に叢生が認められた．顔面正中に対して上顎正中は一致し，下顎正中は2.0mm左方に偏位していた．1|1 テンポラリーのマージンが黒く変色しており，6|6，6 5|6 にはインレーが装着されていた．2|2 の先天性欠如のほかに |7，7|7 が喪失しており，舌に圧痕が認められた．下顎の歯列弓はⅤ字型であり，歯周組織に発赤，出血はなく，プラークや歯石の沈着も認められなかった（図2）．

模型分析所見：歯冠幅径は 1 5 が−1S.D.を超えて小さかった．上下顎歯槽基底弓長径は−1S.D.を超えて小さく，下顎歯列弓長径は−1S.D.を超えて小さかった．また，上顎歯列弓幅径，歯槽基底弓幅径はともに−2S.D.を超えて小さく，下顎歯槽基底弓幅径は−2S.D.を超えて小さく，歯列弓幅径は−5S.D.を超えて小さかった．現状歯列弓におけるスペース分析の結果，上顎は4.0mm，下顎は3.5mmのスペース不足であった（図3）．

パノラマエックス線写真所見：|8 は埋伏しており，1|1 には根管治療が施されていた．全顎的に歯槽骨吸収が認められたが，歯根の形態に異常は認められなかった（図4）．

歯周ポケット検査所見：|6 遠心頬側に4mmのポケットが認められたが，他部位については3mm以下であった．

頭部エックス線規格写真分析所見：〈距離的計測〉A-Ptm'は−1S.D.を超えて小さく，上顎骨長は小さかった．Pog'-Goは−1S.D.を超えて小さく，下顎骨体長は小さかった．〈角度的計測〉骨格系では，SNA，SNBが−1S.D.を超えて小さかったが，ANBは+3.0°で標準範囲内であり，上下顎の前後的関係は骨格性Ⅰ級であった．Gonial angleは標準範囲内であるものの小傾向，Mandibular planeは標準範囲内であるものの大傾向であった．歯系では，U-1 to SNが−1S.D.を超えて小さく，上顎中切歯は舌側傾斜しており，L-1 to Mandibularは標準範囲内であり，下顎中切歯歯軸は標準的であった（図13，14参照）．

225

Part 4　歯科矯正用アンカースクリュー活用術

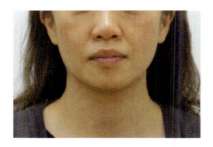
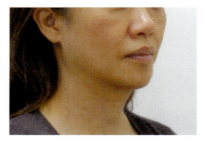
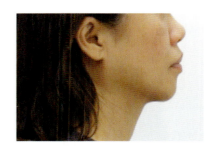

図1　初診時顔面写真

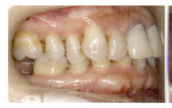
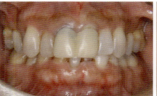
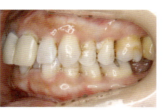
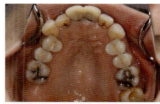
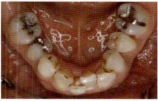

図2　初診時口腔内写真

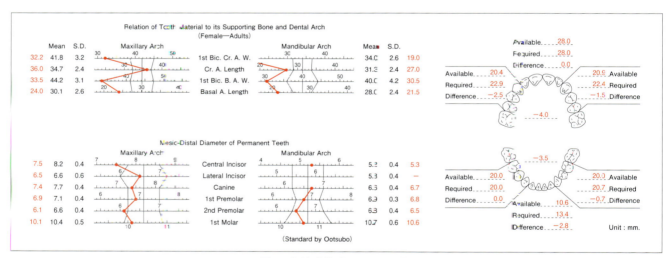

図3　初診時模型・スペース分析

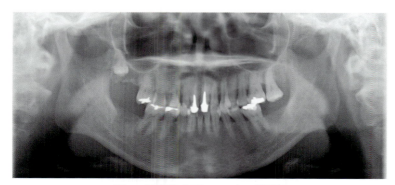

図4　初診時パノラマエックス線写真

226

診断と治療方針

診断：2|2 先天性欠如，|7，7|7 喪失を伴う過蓋咬合症例（右側 Angle Ⅲ級，左側 Angle Ⅰ級，骨格Ⅰ級）

治療方針：残存歯が少ないため非抜歯にて治療を行うこととする．叢生の改善のために，上下顎ともにアンカースクリューによって臼歯部の遠心移動を行い，スペースを獲得する．上顎左側については，|7 フラップ手術後のため遠心移動を行わず，臼歯部のディスキングによってスペースを獲得する．上下顎で対合歯がない部分については，補綴，インプラントで対応する．

治療方法：上顎右側大臼歯および下顎左右側臼後部にアンカースクリューを植立し，それを固定源として大臼歯の遠心移動を行う．上顎右側臼歯部についてはセクショナルアーチから開始するが，下顎臼歯部についてはすべての臼歯が舌側傾斜を呈し，ブラケットを理想的なポジションに装着することができないため，歯頸部寄りに装着されたブラケットとアンカースクリューとの間にエラステックチェーンを装着し，最後臼歯の整直を先行する．また，上顎左側大臼歯部の頰側にアンカースクリューを植立し，それを固定源として，大臼歯の近心移動を防ぐこととする．これは，矯正治療開始前に|7 部にフラップ手術が施されていたため，同歯に対する負荷を避ける目的がある．上顎左側臼歯部において叢生改善のために必要なスペースは小臼歯のディスキングによって獲得する．下顎大臼歯の整直が完了し，十分なスペースが獲得されたら，下顎臼歯部にもセクショナルアーチを装着し，臼歯部の遠心移動を進めていく．その後，下顎前歯部の叢生を改善するためのスペースが獲得されたら，臼歯部にレジンプレートを装着することで咬合挙上を図り，下顎前歯部にブラケットを装着する．さらに，上下顎前歯部の圧下を行うことで過蓋咬合を改善していく．

治療目標：上下顎の歯数に差があるため，大臼歯の対向関係は Angle Ⅲ級を目標とし，保定時の後戻りを考慮し，最終的なオーバーバイトは 2.0 mm 程度に設定する．

アンカースクリューの選択理由（利点）

- 全歯の遠心移動が必要な症例であることから，アンカープレートの使用も検討したが，装着時ならびに除去時の外科的侵襲を考慮し，アンカースクリューを選択する．
- アンカースクリューは植立および除去の術式が単純であり，外科的侵襲が極めて低い．
- 本症例は最後部の歯槽骨量が十分であることから，同部にアンカースクリューを植立して固定源とすることで，最後臼歯を含む全歯の遠心移動と前歯部の叢生改善に必要なスペースを獲得できる．

植立部位の選択理由（利点）

- |7，7|7 を喪失しているため，アンカースクリューを最後臼歯である |6，6|6 の遠心部（臼後部）に植立する．そうすることで全歯の遠心移動におけるメカニクスを単純化することができる．
- 上顎左側については，|7 がフラップ手術から間もないこともあり遠心移動は行わないが，固定のために |5 6 間頰側に植立する．

アンカースクリュー使用時の注意点

- 下顎の臼後部にアンカースクリューを植立する場合，手技的限界としてアンカースクリューをわずかに近心傾斜せざるを得ない．したがって，アンカースクリューの除去に必要なスペースと大臼歯の遠心移動量を考えて植立しなければ，除去が困難になる．
- 下顎の臼後部ではアンカースクリュー頭部が長い場合，無意識に下顎をグライディングすることで負荷がかかり，アンカースクリューが破折する可能性がある．

Part 4　歯科矯正用アンカースクリュー活用術

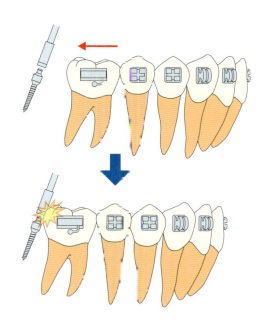

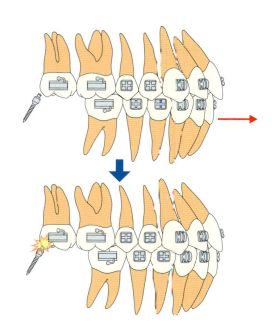

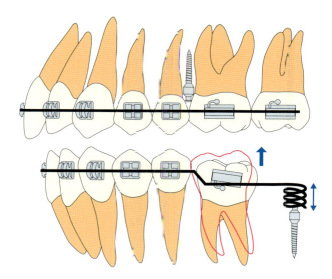

フォースシステム

　下顎臼後部に植立したアンカースクリューを固定源として歯列全体を遠心移動すると，後方歯が圧下されて咬合高径が低下しやすい．この対応策として，大臼歯にレジンを盛り，咬合を挙上することで咬合高径の安定化を図る．その後，大臼歯を挺出させるための延長アームを主線後方に追加し，バネ状に屈曲した遠心端をアンカースクリュー頭部上に設置する．アームは 6|6 のブラケットスロットに通さずにブラケット下部を通し，このアームを垂直的に上方に活性化させることで大臼歯の挺出を図る．

　上顎は |7 フラップ手術から間もないため，臼歯部の固定として |5 6 間頬側にアンカースクリューを使用してブラケットと結紮線で固定を行うとともに，ディスキングを行って得られたスペースを遠心移動に利用する．右側は通法どおりに遠心移動を行っていく．

治療経過

まず 5|6 にバンドを装着した後，6|6 遠心部にアンカースクリューを植立した．

治療開始1カ月後，|6 にバンドを装着し，|6 遠心頬側，|56 間頬側にアンカースクリューを植立した．

治療開始2カ月後，54|4567 にブラケットを装着し，上顎は.014 ニッケルチタンワイヤーを使用してレベリングを開始した．|456 隣接面はディスキングを行い，|6，6|6 はアンカースクリューからバンドと頬舌側面にかけて装着したエラスティックチェーンにより遠心移動を行った．上顎左側についてはディスキングによって得られたスペースを|4 近心に集めるため，アンカースクリューから|4 へ直接エラスティックチェーンをかけた（図5）．

治療開始4カ月後，上顎左側臼歯部のレベリングが進んだため，アンカースクリューからの牽引は中止し，他部位については大臼歯の遠心移動を継続した．また，|45 にブラケットを装着し，.014 ニッケルチタンワイヤーを使用してレベリングを開始した（図6）．

治療開始6カ月後，6|6 の遠心移動が終了したため，65|56 に咬合挙上板を装着して咬合挙上を行った．さらに，54| にブラケットを装着し，.014 ニッケルチタンワイヤーを使用してレベリングを開始した．

治療開始10カ月後，下顎臼歯部の咬合挙上板の代わりに 6|6 にレジンを盛り，1|1 の連結を分離して 321|123，431|134 にブラケットを装着し，.014 ニッケルチタンワイヤーにより全顎的にレベリングを開始した（図7）．

治療開始1年5カ月後，上顎正中の補正と前歯部の遠心移動のために.016×.022 ステンレスワイヤーの右側 Bull ループのみを活性化した．また，下顎については.016×.022 ステンレスワイヤーによる前歯部圧下を開始した．さらに，下顎歯列弓が狭窄しており，右側小臼歯部が鋏状咬合を呈したことから，54| 舌側にリンガルボタンを装着し，54| から |54 へ交叉ゴムをかけるとともに，.036TMA ワイヤーで製作したマリガンアーチを用いて下顎歯列弓幅径の拡大を行った（図8）．その結果，治療開始1年7カ月後には右側小臼歯部の鋏状咬合は解消された（図9）．

その後，.016×.022 ステンレスワイヤーを用いて下顎小臼歯を圧下させることなく第一大臼歯を挺出させることで咬合高径の回復・安定化を図った．

治療開始2年後，咬合高径が安定したため，.017×.025 ステンレスワイヤーを装着して咬合の緊密化を図った．

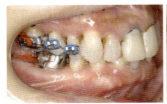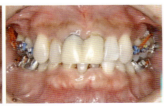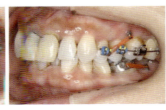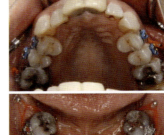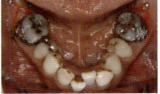

図5　54|4567 レベリング時（治療開始2カ月時）

Part 4 歯科矯正用アンカースクリュー活用術

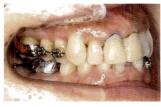
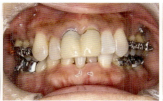
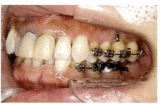
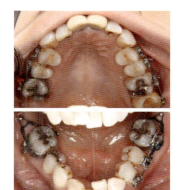

図6 4 5 レベリング時（治療開始4カ月時）

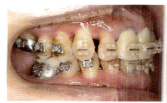
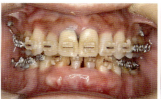
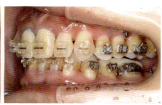
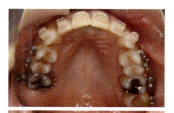
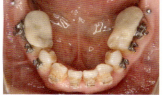

図7 全顎的なレベリング時（治療開始10カ月時）

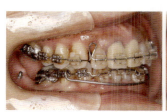
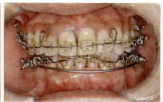
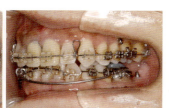
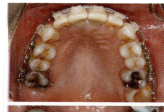
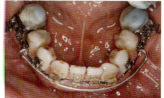

図8 下顎歯列弓幅径の拡大（治療開始1年5カ月時）

230

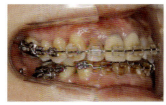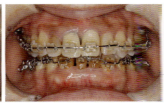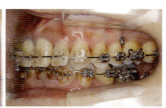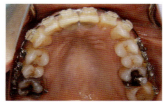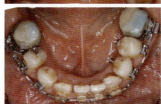

図9 右側臼歯部の鋏状咬合解消（治療開始1年7カ月時）

治療結果

マルチブラケット装置による治療期間は2年2カ月であった．
顔貌所見：初診時と比較して大きな変化はなく，正面は左右対称で，側貌は直線型であった．上下口唇の突出感は改善し，上唇はEラインより1.0 mm，下唇は2.0 mmであった（図10）．
口腔内所見：臼歯の対向関係は変化せず，右側はAngle Ⅲ級，左側はAngle Ⅰ級であった．オーバージェットは+2.0 mm，オーバーバイトは+2.0 mmでそれぞれ改善した．顔面正中に対して上顎正中は一致し，下顎正中は2.0 mm左方に偏位していた（図11）．
パノラマエックス線写真所見：すべての歯根の平行性はほぼ良好で，歯根や歯周組織に大きな問題は認められなかった．また，8┘の自然萌出は認められなかった（図12）．
頭部エックス線規格写真所見：初診時と比較してSNA，SNBにほとんど変化は生じなかった．U-1 to SNは101.0°に増加し，上顎中切歯の舌側傾斜がわずかに改善した（図13，14）．

保定

上下顎にベッグタイプリテーナーを装着した．1│1にはテンポラリーが装着されているため，咬合状態の安定を待って最終補綴処置を行う予定である．初診時の重度の過蓋咬合を考慮し，長期にわたる保定観察を行っていくとともに，歯周治療も継続する予定である．

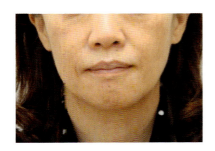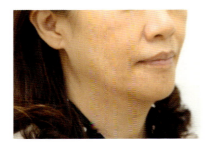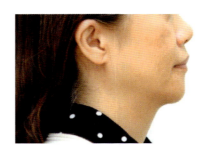

図10 治療終了時顔面写真

Part 4　歯科矯正用アンカースクリュー活用術

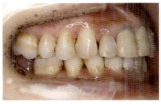
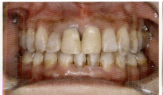
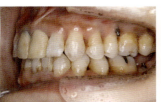
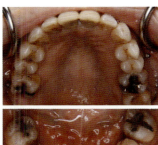
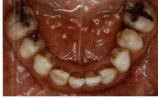

図11　治療終了時口腔内写真

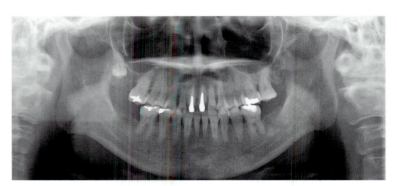

図12　治療終了時パノラマエックス線写真

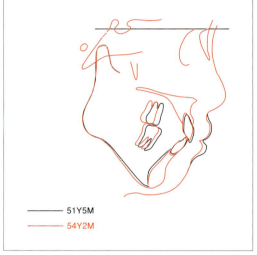

図13　初診時と治療終了時の頭部エックス線規格写真（トレース）の重ね合わせ

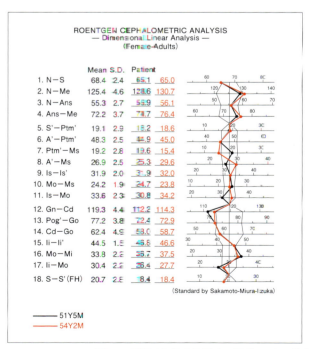
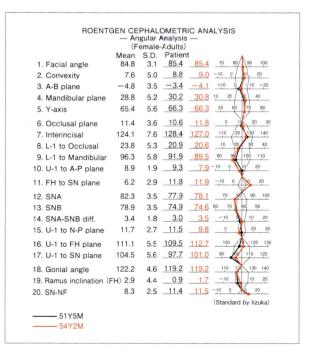

図14　初診時と治療終了時の頭部エックス線規格写真分析（左：距離的計測，右：角度的計測）

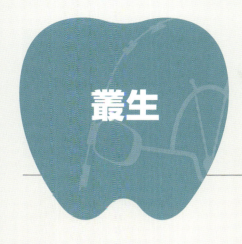

叢生

片顎のアンカースクリューにより犬歯の牽引を行い前歯部叢生の改善を行った症例

鈴木淑美，中嶋　昭，本吉　満

アンカースクリュー植立部位：6 5│間，│5 6 間頰側（2本）
使用アンカースクリュー：デュアル・トップオートスクリュー G2
　　　　　　　　　　　（1.4mm×8.0mm，プロシード）

症例の概要

患者：25歳4カ月，女性
主訴：上下顎前歯部の叢生
一般的所見：全身的な問題はなく，既往歴に特記事項はなかった．家族歴として，両親に前歯部叢生が認められた．
習癖：特記事項なし
顔貌所見：正貌は左右対称で，側貌は直線型であった．リップラインおよびガミースマイルなどの問題は認められず，オトガイ筋の緊張も認められなかった（図1）．
口腔内所見：大臼歯の対向関係は左右側ともにAngle I級で，オーバージェットは＋2.0 mm，オーバーバイトは＋2.0 mmであった．顔面正中に対して下顎正中は 2.0 mm 左方に偏位していた（図2）．
模型分析所見：歯冠幅径は 6 以外のすべての歯が＋1S.D. を超えて大きかった．上顎の歯列弓長径は＋1S.D. を超えて大きく，歯槽基底弓長径は－1S.D. を超えて小さく，上顎中切歯の唇側傾斜傾向を認めた．歯列弓幅径は標準範囲内であったが，歯槽基底弓幅径は－1S.D. を超えて小さかった．下顎の歯列弓長径は標準範囲内であり，歯列弓幅径は－1S.D を超えて小さかった．歯列弓形態は上下顎ともU字型であった．現状歯列弓におけるスペース計測の結果，上顎は 5.0 mm，下顎は 7.0 mm のスペース不足であった（図3）．
パノラマエックス線写真所見：歯根および歯槽骨には問題を認められず，8│，│8 8 の存在が認められた．顎関節の形態および上顎洞底の垂直的な位置については問題が認められなかった（図4）．
頭部エックス線規格写真所見：〈距離的計測〉N-Me および A'-Ptm' は標準範囲内であり，顔面高および上顎骨長は標準的であった．Gn-Cd は標準範囲内であり，下顎骨長も標準的であった．Is-Is' および Ii-Ii' は標準範囲内で，上下顎中切歯の垂直的位置は標準的であった．Is-Mo は＋1S.D. を超えて大きく，上顎中切歯はやや唇側傾斜傾向であった．Ii-Mo は標準範囲内で，下顎中切歯の位置に問題を認めなかった．Mo-Ms および Mo-Mi は標準範囲内で，上下顎大臼歯の垂直的位置に問題は認めなかった．〈角度的計測〉SNA，SNB は－1S.D. を超えて小さかったが，ANB は＋2.0°で標準範囲内であり，上下顎の前後的不調和は認められなかった．Gonial angle, Mandibular plane は標準範囲内であり，下顎の開大は認められなかった．U-1 to FH は＋1S.D. を超えて大きく，U-1 to SN は標準範囲内であったが，L-1 to Mandibular は標準範囲内，Interincisal は－1S.D. を超えて小さく，上顎中切歯は唇側傾斜傾向が認められた（図11，12参照）．

Part 4 歯科矯正用アンカースクリュー活用術

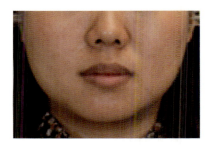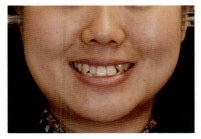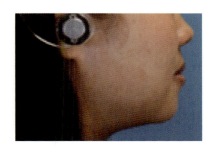

図1 初診時顔面写真

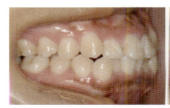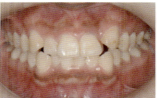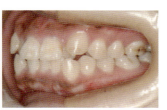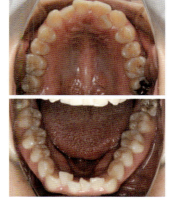

図2 初診時口腔内写真

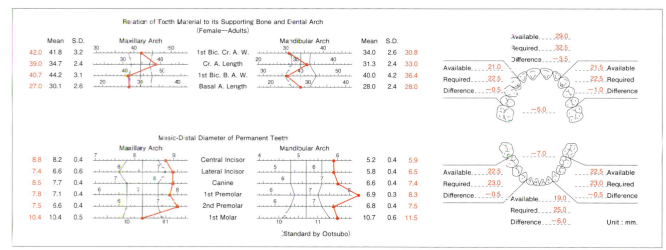

図3 初診時模型・スペース分析

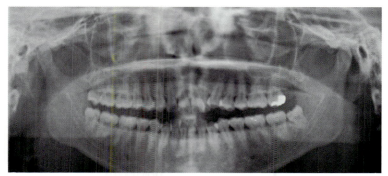

図4 初診時パノラマエックス線写真

234

診断と治療方針

診断：上下顎前歯部叢生を伴う骨格性Ⅰ級症例（Angle Ⅰ級）

治療方針：マルチブラケット装置および上顎にのみアンカースクリューを併用し，Angle Ⅰ級を維持しながら上下顎前歯部の叢生の改善を行う．

治療方法：4̲ 4̲，4̲|4̲ および 8̲|，|8̲ を抜歯した後，マルチブラケット装置を装着し，上下顎歯列のレベリングを行う．レベリング終了後，アンカースクリューを固定源として 3̲|3̲ の遠心移動を行う．2̲|2̲，2̲|2̲ の再レベリングを行った後，3̲|3̲ 近心のパワーフックからアンカースクリューに向かってエラスティックチェーンで牽引し，スペース閉鎖を行う．

治療目標：アンカースクリューを使用し，大臼歯の対向関係はAngle Ⅰ級を維持したまま，上下顎前歯部の叢生および正中線の偏位を改善する．

アンカースクリューの選択理由（利点）

- アンカースクリューは植立および除去の術式が比較的容易であり，外科的侵襲が極めて少なく，矯正歯科治療の一環として患者に受け入れられやすい．
- パワーフックを介してアンカースクリューと水平に牽引することで，上顎大臼歯を固定源として使用しないため，抜歯スペースの喪失にともなう上顎臼歯部の近心移動などの反作用に配慮する必要がなくなる．
- 植立部位が頬側歯槽部であるため比較的患者の違和感が少ない．

植立部位の選択理由（利点）

水平的には，パノラマエックス線写真より歯根間に安全に植立できる位置を検討した結果，6̲ 5̲ 間，5̲ 6̲ 間頬側とする．垂直的には，上顎前歯部に圧下力が加わるようパノラマエックス線写真およびプローブにより測定し，前歯部の抵抗中心よりも上方とする．

アンカースクリュー使用時の注意点

固定源としてアンカースクリューから直接エラスティックチェーンにより 3̲|3̲ を牽引すると，3̲|3̲ には遠心移動の力と圧下力が生じ，切歯には挺出力が生じる．そこで，3̲|3̲ にパワーフック（Ortho Organizer社製：Crimpable Archwire Power Hook）を装着し，パワーフックからアンカースクリューに向かって牽引することで，前歯部の挺出を防止しながら 3̲|3̲ の遠心移動が行える．

Part 4 歯科矯正用アンカースクリュー活用術

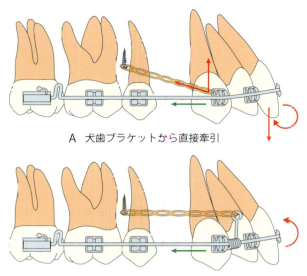

A 犬歯ブラケットから直接牽引

B パワーフックを介して牽引

3|3 遠心移動のメカニクス

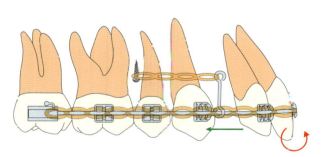

A エラスティックチェーンによるスペース閉鎖のメカニクス

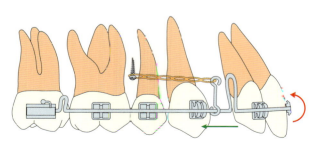

B クロージングループによるスペース閉鎖のメカニクス

スペース閉鎖のメカニクス

フォースシステム

アンカースクリューを 6 5| 間，|5 6 間頰側にそれぞれ1本ずつ植立し，3|3 ブラケットから直接アンカースクリューへ牽引すると，前歯部に挺出方向のモーメントが生じる．そこで，上顎前歯部に圧下方向のモーメントが生じるように，3|3 近心にパワーフックを装着し，アンカースクリューに向かってエラスティックチェーンにより牽引する．その際，パワーフック遠心に 10mm のオープンコイルスプリングを装着し，オープンコイルスプリングをアクティベートさせながら 3|3 の遠心移動を行う．

スペース閉鎖を行う際は，3|3 近心のパワーフックからエラスティックチェーンでアンカースクリューに向かって牽引しながら，歯列全体にエラスティックチェーンを装着する．その際，アーチワイヤーの前歯部には 10° のリンガルルートトルクを付与し，また第二大臼歯部で 20° となるように Spee 彎曲を付与する．その後は，トルキングステージを含め 3 2| 間，|2 3 間にクロージングループを屈曲し，前歯部に 10° 以上のリンガルルートトルクを付与してスペース閉鎖を行う．その際も，臼歯部の近心への移動を防ぐため，3|3 近心にパワーフックを装着してアンカースクリューへの牽引を行う．

治療経過

4|4，4|4 を抜歯した後，マルチブラケット装置を装着し，上下顎のレベリングを行った．レベリング終了後，6|5 間，5|6 間頬側にアンカースクリューを植立し，1週間後，アンカースクリューが安定したことを確認し，上顎に .017×.025 ステンレスワイヤーを装着して 3|3 の遠心移動を行った（図5）．同時に 2|2 のレベリングも行った．

次に，スペース閉鎖を行うために .019×.025 ステンレスワイヤーを装着し，臼歯部の固定の喪失を防ぐために 3|3 近心にパワーフックを付与し，パワーフックからアンカースクリューに向かってエラスティックチェーンで牽引しながら，歯列全体にエラスティックチェーンを装着した（図6）．その後，3 2|間，|2 3 間にクロージングループを屈曲し，正中線の偏位が生じていたため，3|ブラケット近心のみにパワーフックを付けてエラスティックチェーンでアンカースクリューに向かって牽引しながらスペース閉鎖を継続した（図7）．

下顎は側方歯のレベリング終了後，エラスティックチェーンによって 3|3 の遠心移動を行い（図5），再レベリング後，3 2|間，|2 3 間にクロージングループを付与したアーチワイヤーでスペース閉鎖を行った（図6）．

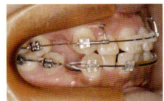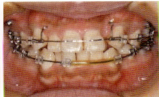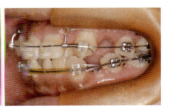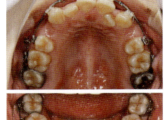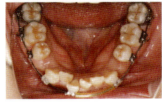

図5　3|3，3|3 遠心移動時

> **チェックポイント**　パワーフックは7.0 mm 程度のものを使用し，なるべく上顎前歯部の遠心へのモーメントが生じないようにして上顎前歯部の挺出を防止する．

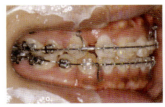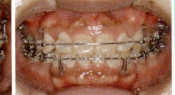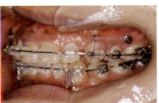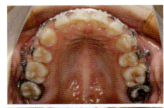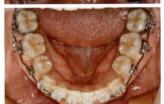

図6　スペース閉鎖時

> **チェックポイント**　ワイヤーは .017×.025 ステンレスワイヤー以上の剛性の高いものを使用し，スピー彎曲や前歯部のリンガルルートトルク（10°以上）を付与して，ボーイングエフェクトを起こさないように注意する．

Part 4　歯科矯正用アンカースクリュー活用術

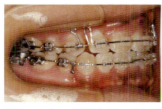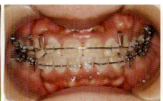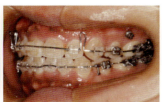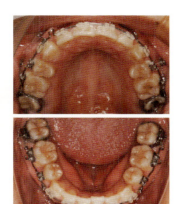

図7　スペース閉鎖時（トルキングステージ）

 治療結果

　マルチブラケット装置による治療期間は1年6カ月であった．
顔貌所見：初診時と比較して下唇の突出感が改善した（図8）．
口腔内所見：大臼歯の対向関係はAngle I級を維持したまま，オーバージェットは+2.0 mm，オーバーバイトは+2.0 mmとなった．上下顎前歯部の叢生と正中線の偏位は改善した．上下顎歯列は1歯対2歯の緊密な咬合が確立された（図9）．
パノラマエックス線写真所見：歯根吸収や損傷は認められず，歯根の平行性も良好で，歯周組織には特に大きな問題は認められなかった（図10）．
頭部エックス線規格写真所見：SNA，SNB，ANBは変化を認めなかった．Mandibular planeも変わらず，FMIAは55.0°から60.0°となり，咬合平面をコントロールできた．U-1 to SNは103.0°に減少し，L-1 to Mandibularは93.0°に減少し，Interincisalは123.0°に増加したことから，上下顎中切歯の歯軸は改善した（図11，12）．

 保定

　上下顎ともに可撤式のベッグタイプリテーナーを装着した．

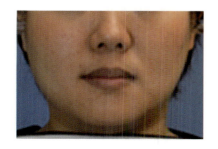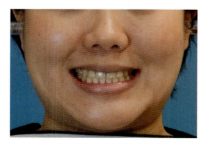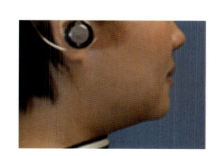

図8　治療終了時顔面写真

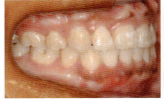
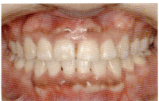
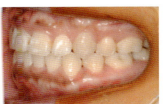
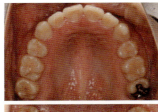
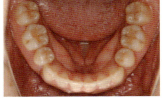

図9 治療終了時口腔内写真

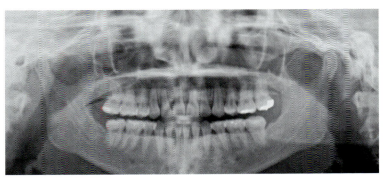

図10 治療終了時パノラマエックス線写真

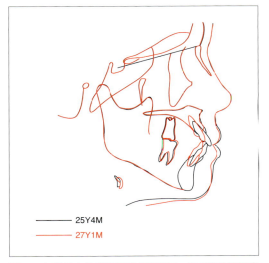

図11 初診時と治療終了時の頭部エックス線規格写真（トレース）の重ね合わせ

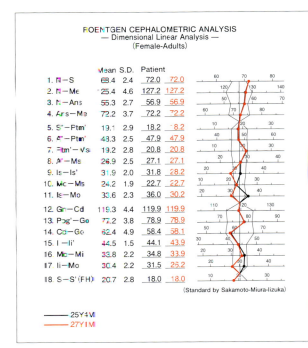
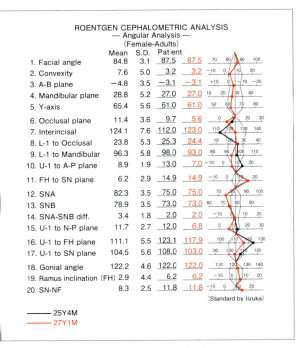

図12 初診時と治療終了時の頭部エックス線規格写真分析（左：距離的計測，右：角度的計測）

Part 4 歯科矯正用アンカースクリュー活用術

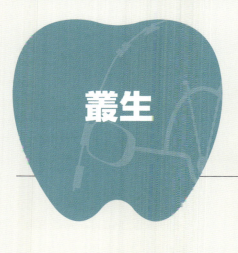

叢生

両顎のアンカースクリューにより犬歯の遠心移動を行い前歯部叢生の改善を行った症例

鈴木淑美，中嶋　昭，本吉　満

アンカースクリュー植立部位：6 5 間，5 6 間，6 5 間，5 6 間頬側（4本）
使用アンカースクリュー：デュアル・トップオートスクリューG2
　　　　　　　　　　　　（上顎1.4mm×8.0mm，下顎1.4mm×6.0mm，
　　　　　　　　　　　　　プロシード）

症例の概要

患者：37歳11カ月，女性
主訴：上下顎前歯部の叢生
一般的所見：全身的な問題はなく，既往歴にも特記事項はなかった．家族歴として，姉妹に前歯部叢生が認められた．
習癖：特記事項なし
顔貌所見：正貌は左右対称で，側貌は凸顔型であった．リップラインおよびガミースマイルなどの問題は認められず，オトガイ筋の緊張も認められなかった（図1）．
口腔内所見：大臼歯の対向関係は左右側ともにAngle I級で，オーバージェットは＋4.0mm，オーバーバイトは＋2.0mmであった．顔面正中に対して上顎正中が1.0mm右方に偏位していた（図2）．
模型分析所見：歯冠幅径は 5，1 4 5 が＋1S.D.を超えて大きかった．上顎歯列弓幅径，下顎歯列弓長径，歯槽基底弓長径が－1S.D.を超えて小さかった．歯列弓形態は上下顎ともU字型であった．現状歯列弓におけるスペース計測の結果，上顎6.0mm，下顎は10.0mmのスペース不足であった（図3）．
パノラマエックス線写真所見：歯根および歯槽骨に問題はなく，8 8，8 8 の存在は認められなかった．また，顎関節の形態および上顎洞底の垂直的な位置についても問題を認められなかった（図4）．
頭部エックス線規格写真所見：〈距離的計測〉N-Meは＋1S.D.を超えて大きく，顔面高は大きかった．A'-Ptm'は＋1S.D.を超えて大きく，上顎骨長は大きかった．Gn-Cdは＋1S.D.を超えて大きく，下顎骨長は大きかった．Is-Is'は＋1S.D.を超えて大きく，上顎中切歯は高位であった．Ii-Ii'は＋1S.D.を超えて大きく，下顎中切歯は高位であった．Is-Moは標準範囲内であり，Ii-Moは－1S.D.を超えて小さく，下顎中切歯はやや舌側傾斜を認めた．Mo-MsおよびMo-Miは＋1S.D.を超えて大きく，上下顎大臼歯は高位であった．〈角度的計測〉骨格系では，SNAは＋1S.Dを超えて大きく，SNBは標準範囲内であり，ANBは＋6.0°で＋1S.D.を超えて大きく，上下顎の前後的不調和が認められた．Gonial angleは標準範囲内であったが，Mandibular planeは＋1S.D.を超えて大きく，下顎の開大傾向が認められた．U-1 to FHは－1S.D.を超えて小さかったが，U-1 to SNは標準範囲内であり，図にはないがFMIAは56.0°で標準範囲内であったが，L-1 to Mandibularは－1S.D.を超えて小さく，下顎中切歯は舌側傾斜傾向を示していた（図11, 12参照）．

240

叢生

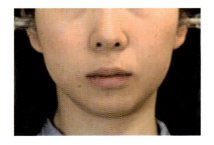
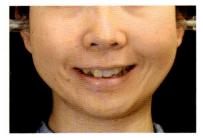
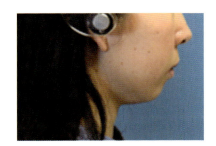

図1 初診時顔面写真

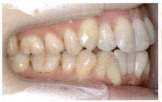
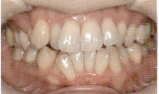
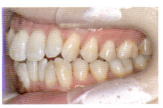
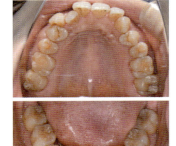

図2 初診時口腔内写真

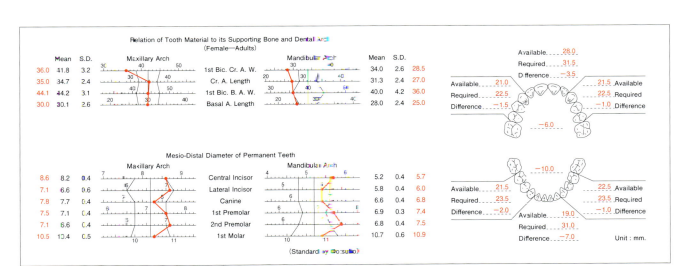

図3 初診時模型・スペース分析

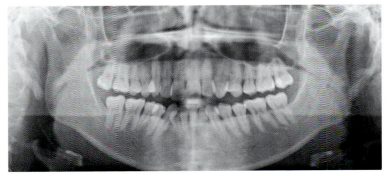

図4 初診時パノラマエックス線写真

241

Part 4　歯科矯正用アンカースクリュー活用術

診断と治療方針

診断：上下顎前歯部叢生を伴う骨格性Ⅱ級症例（AngleⅠ級）

治療方針：上下顎の著しい前歯部叢生の改善を行うことを目的とし，マルチブラケット装置にアンカースクリューを併用して大臼歯の対向関係を維持しながら，下顎中切歯の舌側傾斜および上下顎前歯部の叢生の改善を行う．

治療方法：4|4，4|4 の抜歯を行った後，マルチブラケット装置を装着し，レベリングを行う．その後，アンカースクリューを固定源として 3|3，3|3 を遠心移動させ，2|2，2|2 の再レベリングを行う．その後，3|3，3|3 近心のパワーフックからアンカースクリューに向かってエラスティックチェーンで牽引しスペース閉鎖を行った後，ディテイリングに移行する．

治療目標：アンカースクリューを使用し，大臼歯の対向関係をAngleⅠ級のまま維持しながら，上下顎前歯部の叢生および正中線の偏位を改善する．さらに凸顔型の側貌を改善する．

アンカースクリューの選択理由（利点）

- アンカースクリューは植立および除去の術式が比較的容易であり，外科的侵襲が極めて少なく，矯正歯科治療の一環として患者に受け入れられやすい．
- パワーフックを介してアンカースクリューから水平に牽引することで，上下顎大臼歯を固定源として使用しないため，抜歯スペースの喪失にともなう上下顎臼歯部の近心移動などの反作用に配慮する必要がなくなる．
- 植立部位が頰側歯槽部であるため比較的患者の違和感が少ない．

植立部位の選択理由（利点）

水平的には，パノラマエックス線写真より歯根間に安全に植立できる位置を検討した結果 6|5 間，|5 6 間頰側，5|5 間，|5 6 間頰側とする．垂直的には，上顎前歯部に圧下力が加わるようパノラマエックス線写真およびプローブにより測定し，ブラケットスロットから 7.0 mm 程度で前歯部の抵抗中心よりも上方とする．

アンカースクリュー使用時の注意点

固定源としてアンカースクリューから直接エラスティックチェーンにより 3|3 を牽引すると，3|3 には遠心移動の力と圧下力が生じ，切歯には挺出力が生じる．そこで，3|3 近心に高さ 7.0 mm のパワーフック（Ortho Organizer 社製：Crimpable Archwire Power Hook）を装着し，パワーフックからアンカースクリューに向かって牽引することで，抵抗中心を通ったまま 3|3 の遠心移動およびスペース閉鎖を行う．

叢生

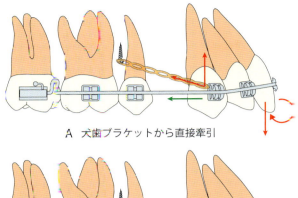

A 犬歯ブラケットから直接牽引

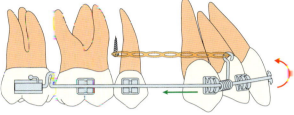

B パワーフックを介して牽引

3|3 遠心移動のメカニクス

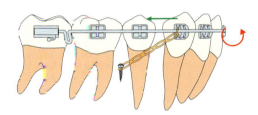

3|3 遠心移動のメカニクス

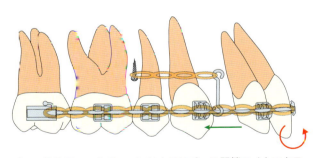

A エラスティックチェーンによるスペース閉鎖のメカニクス

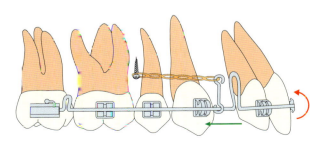

B クロージングループによるスペース閉鎖のメカニクス

スペース閉鎖のメカニクス

フォースシステム

アンカースクリューを 6 5|間, |5 6 間頬側, 6 5|間, |5 6 間頬側にそれぞれ1本ずつ植立し, 上顎はアンカースクリューを固定源として 3|3 近心にパワーフックを装着し, アンカースクリューに向かってエラスティックチェーンにより牽引する. その際, パワーフック遠心に10 mm のオープンコイルスプリングを装着し, オープンコイルスプリングをアクティベートさせながら 3|3 の遠心移動を行う. 下顎は 3|3 ブラケットからエラスティックチェーンでアンカースクリューに向かって牽引し, 3|3 の遠心移動を行う.

スペース閉鎖を行う際は, 3|3 近心のパワーフックからエラスティックチェーンでアンカースクリューに向かって牽引しながら, 歯列全体にエラスティックチェーンを装着する. その際, アーチワイヤーの前歯部には 10°のリンガルルートトルクを付与し, また第二大臼歯部で 20°となるように Spee 彎曲を付与する. その後は, トルキングステージを含め 3 2|間, |2 3 間にクロージングループを屈曲し, 前歯部に 10°〜15°のリンガルルートトルクを付与してスペース閉鎖を行う. その際も, 臼歯部の近心への移動を防ぐため, 3|3 近心にパワーフックを装着してアンカースクリューへ牽引を行う.

治療経過

4|4，4|4 を抜歯した後，マルチブラケット装置を装着し，上下顎のレベリングを行った．レベリング終了後，6 5|間，|5 6 間頬側，6 5|間，|5 6 間頬側にアンカースクリューを植立し，1週間後，アンカースクリューが安定したことを確認し，上顎に .017×.025 ステンレスワイヤーを装着して 3|3，3|3 の遠心移動を行った（図5）．

2|2 の再レベリングを行った後，スペース閉鎖を行うために .019×.025 ステンレスワイヤーを装着し，臼歯部の固定の喪失を防ぐために 3|3 近心にパワーフックを付与し，パワーフックからアンカースクリューに向かってエラスティックチェーンで牽引しながら，歯列全体にエラスティックチェーンを装着した（図6）．その後，.019×.025 ステンレスワイヤーの 3|2 間，|2 3 間にクロージングループを屈曲し，同様に 3|3 近心のパワーフックからアンカースクリューに向かってエラスティックチェーンで牽引しながらスペース閉鎖を継続した（図7）．

下顎は再レベリングが終了した時点でほどんどの抜歯スペースを消費したため，歯列全体にエラスティックチェーンを装着して，残存した 0.5 mm 弱のスペース閉鎖を行った．

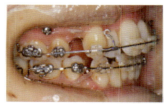
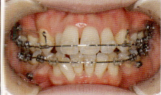
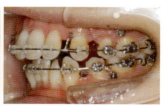
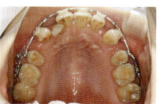
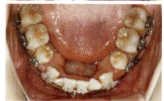

図5　3|3，3|3 遠心移動時

> パワーフックは 7.0 mm 程度のものを使用し，なるべく上顎前歯部の遠心へのモーメントが生じないようにして上顎前歯部の挺出を防ぐ．

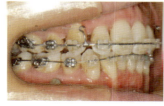
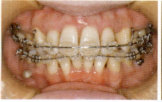
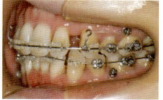
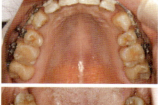
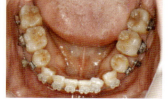

図6　スペース閉鎖時

> ワイヤーは .017×.025 ステンレスワイヤー以上の剛性の高いものを使用し，Spee 彎曲や前歯部のリンガルルートトルク（10°以上）を付与して，ボーイングエフェクトを起こさないように注意する．

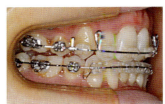
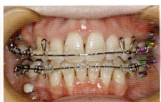
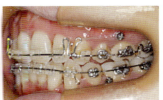
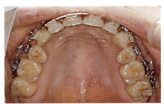
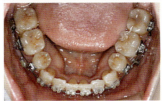

図7　スペース閉鎖時（トルキングステージ）

治療結果

マルチブラケット装置による治療期間は2年3カ月であった．
顔貌所見：初診時と比較して上下口唇の突出感が改善した（図8）．
口腔内所見：大臼歯の対向関係は左右側ともにAngle Ⅰ級を維持し，オーバージェットは+2.0 mm，オーバーバイトは+2.0 mmとなった．上下顎正中は一致しており，上下前歯部の叢生と正中線の偏位は改善した．上下顎歯列は1歯対2歯の緊密な咬合が確立された（図9）．
パノラマエックス線写真所見：歯根吸収や損傷は認められず，歯根の平行性も良好で，歯周組織には特に大きな問題は認められなかった（図10）．

頭部エックス線規格写真所見：SNA，SNB，ANBは変化を認めなかった．Mandibular planeは37.0°に減少し，FMIAは59.0°に増加し，下顎の反時計回りの回転とあわせて下顎中切歯歯軸の改善を認めた．U-1 to SNは93.0°に減少し，L-1 to Mandibularは84.0°に減少し，Interincisalは143.8°に増加したことから，上下顎中切歯は舌側傾斜し，凸顔型の口元は改善された（図11，12）．

保定

上顎には可撤式のクリアリテーナーを装着し，下顎は3+3に固定式リテーナーを，歯列全体にクリアリテーナーを併用して使用した．

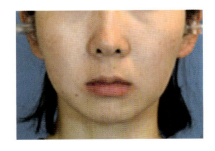
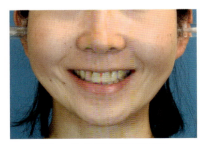
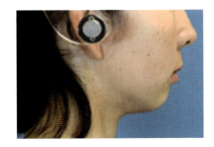

図8　治療終了時顔面写真

Part 4 歯科矯正用アンカースクリュー活用術

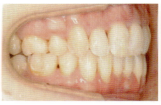
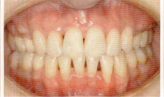
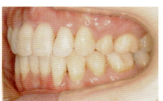
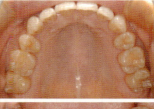
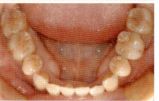

図9 治療終了時口腔内写真

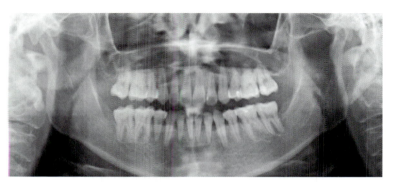

図10 治療終了時パノラマエックス線写真

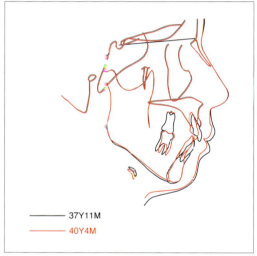

図11 初診時と治療終了時の頭部エックス線規格写真（トレース）の重ね合わせ

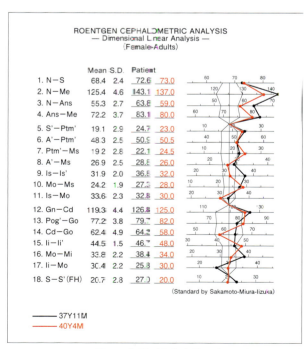
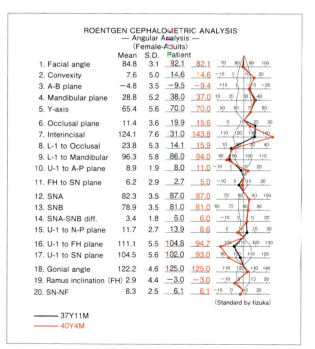

図12 初診時と治療終了時の頭部エックス線規格写真分析（左：距離的計測，右：角度的計測）

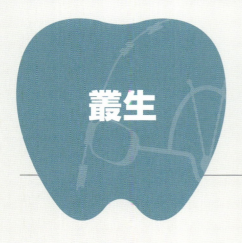

叢生

アンカースクリューを用いて最大の固定により叢生を伴う歯性上下顎前突の改善を行った症例

丹原 惇，齋藤 力

アンカースクリュー植立部位：6 5 | 間，| 5 6 間頬側（2本）
使用アンカースクリュー：デュアル・トップ オートスクリューⅢ
（2.0mm × 8.0mm，プロシード）

症例の概要

患者：22歳3カ月，女性
主訴：前歯部の叢生
一般的所見：高校生の頃から，特に 3| の低位唇側転位が気になっており，治療希望のため当科を受診した．特記すべき全身所見は認められなかった．
習癖：特記事項なし
顔貌所見：正貌では瞳孔線が右上がり，口裂は左下がりを呈しており，顔面正中に対してオトガイ部は左方に偏位していた．側貌は凸顔型で，口唇閉鎖時に上下口唇の突出およびオトガイ筋の軽度の緊張が認められた（図1）．
口腔内所見：大臼歯の対向関係は左右側ともにAngle Ⅱ級で，オーバージェットは＋1.0 mm，オーバーバイトは＋0.5 mm であった．8|8 が萌出し，|3 は頬側転位していた．上下顎ともに前歯部叢生で，3| の低位唇側転位および 2|2 の舌側転位が認められた．口腔衛生状態はやや不良であった．顔面正中に対して上顎正中は1.5 mm右方に，下顎正中は1.5 mm左方に偏位していた（図2）．
模型分析所見：歯冠幅径は 1 2 3 が＋1S.D. を超えて大きく，4| が＋3S.D. を超えて大きく，5| は＋1S.D. を超えて大きかった．下顎の歯列弓幅径が＋1S.D. を超えて大きく，下顎の歯槽基底弓幅径は－1S.D. を超えて小さかった．現状歯列弓におけるスペース計測の結果，上顎は9.5 mm，下顎は5.5 mmのスペース不足であった（図3）．
パノラマエックス線写真所見：8|8，8|8 の萌出が認められ，8|8 は水平埋伏を呈していた．全顎的に著しい短根傾向や歯根の彎曲は認められなかった（図4）．
頭部エックス線規格写真所見：〈距離的計測〉A'-Ptm' が＋1S.D. を超えて大きく，上顎の前方位が認められた．Ptm'-Ms が＋1S.D. を超えて大きく，上顎大臼歯は近心転位していた．〈角度的計測〉骨格系では，SNA，SNBはともに標準範囲内であったが，ANBは＋6.5°で＋1S.D. を超えて大きく，上下顎の前後的不調和が認められた（骨格性Ⅱ級）．Convexity は＋1S.D. を超えて大きく，上顎は軽度に突出していた．歯系では，U-1 to FH は標準範囲内であったが，L-1 to AP は＋1S.D. を超えて大きく，上顎中切歯の前方位が認められた．L-1 to Mandibular は＋1S.D. を超えて大きく，下顎中切歯は唇側傾斜していた．Interincisal は－1S.D. を超えて小さく，上下顎中切歯の唇側傾斜がうかがわれた（図11，12参照）．

Part 4　歯科矯正用アンカースクリュー活用術

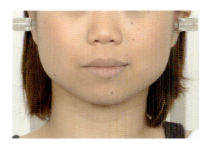
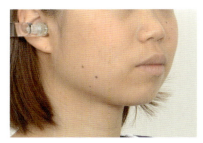
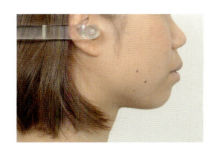

図1　初診時顔面写真

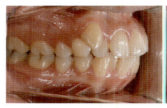
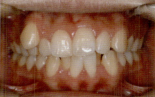
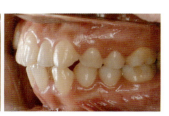
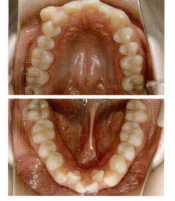

図2　初診時口腔内写真

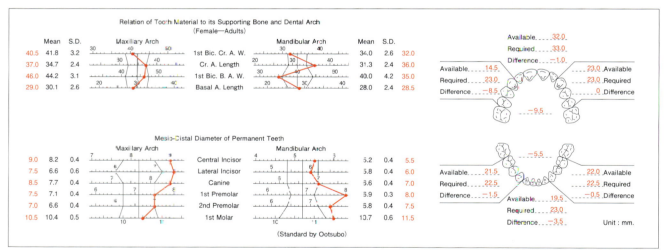

図3　初診時模型・スペース分析

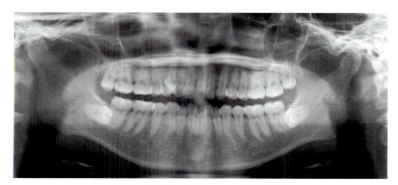

図4　初診時パノラマエックス線写真

叢生

診断と治療方針

診断：叢生を伴う歯性上下顎前突症例（Angle Ⅱ級）
治療方針：叢生と大臼歯の対向関係の改善，および下顎中切歯の後退による側貌の改善を目的に，4|4，4|4 を抜歯してマルチブラケット装置により治療を行う．上下顎ともに最大の固定により治療を進めることとし，臼歯部の固定喪失を避けるため，加強固定としてアンカースクリューを併用する．
治療方法：上顎のレベリング後，6 5|間，|5 6 間頬側にアンカースクリューを植立して 5|5 と結紮固定し，6-3|，|3-6 にエラスティックチェーンを用いて 3|3 の遠心移動を行う．その後，アンカースクリューを 3|3 と固定し，上下顎ともクロージングループを組み込んだステンレスワイヤーを用いてスペース閉鎖を行う．下顎については，レベリングの段階から十分に大臼歯の準備固定を行ったうえで，3|3 の遠心移動を行った後，切歯の後退を行うこととし，アンカースクリューは不要と判断した．
治療目標：Steiner 分析から，上顎中切歯の後退量を 5.0 mm，下顎中切歯の後退量を 4.0 mm と設定した．叢生および Spee 彎曲の改善ならびに上下顎中切歯を十分後退させるため，上下顎ともに最大の固定とする．

アンカースクリューの選択理由（利点）

- 上下顎中切歯の突出と著しい叢生を併発する症例においては，抜歯スペースの大半を叢生の改善のために使用することとなる．したがって，特に上顎大臼歯の固定の喪失が許容できない場合が多く，絶対固定である上顎のアンカースクリューを併用することで確実なアンカレッジコントロールが可能となる．
- 叢生を伴う症例において左右で叢生の程度が異なる場合，大臼歯の近遠心的位置に左右差を認めることもあることから左右で異なるメカニクスを用いる必要がある．その際，アンカースクリューを併用することで左右の固定の程度を調整することが比較的容易となり，大臼歯の左右差改善の効率化に寄与すると考えられる．

植立部位の選択理由（利点）

上顎大臼歯の加強固定で用いるアンカースクリューは，できるかぎり後方に植立するほうが利点は多いが，上顎後方は皮質骨が薄く，また付着歯肉幅が狭いこともあり，実際に植立が困難な場合も多い．そのため，本症例はパノラマエックス線写真で歯根の位置を確認し，6 5|間，|5 6 間頬側に植立する．垂直的な位置は付着歯肉の範囲内とし，歯根の近接を避ける目的でできるかぎり上方に設定する．

アンカースクリュー使用時の注意点

- 犬歯の遠心移動をアーチワイヤーより上方に植立したアンカースクリューから直接エラステックチェーンで牽引して行う場合，犬歯は遠心移動しながら低位となる可能性が高い．この変化は，側方歯部のワイヤーをたわませてボーイングエフェクトを引き起こし，側方歯部開咬の原因となる．アンカースクリューと後方のセグメントをワイヤーで結紮固定し，エラスティックチェーンのベクトルをアーチワイヤーに沿わせることで，上下方向の反作用を最小限にできる．
- 本症例のようにループメカニクスを用いて切歯を後退させてスペース閉鎖を行う場合，アンカースクリューから直接ループを活性化することが難しいことから，固定源となっている後方部セグメントとアンカースクリューをワイヤーで固定し間接的に利用することとなる．このとき，結紮したセグメントは前方方向への移動は制限されるが，スクリューを中心とした上方への回転変化は防ぐことが困難なため，結果として側方歯部の開咬を惹起させる可能性があり注意すべきである．この反作用を軽減するには，上下顎側方部に垂直ゴムを併用すると効果的である．
- アンカースクリューと犬歯あるいは小臼歯をワイヤーで結紮した場合，側方歯部には近遠心的のみならず頬側への力も作用するため，側方歯部オーバージェットの増加や上顎歯列形態の変化に十分注意を払う必要がある．

Part 4　歯科矯正用アンカースクリュー活用術

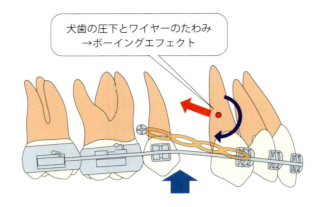

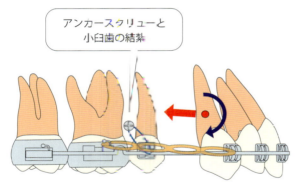

3|3 の遠心移動

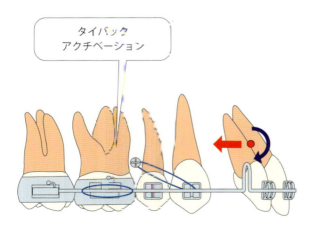

クロージングループを用いたスペース閉鎖

フォースシステム

　レベリング後，6|6 のバッカルチューブに接するようにストップループを組み込んだ .016 ステンレスワイヤーを装着する．同時に，6 5|間，|5 6 間頬側に植立したアンカースクリューと 5|5 を .008 ワイヤーで結紮し，6-3|，|3-6 にエラスティックチェーンを用いて 3|3 の遠心移動を行う．

　スペース閉鎖は，上顎にクロージングループを組み込んだ .018×.025 ステンレスワイヤーを用いる．このとき，アンカースクリューと 3|3 を結紮し，タイバックフックと 6|6 を結紮することでループを活性化する．

治療経過

4|4, 4|4 の抜歯後, .018 スタンダードエッジワイズ装置を装着し, .012 ステンレスワイヤーによりレベリングを開始した（図5）.

レベリング終了後, 6 5|間, |5 6 間頬側にアンカースクリューを植立した. そしてストップループを付与した .016 ステンレスワイヤーを装着し, アンカースクリューと 5 5 を結紮した後, 6-3|, |3-6 にエラスティックチェーンを用いて 3|3 の遠心移動を行った. 3|3 遠心移動開始後すぐに, 左側のアンカースクリューに動揺が認められたため, 上方に再植立を行った（図6）.

その後, 2|2 遠心にクロージングループを付与した .018×.025 ステンレスワイヤーを用いてスペース閉鎖を行った（図7）. この際, アンカースクリューとの結紮は 3|3 に変更した.

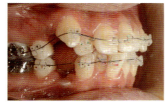
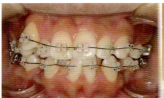
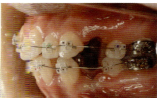
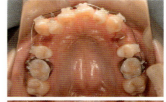

図5　レベリング開始時

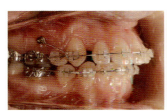
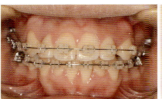
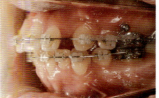
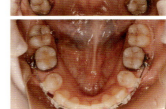

図6　3|3 遠心移動時

> **チェックポイント**　左右で叢生量が異なる症例では, 大臼歯の近遠心的位置に左右差が認められることも多く, そのような症例ではアンカースクリュー植立のタイミングに苦慮することがある. 大臼歯部頬側に植立する場合には, 歯根の間にアンカースクリューが位置すると大臼歯の近遠心的位置はほとんど変化させることができない. したがって, 大臼歯の近遠心的位置の左右差をできるかぎり改善させた後に, アンカースクリューを植立することが望ましい.

Part 4 歯科矯正用アンカースクリュー活用術

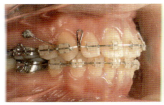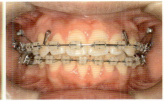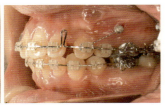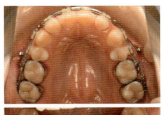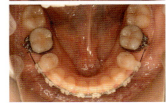

図7 スペース閉鎖時

チェックポイント

側方歯部のボーイングエフェクトによる開咬に対しては，レベリングの段階から上顎のアーチワイヤーにSpee彎曲を付与することで，スペース閉鎖時における前方セグメントの時計回りの回転を抑制し，側方歯部の開咬を生じにくくすることができる．しかし同時に，切歯歯根への負担がやや大きくなる傾向にあるため，切歯歯根の状態には十分な配慮が必要である．

治療結果

マルチブラケット装置による治療期間は3年9カ月であった．
顔貌所見：上下顎中切歯の後退により，上下口唇の突出と口唇閉鎖時におけるオトガイ筋の緊張感が改善し，良好なプロファイルが獲得できた（図8）．
口腔内所見：大臼歯の対向関係はAngle I級となり，オーバージェットは+2.0 mm，オーバーバイトは+2.0 mmとなった．適正な被蓋関係および緊密な咬合が確立された（図9）．
パノラマエックス線写真所見：歯根の平行性は良好で，著しい歯根吸収などは認められなかった（図10）．8|8は下顎管に近接していることから抜去は行わなかった．

頭部エックス線規格写真所見：SNAは変化せず，SNBは78.0°となってわずかに増加し，Mandibular planeも28.5°に減少していたことから，上顎大臼歯のわずかな圧下にともなう下顎のわずかな反時計回りの回転が認められ，オトガイ部がわずかに前方に移動した．U-1 to APは6.5 mmに，L-1 to Mandibularは92.5°に減少し，Interincisalも135.0°に増加し，上下顎中切歯の十分な舌側傾斜が認められた（図11，12）．

保定

上顎は可撤式のベッグタイプリテーナーを装着し，下顎は固定式のFSWタイプリテーナーを5+5に装着した．

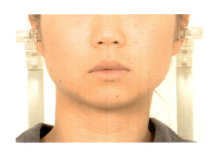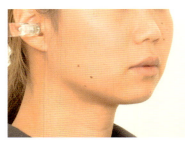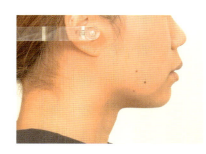

図8 治療終了時顔面写真

叢生

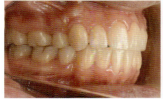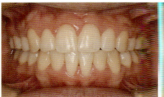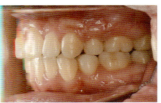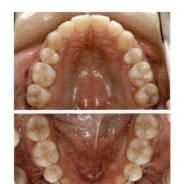

図9 治療終了時口腔内写真

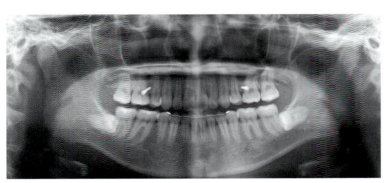

図10 治療終了時パノラマエックス線写真

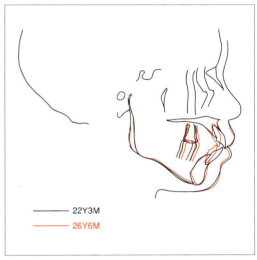

図11 初診時と治療終了時の頭部エックス線規格写真（トレース）の重ね合わせ

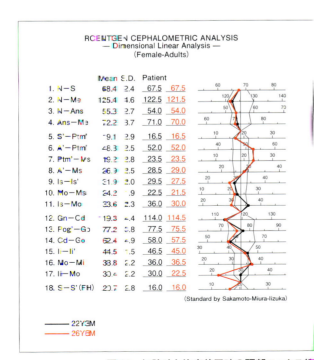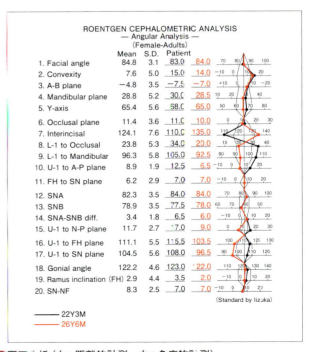

図12 初診時と治療終了時の頭部エックス線規格写真分析（左：距離的計測，右：角度的計測）

Part 4 歯科矯正用アンカースクリュー活用術

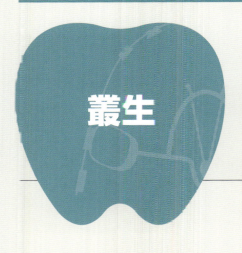

叢生

上顎第二小臼歯を抜去しアンカースクリューを用いて最大の固定により叢生の改善を行った症例

丹原 惇, 齋藤 功

アンカースクリュー植立部位：7 6｜間, ｜6 7 間頬側（2本）
使用アンカースクリュー：デュアル・トップオートスクリューⅢ
　　　　　　　　　　　（2.0mm×8.0mm, プロシード）

症例の概要

患者：35歳10カ月, 女性
主訴：上下顎前歯部の叢生
一般的所見：以前から前歯部の叢生を気にしていた. 全身的所見として特記すべき事項はなかった.
習癖：特記事項なし
顔貌所見：正貌では瞳孔線が水平で, 口裂はやや右上がりであったが, オトガイ部の偏位は認められなかった. 側貌は凸顔型で, 口唇閉鎖時において上唇のわずかな突出感と軽度の緊張が認められた（図1）.
口腔内所見：大臼歯の対向関係は右側がAngle Ⅰ級, 左側がAngle Ⅱ級で, オーバージェットは＋4.0 mm, オーバーバイトは＋3.0 mmであった. 上下顎ともに前歯部に叢生が認められた. 口腔衛生状態は良好であったが, 上下顎臼歯部に多くの処置歯を認めた. 顔面正中に対して上顎正中は0.5 mm右方に, 下顎正中は2.0 mm左方に偏位していた（図2）.
模型分析所見：歯冠幅径は 2｜, ｜4 6 が＋1S.D.を超えて大きかった. 上顎歯列弓幅径および下顎歯槽基底弓長径はー1S.D.を超えて小さかった. 現状歯列弓におけるスペース計測の結果, 上顎は8.5 mm, 下顎は9.5 mmのスペース不足であった（図3）.
パノラマエックス線写真所見：｜5, 5｜は失活歯であった. 8｜8, 8｜8 の歯胚は存在しなかった. 全顎的に短根傾向が認められた（図4）.
頭部エックス線規格写真所見：〈距離的計測〉骨格系の距離計測項目については概ね標準範囲内であった. 一方, Ptm'-Msは＋1S.D.を超えて大きく, 上顎大臼歯は近心転位していた. また, Mo-Miが＋2S.D.を超えて大きく, 下顎大臼歯は高位にあった. 〈角度的計測〉骨格系では, SNA, SNBはともに標準範囲内であったが, SNBはやや小傾向であり, ANBは＋6.5°で＋1S.D.を超えて大きく, またConvexityも＋1S.D.を超えて大きく, 上下顎の前後的不調和が認められた（骨格性Ⅱ級）. 歯系では, U-1 to FH は標準範囲内であったが, U-1 to AP は＋1S.D.を超えて大きく, 上顎中切歯は前方位にあった. L-1 to Mandibular は＋1S.D.を超えて大きく, 下顎中切歯は唇側傾斜していた（図11, 12参照）.

叢生

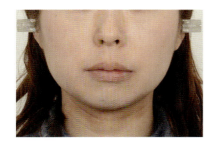
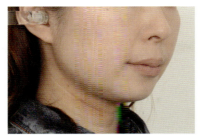
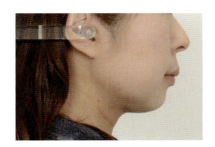

図1 初診時顔面写真

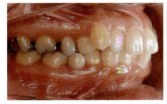
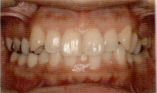
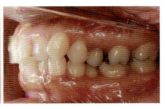
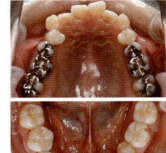

図2 初診時口腔内写真

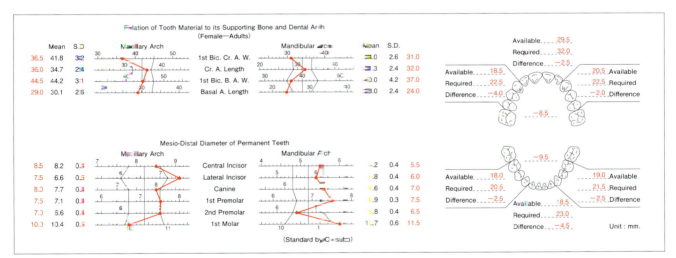

図3 初診時模型・スペース分析

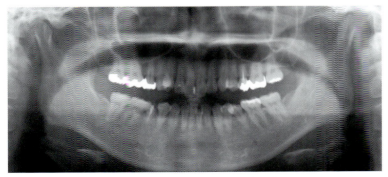

図4 初診時パノラマエックス線写真

255

診断と治療方針

診断：叢生症例（Angle II級 subdivision）
治療方針：5|5 が失活歯であることを考慮し，5|5，5|5 を抜歯し，マルチブラケット装置を用いて大臼歯の対向関係および叢生の改善，ならびに中切歯の後退による側貌の改善を図る．その際，加強固定として臼歯部にアンカースクリューを植立する．
治療方法：上顎のレベリング後，7 6|間，|6 7 間頬側にアンカースクリューを植立して 6|6 と結紮固定し，エラスティックチェーンを用いて 4 3|3 4 を同時に遠心へ移動する．その後，アンカースクリューと 3|3 を固定し，クロージングループを組み込んだステンレスワイヤーを用いてスペース閉鎖を行う．
治療目標：Steiner 分析から，上顎中切歯の後退量を 3.0 mm，下顎中切歯の後退量を 2.5 mm と設定した．叢生の改善および Spee 彎曲の改善を考慮し，上下顎ともに最大の固定とする．

アンカースクリューの選択理由（利点）

- 本症例のような失活歯あるいは歯の先天性欠如により抜歯部位の選択に制限がある場合，従来は固定源確保の観点から，やむを得ず健全歯の抜去を検討する必要があった．しかし，アンカースクリューを使用することで抜歯部位の制限が軽減し，固定源の位置を比較的自由に設定することができる．
- アンカースクリューを用いることで固定源の強化が図られ，犬歯と小臼歯を一体化させて移動することが可能になり，治療期間の短縮が期待できる．

植立部位の選択理由（利点）

上顎大臼歯の加強固定として用いる際には，アンカースクリューを大臼歯遠心部に植立することが望ましいが，上顎後方部は付着歯肉幅が狭いため植立位置に注意を要する．本症例では，5|5 を抜歯する方針とするため，加強固定として用いる際に 6|6 と結紮して利用することを考慮し，かつパノラマエックス線写真にて検討を行った結果，7 6|間，|6 7 間頬側に植立する．

アンカースクリュー使用時の注意点

- 5|5 を抜歯して治療を行う場合，上顎大臼歯の固定の喪失が容易に起こりやすいことから，6|6 を確実に固定することが望ましい．したがって，6|6 の近心移動をできるかぎり回避するために，アンカースクリューと 6|6 を直接結紮して固定を強固にする必要がある．アンカースクリューを 6|6 近心部に植立する場合は，直接エラスティックチェーンなどで前方のセグメントに矯正力を加えると，6 4|間，|4 6 間のブラケット間距離が長いことからワイヤーにたわみが生じやすくなり，荷重ベクトルにやや圧下方向の成分が含まれることから側方歯の開咬を生じやすくなるため注意が必要である．
- 6|6 近心部にクロージングループを組み込んで前方セグメントを一塊として遠心移動を行う場合も同様で，ボーイングエフェクトが生じる危険性があるため，アンカースクリューを用いた場合でも，犬歯の遠心移動を行った後に臼歯の後退を行うことで治療期間中の垂直的な咬合関係を維持しやすい．

叢生

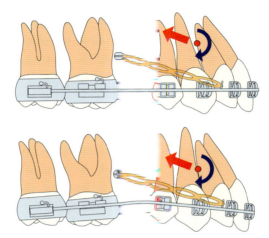

スライディングメカニクスによるボーイングエフェクト

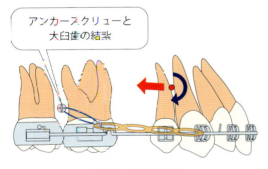

43|34 遠心移動

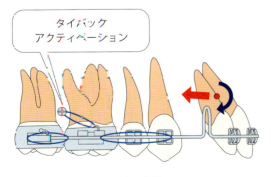

切歯の後退

フォースシステム

　レベリング後，7 6|間，|6 7 間頰側にアンカースクリューを植立し，アンカースクリューと 6|6 を .008 ワイヤーで結紮する．6|6 バッカルチューブに接するようにストップループを組み込んだ .016 ステンレスワイヤーを装着し，エラスティックチェーンにて 43|34 を同時に遠心移動させる．その際，43|34 のブラケットスロットとワイヤー間の摩擦により抜歯スペース部のワイヤーにたわみが生じることを想定し，あらかじめ 43|34 は 3〜5°近心傾斜させるようなブラケットアンギュレーションにて装着する．

　その後，2|2 遠心部にクロージングループを組み込んだ .018×.025 ステンレスワイヤーを装着して切歯の後退を行う．

257

治療経過

 5|5，5|5 を抜歯した後，.018スタンダードエッジワイズ装置を装着し，.012ステンレスワイヤーでレベリングを開始した．

 レベリング終了後，7 6|間，|6 7間頬側にアンカースクリューを植立した（図5）．そしてストップループを付与した.016ステンレスワイヤーを装着し，アンカースクリューと 6|6 を結紮したうえで，エラスティックチェーンを用いて 4 3|3 4 の遠心移動を行った（図6）．

 4 3|3 4 遠心移動終了後，6-3|，|3-6 をワイヤーで結紮したうえで，2|2 遠心にクロージングループを付与した.018×.025ステンレスワイヤーを用いてスペース閉鎖を行った（図7）．

 下顎は 6|6 近心部にクロージングループを付与した.018×.025ステンレスワイヤーを用いてスペース閉鎖を行った．

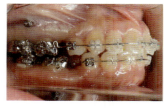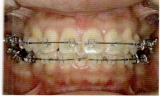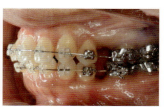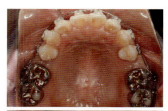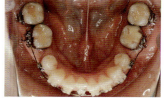

図5　アンカースクリュー植立時

チェックポイント

アンカースクリューを用いる場合には，矯正力による反作用の影響が大きいため，反作用によって起こる変化を常に考慮すべきである．本症例のようにブラケットアンギュレーションなどをあらかじめ予測して装着することもあるが，その際，プリアジャステッドブラケットに比較してスタンダードブラケットのほうが単純化されており，考えやすい．

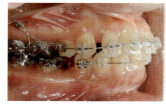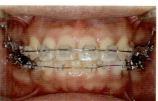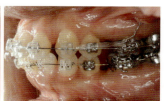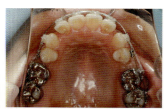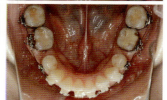

図6　4 3|3 4 遠心移動時

叢生

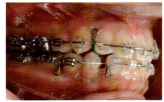
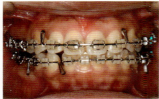
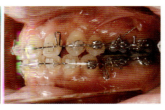
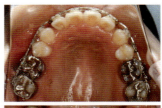
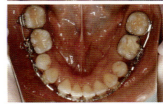

図7　スペース閉鎖時

チェックポイント

付着歯肉幅が狭く，歯根の近接を防ぐためにやむを得ずアンカースクリューを上方へ植立する場合，本症例のように可動粘膜に被覆される可能性がある．このような場合，ワイヤーで結紮するなどアンカースクリューを間接的に固定源とするメカニクスであれば，再植立を行わずに治療を継続することが可能である．

治療結果

マルチブラケット装置による治療期間は4年1カ月であった．このうち，患者の都合により6カ月間の治療中断があった．

顔貌所見：切歯の後退により，上唇の緊張が消失し突出感も軽減した（図8）．

口腔内所見：大臼歯の対向関係は左右側ともにAngle Ⅰ級となり，オーバージェットは+3.0 mm，オーバーバイトは+2.0 mmとなって適正な前歯部被蓋関係を獲得した（図9）．

パノラマエックス線写真所見：歯根の平行性は全顎的にほぼ良好で，著しい歯根吸収は認められなかった（図10）．

頭部エックス線規格写真所見：SNA，SNB，ANBは変化せず，上下顎間関係を維持したまま治療が完了した．U-1 to FHは113.5°に，L-1 to Mandibularは98.0°にそれぞれ減少し，Interincisalは121.0°に増加し，上下顎中切歯の十分な舌側傾斜が認められた（図11，12）．

保定

上顎は可撤式のベッグタイプリテーナーを装着し，下顎は固定式のFSWタイプリテーナーを $\overline{4+4}$ に装着した．

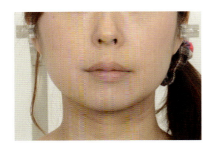
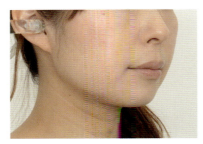
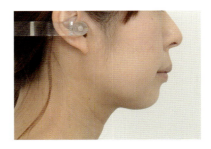

図8　治療終了時顔面写真

Part 4 歯科矯正用アンカースクリュー活用術

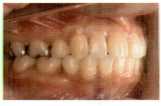
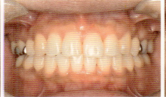
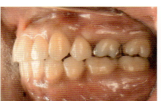
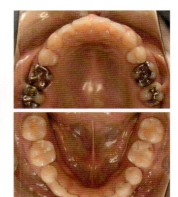

図9　治療終了時口腔内写真

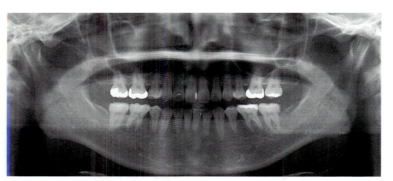

図10　治療終了時パノラマエックス線写真

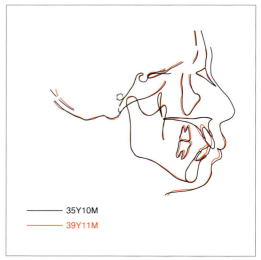

図11　初診時と治療終了時の頭部エックス線規格写真（トレース）の重ね合わせ

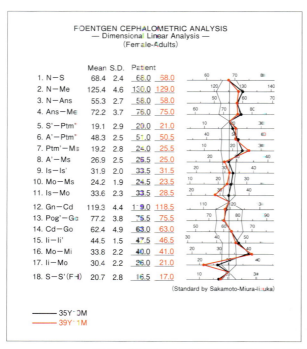
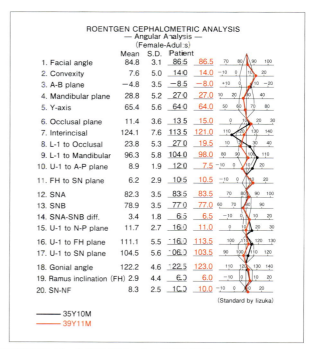

図12　初診時と治療終了時の頭部エックス線規格写真分析（左：距離的計測，右：角度的計測）

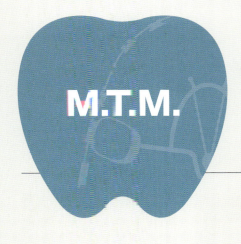

アンカースクリューを用いて片側下顎第三大臼歯の近心移動を行った症例

丹原 惇, 齋藤 功

アンカースクリュー植立部位：6̄ 近心頰側（1本）
使用アンカースクリュー：デュアル・トップ オートスクリューⅢ
　　　　　　　　　　　　（2.0mm×8.0mm, プロシード）

症例の概要

患者：34歳1カ月, 女性
主訴：8̄ 智歯周囲炎, 7̄ 遠心歯頸部歯根吸収
一般的所見：8̄ の智歯周囲炎にて口腔外科に抜歯依頼があったが, 口腔外科にてCT撮影したところ 7̄ 遠心歯頸部の歯根吸収が認められたため矯正歯科へ紹介.
既往歴：特記事項なし
顔貌所見：正貌では瞳孔線が左上がりで, 口裂は水平であった. オトガイ部の偏位は認められなかった. 側貌は凸顔型で, 鼻がやや上向きであった. 上下二唇の突出は認めず, 口唇閉鎖時における口唇周囲軟組織の緊張は認められなかった（図1）.
口腔内所見：大臼歯の対向関係は左右側ともにAngle Ⅱ級で, 犬歯関係もⅡ級を呈していた. オーバージェットは+2.0mm, オーバーバイトは+3.0mmであった. 上下顎とも叢生は軽度で, 1|1 は舌側傾斜していた. 7̄ の近心傾斜を認め, 8|8 は萌出しており, 8̄ は頰側咬頭のみ口腔内に露出していた. 口腔衛生状態は良好で, 処置歯は認められなかった. 顔面正中に対して上下顎正中はほぼ一致していた.（図2）.
模型分析所見：歯冠幅径は 1̄ 2 5 6 は+1S.D.を超えて大きく, 2̄ は+2S.D.を超えて大きく, 4̄ は+3S.D.を超えて大きかった. 歯槽基底弓幅径は上下顎ともに標準範囲内であった. 現状歯列弓におけるスペース計測の結果, 上顎は3.0mm, 下顎は3.5mmのスペース不足であった（図3）.
パノラマエックス線写真所見：8̄ は近心傾斜を呈し, 歯冠が 7̄ の遠心歯頸部に接していた. その他に特記すべき所見は認められなかった（図4）.
CT画像所見：8̄ は 7̄ 歯頸部に近接し, 8̄ follcleの辺縁に沿って 7̄ 遠心歯頸部の歯根吸収が認められた（図5）.
頭部エックス線規格写真所見：〈距離的計測〉N-S, N-Me, N-Ansが+1S.D.を超えて大きく, A'-Ptm'は+3S.D.を超えて大きく, 上顎の前後径が大きかった. Ptm'-Msは+2S.D.で, A'-Msは+1S.D.を超えて大きかったが, これは上顎の前後径が大きいことに起因すると考えられた.〈角度的計測〉骨格系では, SNA, SNBは標準範囲内であるものの, SNBに小傾向, ANBは+6.0°で+1S.D.を超えて大きく, 下顎の軽度後退による上下顎の前後的不調和が認められた. また, A-B planeが-2S.D.を超えて小さく, 上顎歯槽基底は下顎歯槽基底に対して相対的に前位を示していた. 歯系では, U-1 to FH, U-1 to SNにともに-1S.D.を超えて小さく, 上顎中切歯の舌側傾斜を認めた（図12, 13参照）.

Part 4　歯科矯正用アンカースクリュー活用術

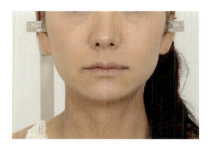
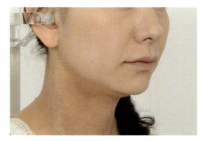
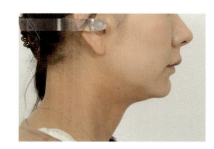

図1　初診時顔面写真

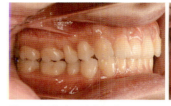
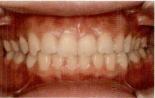
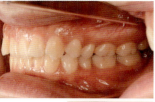
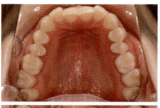
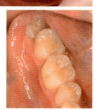
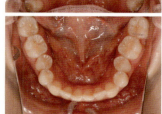

図2　初診時口腔内写真

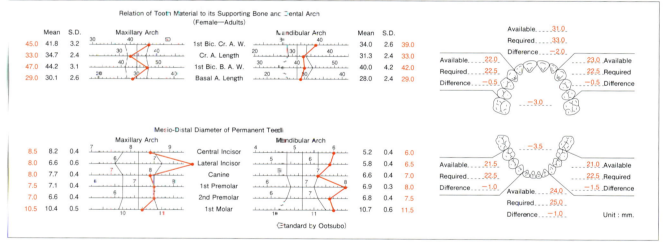

図3　初診時模型・スペース分析

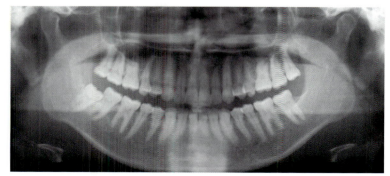

図4　初診時パノラマエックス線写真

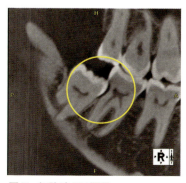

図5　初診時CT画像

診断と治療方針

診断：7̲の歯頸部歯根吸収症例（Angle Ⅱ級）
治療方針：全顎的治療は希望しなかったため，下顎右側大臼歯部のみの治療を行うこととした．遠心歯頸部の外部吸収を認めた7̲を抜歯し，下顎にリンガルアーチ，下顎右側臼歯部にセクショナルアーチを装着し，固定強化のためにアンカースクリューを併用して8̲を近心移動させ，抜歯スペースの閉鎖を行う．

治療方法：8̲が骨性癒着している可能性を考慮し，7̲を抜歯する前に8̲に矯正力を負荷して移動可能なことを確認する．8̲の近心移動は，アンカースクリューからエラスティックチェーンによって直接矯正力を負荷して行う．
治療目標：8̲6̲間に生じた7̲の抜歯スペース10.0 mmの閉鎖を行う．抜歯スペースの閉鎖のみを行う予定としたことから，できるかぎり治療部位以外の咬合状態を変化させないことに留意する．

アンカースクリューの選択理由（利点）

- 下顎大臼歯の近心移動を達成するためには強固な固定が必要なことから，絶対固定であるアンカースクリューが適している．
- MTMでは，治療部位以外の歯の移動をできるかぎり避けたい場合が多いことから，アンカースクリューを直接の固定源として用いることで隣在歯などへの反作用を防ぐことができる．

植立部位の選択理由（利点）

MTMで大臼歯の近心移動を行う場合には，固定源が治療部位の前方かつ近接した位置にあることが望ましいことから，パノラマエックス線写真を用いて検討した結果，本症例では7̲の心頬側部に植立する．垂直的な位置は付着歯肉の範囲内で，かつ歯根との接触を避けるためにできるかぎり下方とする．移動を行う歯の抵抗中心と同じ高さとすることで，矯正力を負荷した際の近心傾斜を極力避けることが期待できる．

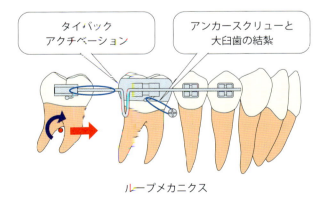

ループメカニクス

アンカースクリュー使用時の注意点

- 大臼歯の近心移動によるスペース閉鎖を行う際には，スライディングメカニクスもしくはループメカニクスによる方法が考えられる．ループメカニクスで行う場合は，固定源となる歯とアンカースクリューを結紮するなどアンカースクリューを間接的に利用する形となるため，絶対固定としてのアンカースクリューのメリットが減少する．これに対し，スライディングメカニクスで行う場合は，固定源をアンカースクリューに直接求めることとなるため，摩擦などの影響は十分考慮する必要があるものの，絶対的固定源としての利点を最大限活用できる．
- アンカースクリューを併用してスライディングメカニクスを用いる場合には，ワイヤーの剛性が必要となることに加え，バッカルチューブとワイヤー間の摩擦も考慮する必要があるため，スロットサイズおよびワイヤーサイズの選択に十分な注意が必要である．

Part 4 歯科矯正用アンカースクリュー活用術

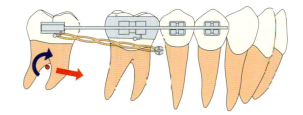

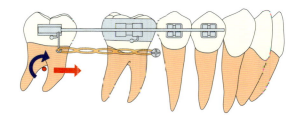

スライディングメカニクス

◆ スライディングメカニクスにおいて、バッカルチューブのフックから直接アンカースクリューへエラスティックチェーンもしくはコイルスプリングで牽引を行うと近心傾斜が生じやすい．これを防ぐには、エクステンションアームを用いることが有効で、歯体移動に必要なアームの長さは 10 mm 程度であることが望ましいとされる．しかし、大臼歯部のように口腔前庭が浅い部位では長いエクステンションアームを利用することが困難なことから、できるかぎり長いエクステンションアームを用いながらティップバックベンドを付与するなどの工夫が必要である．また、近心捻転を防ぐために、舌側にリンガルボタンを装着し、舌側から牽引力を付与することも有効である．

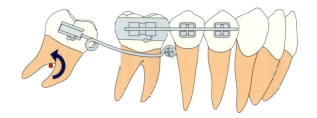

アップライトスプリングによる近心傾斜の改善

フォースシステム

.022×.028 スロットのバッカルチューブおよびブラケットを $\overline{8\ 6\ 5\ 4|}$ のみに装着する．$\overline{8|}$ の近心移動には、摩擦を考慮して .017×.022 ステンレスワイヤーを用いる．エクステンションアームは用いず、アーチワイヤーにティップバックベンドを付与し、$\overline{8|}$ のバッカルチューブのフックからアンカースクリューに直接エラスティックチェーンを装着して近心移動を行う．その際、ブラケットとワイヤー間の摩擦によって $\overline{6\ 5\ 4|}$ が近心移動することを防ぐため、$\overline{6\ |\ 6}$ にリンガルアーチを装着して反作用を軽減させる．

また、別の反作用として $\overline{8|}$ の近心傾斜が認められた場合には、アップライトスプリングを用いて近心傾斜を改善する．

治療経過

まず、8̲ の移動が可能なことを確認するため、咬合面に装着したリンガルボタンと、リンガルアーチから遠心に伸ばしたアーム間をエラスティックチェーンにより牽引した（図6）。これは 7̲ の抜歯手技を容易にするという目的も兼ねた。

移動可能なことを確認後、7̲ を抜歯し、8̲ に .022 ×.028 スロットバッカルチューブを装着して、.017 ×.022 ステンレスワイヤーおよびエラスティックチェーンを用いて近心移動を行った（図7）。この際、ティップバックベンドを付与していたものの、近心傾斜が顕著となってきたため、.016×.022 ステンレスワイヤーで製作したアップライトスプリングを用いてアンカースクリューを固定源として活性化させ、大臼歯の近心傾斜を改善した（図8）。

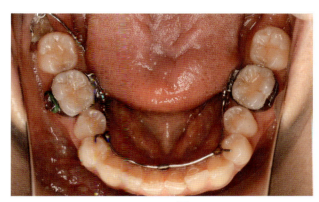

図6　リンガルアーチによる 8̲ の移動可否の確認

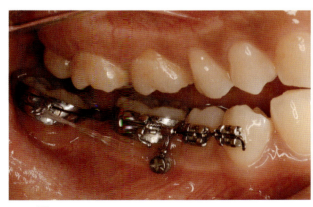
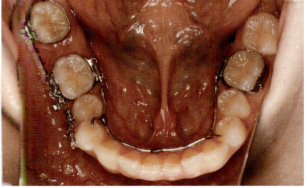

図7　8̲ 近心移動時

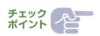
MTM による大臼歯の近心移動では、固定源となる前方の歯の予期せぬ移動についても十分考慮する必要がある。特に固定歯（本症例の場合 3̲）の傾斜、捻転が比較的起こりやすいため、リンガルアーチなどを用いて反対側にも固定を求めることで反作用をコントロールしやすい。

Part 4　歯科矯正用アンカースクリュー活用術

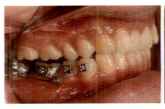
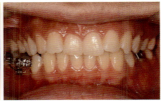
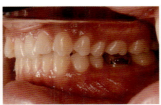
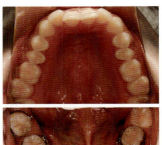
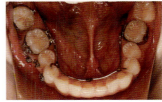

図3　8̲ 整直時

> 大臼歯の近心移動を行う場合，エクステンションアームの長さが制限されるためスムーズな歯体移動を達成することが困難である．したがって，傾斜移動と整直を繰り返しながら治療を進める必要があり，MTMであっても治療が長期化する可能性が高く，診断時において治療期間などのコンサルテーションが特に重要である．

治療結果

　マルチブラケット装置による治療期間は3年10カ月であった．そのうち，患者の都合で1年2カ月，治療を中断した時期があった．

顔貌所見：初診時と比較して大きな変化は認められなかった（図9）．

口腔内所見：8̲ は 6̲ 遠心部に排列された．右側臼歯部の咬合関係は十分とはいえないものの全顎的に大きな変化は認められず，8̲ の近心移動により 7̲ の抜歯スペースの閉鎖が概ね達成された（図10）．

パノラマエックス線写真所見：7̲ の抜歯スペースは 8̲ の近心移動によってほぼ閉鎖されたが，やや近心傾斜が残存していた．装置を装着した 6̲5̲4̲ に歯根吸収などの著明な変化は認められなかった（図11）．

頭部エックス線規格写真所見：全顎的な治療を行わなかったため，頭部エックス線規格写真の骨格系，歯系各種計測項目には変化を認めなかった．治療前後の頭部エックス線規格写真透写図の重ね合わせでは，低位にあった 8̲ がわずかな挺出を伴って近心移動し，7̲ の抜歯スペースが閉鎖されたことがわかった（図12，13）．

保定

　8̲6̲ にFSWリテーナーを装着した．

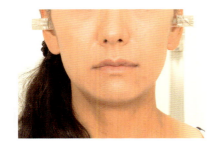
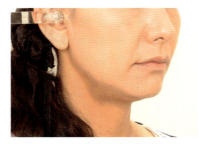
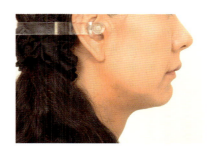

図9　治療終了時顔面写真

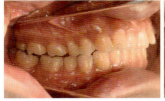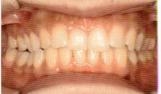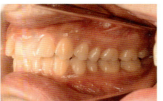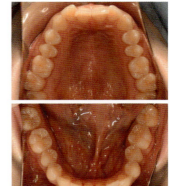

図10　治療終了時口腔内写真

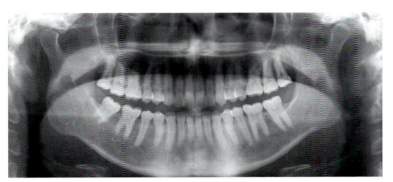

図11　治療終了時パノラマエックス線写真

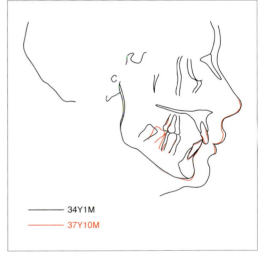

図12　初診時と治療終了時の頭部エックス線規格写真（トレース）の重ね合わせ

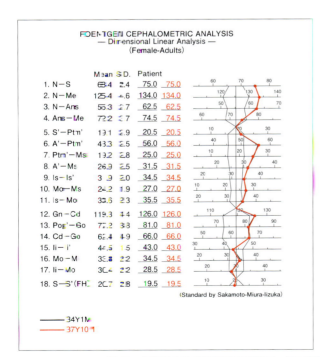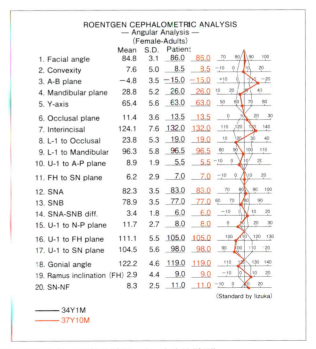

図13　初診時と治療終了時の頭部エックス線規格写真分析（左：距離的計測，右：角度的計測）

Part 4　歯科矯正用アンカースクリュー活用術

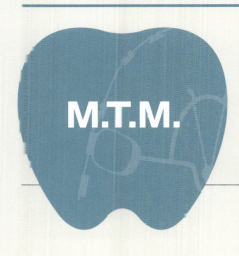

アンカースクリューを固定源として下顎大臼歯の整直を行った症例

M.T.M.

岩浅亮彦，小笠原直子，田中栄二

アンカースクリュー植立部位：⌐5 6 間頬側（1本）
使用アンカースクリュー：AbsoAnchor SH1615-07
　　　　　　　　　　　　（1.6 mm×7.0 mm，松風）

症例の概要

患者：38歳1ヵ月，女性
主訴：下顎左側臼歯部の近心傾斜（全顎的な治療は希望せず）
一般的所見：小学生の頃に 1|1 を打撲し，歯冠破折が生じて修復処置を受けた．⌐8 の萌出とともに，⌐6 7 の傾斜が進んだ．⌐6 インレーはいつ装着したのか不明であった．顎関節症状は認められず，既往もなかった．
顔貌所見：正貌はほぼ左右対称で，長顔型であった．側貌は直線型で，上下口唇の突出がわずかに認められた（図1）．
口腔内所見：六臼歯の対向関係は右側が Angle I 級，左側が Angle II 級で，オーバージェットは＋3.5 mm，オーバーバイトは＋2.5 mm であった．上下顎ともに第三大臼歯を含むすべての永久歯が萌出していた．1|1 にはレジンジャケット冠が装着されていた．⌐6 は著しい近心傾斜を呈し，近心隣接面は埋入していた．また，⌐6 は挺出していた（図2）．
模型分析所見：歯冠幅径は ⌐2，⌐4 が＋1S.D. を超えて大きかった．現状歯列弓におけるスペース計測の結果，上顎は 2.0 mm，下顎は 6.7 mm のスペース不足であった．また，⌐6 を整直させるためには，5.0 mm のスペースが必要であった（図3）．
パノラマエックス線写真所見：1|1 に根管治療が施されていた．⌐6 は著しい近心傾斜を呈し，隣接する ⌐5 遠心の歯槽骨レベルの低下が認められた．⌐6 の歯根膜は近心根の近心側については明瞭で検出できるが，遠心側は不明瞭であり，遠心根の近心側は明瞭であるが，遠心側は不明瞭であった．したがって，骨性癒着の可能性は否定できなかった．右側上顎洞には不透過像が認められた（図4）．
頭部エックス線規格写真所見：〈角度的計測〉骨格系では，SNA，SNB は標準範囲内であり，ANB は＋4.9°で標準範囲内であり，上下顎の前後的不調和は認められなかった．また，Mandibular plane は標準範囲内であった．歯系では，U-1 to SN が－1S.D. を超えて小さく，上顎中切歯はやや舌側傾斜していた．L-1 to Mandibular は－1S.D. を超えて小さく，図には示さないが FMIA は 60.1°と大きく，下顎中切歯は舌側傾斜していた．Interincisal は＋1S.D. を超えて大きかった（図14，15参照）．

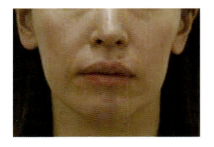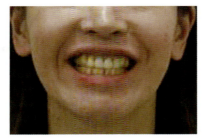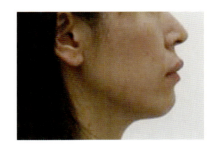

図1 初診時顔面写真

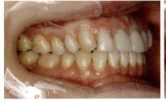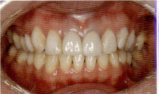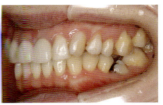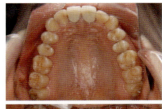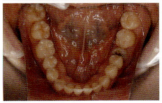

図2 初診時口腔内写真

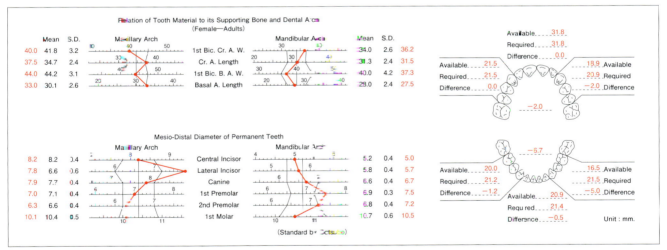

図3 初診時模型・スペース分析

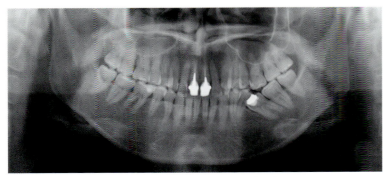

図4 初診時パノラマエックス線写真

Part 4　歯科矯正用アンカースクリュー活用術

診断と治療方針

診断：6| の近心傾斜を伴う臼歯部叢生症例（右側 Angle Ⅰ級，左側 Angle Ⅱ級，骨格性Ⅰ級）

治療方針・治療方法・治療目的：問題点としては，やや過大なオーバージェット，6| の低位に伴う 6| の高位，6| の骨性癒着の疑い，下顎左側臼歯部の叢生が挙げられた．しかし，患者が全顎的な治療を希望しなかったため，治療目標としては，術前の前歯部被蓋関係を維持しながら，下顎左側臼歯部の叢生を改善することとした．治療方針として，6| が骨性癒着を生じているか否か判断するため，まずは，7 8| を整直し，5 7| 間に十分なスペースを獲得する．方法として，6+4| のリンガルアーチと 5 6| 間頬側に植立したアンカースクリューを固定源として，下顎左側臼歯部のレベリングと 7 8| の整直を図る．6| を整直させるだけのスペースを獲得した後，6| にブラケットを装着し整直を試みる．もし 6| が骨性癒着を起こしていなければ，8| を抜歯し，6 7| のみの排列を行う．6| が骨性癒着を起こしていた場合は，6| を抜歯し，7 8| を近心に移動し，排列する．挺出した 6| については，6| の骨性癒着の有無が判明した時点で，積極的な圧下が必要かどうかを再検討する．

アンカースクリューの選択理由（利点）

- 著しく近心傾斜した大臼歯の整直には極めて強固な固定が必要である．そのため，リンガルアーチのような顎内固定装置だけでは不十分であり，マルチブラケット装置や顎外固定装置を併用しなくてはならないが，前歯部での反作用は避けられない．
- アンカースクリューは植立および除去の術式が単純であるにもかかわらず，患者の協力を得られなくても絶対的な固定を獲得することができ，結果として安全・確実な治療を可能にする．
- 本症例では，6| の骨性癒着の可能性を否定できないことから 8| の抜歯はそれを正確に把握した後に行わなければならない．したがって，近心傾斜した 6| を整直するためには 7 8| を先行して整直させてスペースを獲得しなくてはならず，アンカースクリューを使用することで絶対固定を獲得できる．

植立部位の選択理由（利点）

7 8| の整直を先行するために最適なアンカースクリューの植立部位は臼後隆起部であるが，8| 遠心には下顎骨の外斜線が迫っており，アンカースクリューを植立して 7 8| を遠心移動するだけのスペースがない．したがって，5 6| 間頬側に植立する．同部位は 6| の近心傾斜にともなって極めて大きなスペースが存在するため，安全・確実な植立が可能となる．

アンカースクリュー使用時の注意点

5 6| 間のアンカースクリューを固定源として 7 8| を整直させるためには，直接荷重することができないため，4| ブラケットとアンカースクリューを結紮線で結紮し，5 7| 間にオープンコイルスプリングを装着することで 7 8| の遠心移動を図るが，その際，4| ブラケットとアンカースクリューの結紮力が強すぎると小臼歯の頬側傾斜や圧下が生じ，逆に弱すぎると近心移動が生じる．したがって，同部に対するリンガルアーチの装着が小臼歯の頬側傾斜を防止するうえで必須となる．

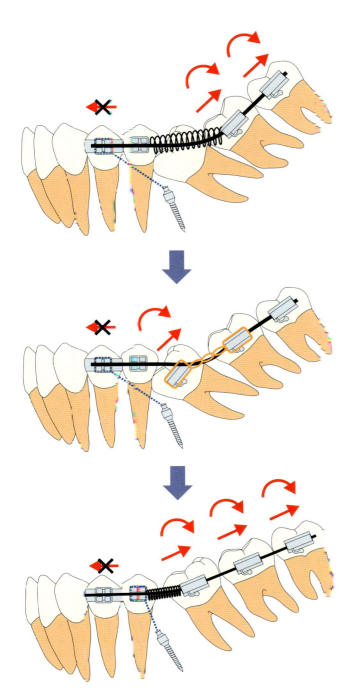

フォースシステム

 6 と 4 のバンドを 0.9 mm コバルトクロムワイヤーでつなげることで製作したリンガルアーチと, 5 6 間頰側に植立したアンカースクリューを結紮線で結紮することにより, 絶対固定を構築する. 7 8 の整直は 5 7 間にオープンコイルスプリングを装着することで行う.

 7 8 が遠心移動して 6 7 間にスペースができたら, 5 にもチューブを装着し, エラスティックチェーンによる 6 の整直を図る.

 整直がある程度達成され, ステンレスワイヤーが通せるようになったら, 5 ブラケットとアンカースクリューを結紮線で結紮し, 5 6 間にオープンコイルスプリングを装着して積極的な 6 の整直を行う.

Part 4　歯科矯正用アンカースクリュー活用術

治療経過

　6+4 にリンガルアーチを装着した後，5̄6̄ 間頬側にアンカースクリューをセルフドリリング法で植立した（図5）．1カ月の待機期間の後，5̄7̄8̄ にブラケットを装着し，.016ニッケルチタンワイヤーをセクショナルアーチとしてレベリングを開始した．ワイヤーはその1カ月後に.016ステンレスワイヤーに変更した．アンカースクリューと4̄ ブラケットを結紮線で結紮したうえで5̄7̄ 間にオープンコイルスプリングを装着し，7̄8̄ の遠心移動を開始した（図6）．

　治療開始4カ月後，5̄7̄ 間にある程度のスペースが獲得されたため，6̄ をピンセットにて揺らしたところ，視診でも生理的動揺が確認できた．そのため，6̄ の排列を図るためにブラケットを装着し，7̄ ブラケット近心にオメガループを屈曲した.016×.016コバルトクロムワイヤーに変更し，エラスティックチェーンにより整直を開始した（図7）．

　治療開始8カ月後，6̄ の整直がある程度達成されたため，ワイヤーを.016×.022ステンレスワイヤーに変更し，5̄ ブラケットとアンカースクリューを結紮線で結紮した．また，5̄6̄ 間にオープンコイルスプリングを装着して積極的な6̄ の整直を継続した（図8）．この時点で6̄ の骨性癒着は否定され，整直が可能であることが明らかになったことから，8̄ を抜歯しようとしたが，患者の妊娠が判明したため抜歯は延期となった．さらにその後，出産のため治療が中断された．

　11カ月間の治療中断の後，治療を再開した．6̄ の整直を図るため，同部のワイヤーを.016×.022ニッケルチタンワイヤーに変更した（図9）．3カ月の再レベリングの後，.016×.022TMAワイヤーを装着し，ディテイリングを行った（図10）．

　治療開始2年6カ月後，6̄7̄8̄ の整直が完了したため，すべての装置を撤去した．なお，8̄ は妊娠，出産を経て，抜歯をしなくてもすべての大臼歯の排列が完了したため，温存することに計画を変更した．6̄ については，挺出した状態で隣在歯と辺縁隆線がそろい，咬合接触も強くなかったことから，圧下は行わないこととした．

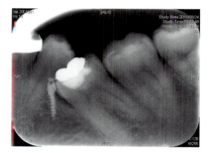

図5　アンカースクリュー植立時

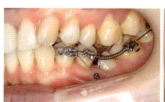 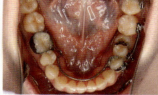

図6　7̄8̄ 遠心移動開始時（治療開始2カ月時）

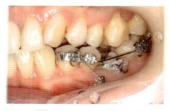 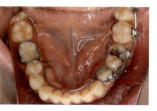

図7　6̄ 整直開始時（治療開始4カ月時）

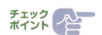
チェックポイント

7̄ 近心にオメガループを屈曲し，7̄ が近心傾斜することを防止する．また，4̄ ブラケットとアンカースクリューを結紮することで前歯部および小臼歯の反作用を防止する．

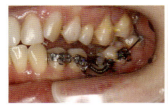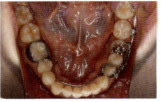

図8 ⌞5 6⌟間オープンコイルスプリング装着時（治療開始8カ月時）

> アンカースクリューを用いることで⌞6 7 8⌟を整直させるだけの矯正力をかけることが可能となる．また，⌞5 6⌟間にアンカースクリューを植立することで，⌞8⌟が遠心移動しても再植立の心配がなく患者の負担を少なくできる．

チェックポイント

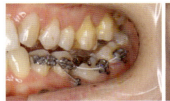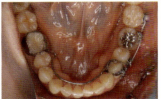 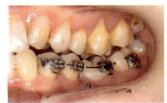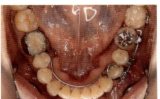

図9 治療再開時（治療開始1年7カ月時)　　図10 ディテイリング時（治療開始2年3カ月時）

治療結果

マルチブラケット装置による治療期間は，出産のための中断期間11カ月を含め，2年6カ月であった．

顔貌所見：初診時と比較して大きな変化はなく，正貌は左右対称な長顔型であった．側貌は直線型で，上下口唇もわずかに突出していた（図11）．

口腔内所見：大臼歯の対向関係は右側がAngle II級，左側がAngle I級で変化はなかった．オーバージェットは+2.0 mm，オーバーバイトは+1.5 mmとなり，ともに減少した．⌞6 7 8⌟は整直し，ほぼ良好な咬合状態を示した（図12）．

パノラマエックス線写真所見：⌞6⌟近心の歯槽骨レベルはやや低位であるが，初診時と比較すると骨が増生していた．⌞1 1⌟の根尖病巣の発現等はみられず経過良好であった．右側上顎洞炎についても著明な変化は見られなかった（図13）．

頭部エックス線規格写真所見：SNA，SNBともに変化はなく，ANBにもほぼ変化がないことから，上下顎の前後的関係は骨格性I級のままであった．歯系では，U-1 to SNはほぼ変化がなかったが，FMIAが58.1°，L-1 to Mandibularが90.6°となり，下顎中切歯はやや舌側傾斜を認めた．Interincisalは133.1°でやや小さくなった（図14, 15）．

保定

⌞5-7⌟頬側歯冠中央部に固定式のボンディングリテーナーを装着した．

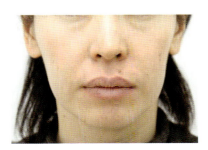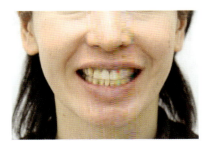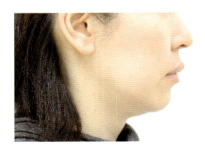

図11 治療終了時顔面写真

Part 4　歯科矯正用アンカースクリュー活用術

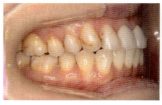
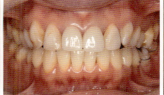
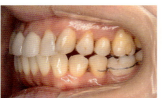
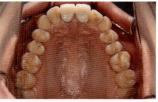
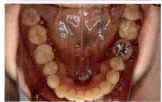

図12　治療終了時口腔内写真

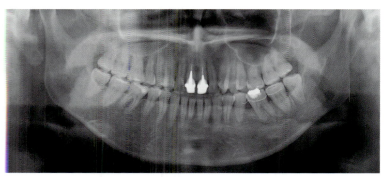

図13　治療終了時パノラマエックス線写真

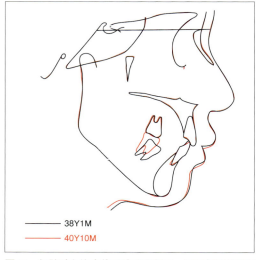

図14　初診時と治療終了時の頭部エックス線規格写真（トレース）の重ね合わせ

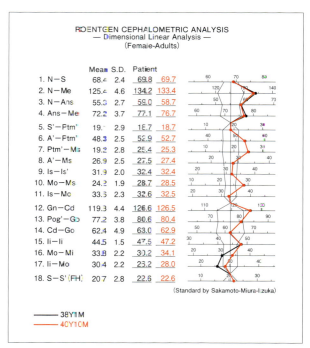
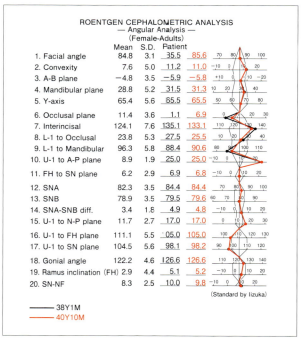

図15　初診時と治療終了時の頭部エックス線規格写真分析（左：距離的計測，右：角度的計測）

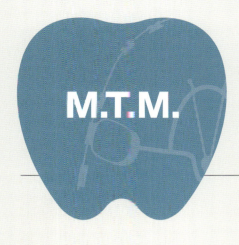

M.T.M.

アンカースクリューと第一大臼歯を固定しセクショナルアーチにて第二大臼歯を圧下した症例

田村隆彦，本言　満

アンカースクリュー植立部位：⌞5 6 間頬側（1本）
使用アンカースクリュー：デュアル・トップオートスクリューG2
　　　　　　　　　　　（1.4mm×8.0mm，プロシード）

症例の概要

患者：27歳2カ月，女性
主訴：上顎左側臼歯の挺出
一般的所見：全身的な問題はないが，以前に矯正歯科治療の経験があった．
習癖：特記事項なし
顔貌所見：正貌はほぼ左右対称であった．側貌は凸顔型で，口唇閉鎖に問題はなかった（図1）．
口腔内所見：大臼歯の対向関係は左右側ともにAngle I 級で，オーバージェット，オーバーバイトはともに＋3.0mmであった．矯正歯科治療の既往があるため，4⌋4，4⌋4 は抜歯されていた．⌞2 は逆被蓋で上下顎前歯部に叢生を認め，⌞7 は対合歯が欠損しているため咬合平面から2.5mm挺出していた．また，⌞7 の臨床歯冠高が低く，そのため 7⌋ も挺出していた．顔面正中に対して上下顎正中は一致していた（図2）．
模型分析所見：歯冠幅径は 6 以外のすべての歯が＋1S.D.を超えて大きかった．上顎の歯列弓幅径は＋1S.D.程度大きく，歯槽基底弓幅径は＋2S.D.を超えて大きかった．現状歯列弓におけるスペース計測の結果，上顎は2.9mm，下顎は5.8mmのスペース不足であった（図3）．Spee彎曲は0.0mmであった．
パノラマエックス線写真所見：矯正歯科治療によるものとみられる歯根吸収が認められたが，歯槽骨レベルでは顕著な吸収は認められなかった．7⌋⌞7 の挺出が認められ，⌞7 は根管治療が施され，歯冠高が低かった（図3）．

Part 4　歯科矯正用アンカースクリュー活用術

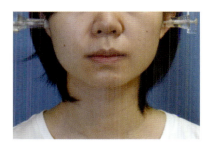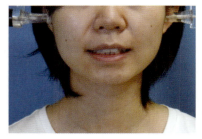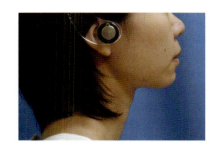

図1　初診時顔面写真

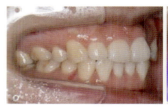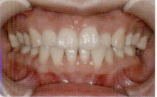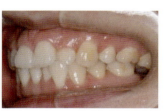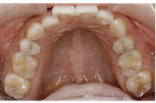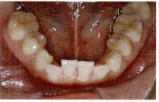

図2　初診時口腔内写真

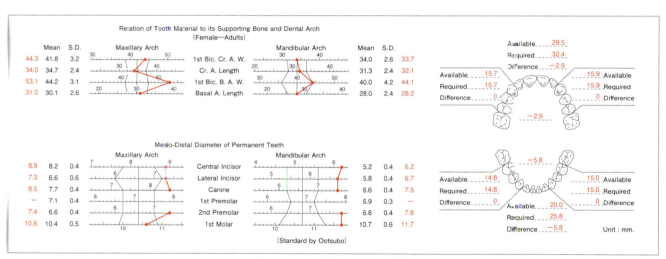

図3　初診時模型・スペース分析

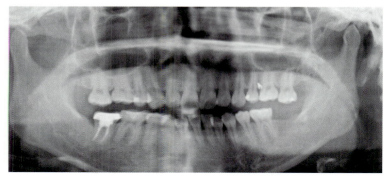

図4　初診時パノラマエックス線写真

診断と治療方針

診断：対合歯の欠損による |7 の高位症例（Angle I 級）

治療方針・治療方法：5|6 間頬側にアンカースク リューを植立し，アンカースクリューと |6 をアバッ トメントを利用して固定し，|3 4 6 7 にブラケット とチューブを装着して圧下を行う．

治療目標：|6 の近心辺縁隆線が |5 の遠心辺縁隆線に 合い，咬合面も水平になるように圧下する．

アンカースクリューの選択理由（利点）

◆ 患者が一部の歯の移動のみを希望する場合，固定源を確保することが困難な場合が多い．特に，大臼歯の圧下は歯の移動 で最も難しい動きであるため強固な固定としてアンカースクリューが必要になる．

◆ アバットメントを応用することで，アンカースクリューと歯を固定することが可能である．

植立部位の選択理由（利点）

大臼歯の圧下は頬舌的に2本のアンカースクリューを使用することで容易に可能となるが，口蓋側へのアンカースク リューの使用は舌の違和感，疼痛などがあることを考えると頬側のみに植立して処置するほうが有利である．平行法を用 いたデンタルエックス線写真で植立部位の近遠心歯根の位置を確認し，植立する．

アンカースクリュー使用時の注意点

◆ アンカースクリューと固定する歯は，アバットメント（T-ロック®，バイオデント）の形態を修正してできるかぎり付 着歯肉の形態に合わせる．

◆ 歯とアバットメントの固定はアバットメントにアンダーカットを付与し，ブラケットやチューブの邪魔にならないところ に接着剤により接着する．

Part 4　歯科矯正用アンカースクリュー活用術

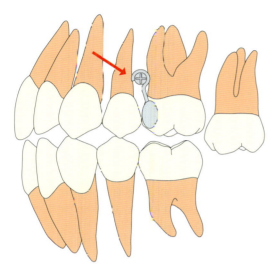

5 6 間にアンカースクリューを植立し，アバットメントと 6 をレジンで固定

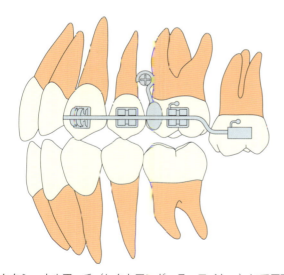

セクショナルアーチ（レクトアンギュラーワイヤー）にて圧下

フォースシステム

　側方歯のブラケットとチューブの位置は，圧下する歯以外はワイヤーが直線的になるように装着し，圧下する歯はなるべく歯冠側へ装着する．ワイヤーは超弾性のレクトアンギュラーワイヤーから使用し，ブラケットとチューブに段差が大きい場合にはワイヤーにステップをつけて適切な矯正力がかかるようにする．歯の移動にともないワイヤーの屈曲を行い，再度適正な矯正力がかかるように調整をする．ワイヤーによる頰側からの移動であるためトルクコントロールは必須である．

治療経過

5 6 間頰側にアンカースクリューを植立後，3週間の治癒期間を設け，アンカースクリューと 6 をアバットメントにより固定し，ブラケットとチューブを装着して超弾性のレクトアンギュラーワイヤーによって圧下を開始した（図5）．

7 が圧下する方向へワイヤーの調整を行い，超弾性ワイヤーから随時ステンレスワイヤーに変更して矯正力を加えた（図6）．

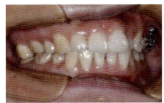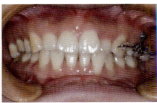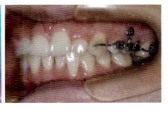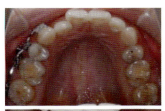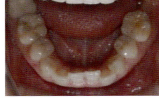

図5 7 圧下時

 圧下する歯以外は，ブラケットとチューブが一直線になるようにする．ただし，位置の不揃いや頰舌的な位置関係の違いがある場合は，ワイヤーの屈曲で対応する．アンカースクリューと歯が固定された直後から即時に移動させることが可能である．

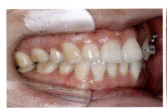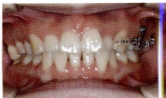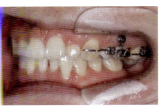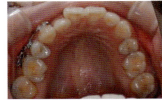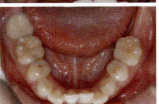

図6 ステンレスワイヤーによる圧下

治療結果

マルチブラケット装置による治療期間は1年であった．

口腔内所見：|6 と |5 は同一レベルとなり，歯の咬合面は正常な状態になった．欠損部とのクリアランスも5mm獲得できた（図7）．

パノラマエックス線写真所見：装置を装着した歯に歯根吸収は認められず，|7 は圧下され，近心歯とも同一レベルになった（図8）．

 保定

患者は審美的に有利な可撤式保定装置のクリアリテーナーを使用することを望んだ．挺出していた歯であることから，歯冠部をすべて覆うクリアリテーナーが有利であると考え，使用した．

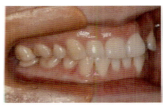 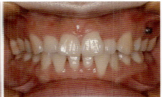 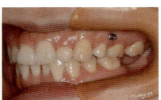 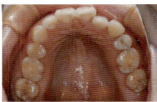 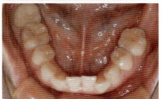

図7　治療終了時口腔内写真

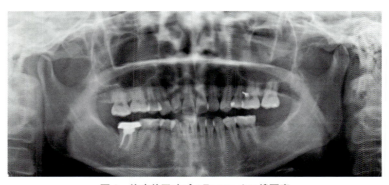

図8　治療終了時パノラマエックス線写真

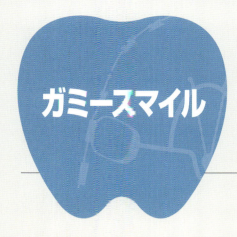

ガミースマイル

アンカースクリューと AGPB を併用してガミースマイルを伴う上顎前突を改善した症例

柴田桃子，宮澤　健，後藤滋巳

アンカースクリュー植立部位：上顎口蓋正中部（2本）
使用アンカースクリュー：インデュース MS-Ⅱ
　　　　　　　　　　　　（1.8mm×6.0mm，ジーシーオルソリー）

症例の概要

患者：22 歳 1 カ月，女性
主訴：下顎前歯部叢生とガミースマイル
一般的所見：アトピー性皮膚炎があり，抗アレルギー剤を服用していた．
習癖：舌突出癖および口呼吸が認められた．
顔貌所見：正貌はほぼ左右対称であるが，オトガイ筋の緊張が認められた．側貌は凸顔型で，上下口唇の突出感および下唇の翻転が認められた．スマイルでは，著しいガミースマイルを呈していた（**図 1**）．
口腔内所見：大臼歯の対向関係は右側が Angle Ⅱ 級，左側が Angle Ⅰ 級で，オーバージェットは＋8.5 mm，オーバーバイトは＋4.5 mm であった（いずれも右側の数値）．下顎前歯部に叢生が認められた．顔面正中に対して上顎正中は 1.0 mm 左方に偏位，下顎正中は 2.0 mm 右方に偏位していた（**図 2**）．
模型分析所見：歯冠幅径は |2 が－2S.D. を超えて小さく，2| が＋1S.D. を超えて大きかった．上下顎ともに歯列弓幅径・長径，歯槽基底弓幅径・長径は標準範囲内であった．現状歯列弓におけるスペース計測の結果，下顎は 7.0 mm のスペース不足であった（**図 3**）．Spee 彎曲は 2.0 mm であった．6| は |6 に比較してわずかに近心位にあり，近心捻転していた．
パノラマエックス線写真所見：8|8，5|E が存在し，その他歯数に異常は認められなかった．歯冠，歯根の形態異常は認められず，歯槽骨のレベルにも問題はなかった（**図 4**）．
頭部エックス線規格写真所見：〈距離的計測〉Mo-Ms は＋1S.D. を超えて大きく，上顎大臼歯は高位であった．Is-Is' は＋2S.D. を超えて大きく，上顎中切歯は高位であった．Mo-Mi は＋1S.D. を超えて大きく，下顎大臼歯は高位であった．Ii-Ii' は＋4S.D. で，下顎中切歯は高位であった．〈角度的計測〉SNA は標準範囲内であるが，SNB および Facial angle はともに－1S.D. を超えて小さく，下顎は後方位であった．ANB は＋8.5°で＋2S.D. を超えて大きく，上下顎の前後的不調和が認められた（骨格性Ⅱ級）．また，Mandibular plane が＋2S.D. を超えて大きく，ハイアングルを呈していた．歯系では，U-1 to FH は－1S.D. を超えて小さいが，U-1 to AP が＋2S.D. を超えて大きく，上顎中切歯は唇側傾斜していた．図には示さないが FMIA は 41.5°で－1S.D. を超えて小さく，下顎中切歯も唇側傾斜していた．その結果，Interincisal は－1S.D. を超えて小さかった（**図 13，14 参照**）．

Part 4　歯科矯正用アンカースクリュー活用術

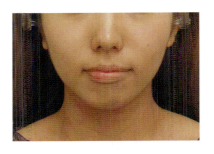
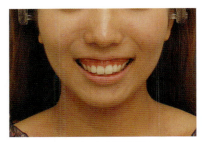
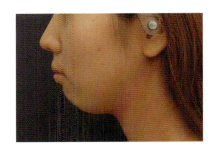

図1　初診時顔面写真

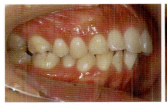
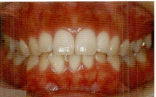
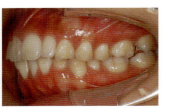
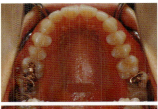
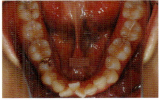

図2　初診時口腔内写真

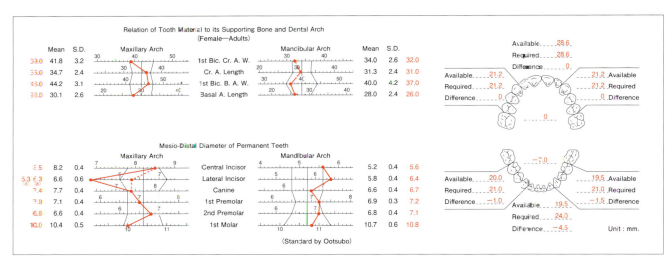

図3　初診時模型・スペース分析

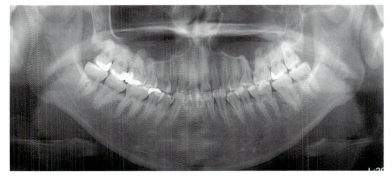

図4　初診時パノラマエックス線写真

282

診断と治療方針

診断：ガミースマイルを伴うハイアングル上顎前突症例（右側 Angle II 級，左側 Angle I 級）

治療方針・治療方法・治療目標：治療方針の立案にあたってはレベルアンカレッジシステム（以下，LAS）の analysis chart（図5）を利用した．初診時に，eSNA が 84.0°，SNB が 73.5°，eANB が +10.5°，FMA が 42.0°で，NA ラインに対する上顎中切歯の位置は 2.0 mm，17.0°，NB ラインに対する下顎中切歯の位置は 13.0 mm，35.5°であった．治療目標として，eANB は +8.0°，U-1 to NA は 0.0 mm，L-1 to NB は 9.0 mm に改善する設定としたところ，目標に到達するためには，4|4，4|4 抜歯，上顎前歯部の舌側移動，大臼歯対向関係の左右差の改善の必要性が示され，これら

をマルチブラケット装置で行うこととした．LAS の analysis chart ではパラタルバーの1年以上の装着，III 級ゴムの 7 カ月の装着，ハイプルヘッドギアの 1 年 3 カ月の装着が示されたが，上顎大臼歯の近心移動の防止およびハイアングルの改善を目的として上顎口蓋正中部にアンカースクリューを植立することとしたため，chart を修正したところ，III 級ゴムの装着期間は 2 カ月となり，動的治療期間は 2 年 11 カ月となった．

ガミースマイルの改善は，6|6 のアクセサリーチューブからレバーアームを延ばし，上顎前歯部を圧下することで行う．本症例ではトゥースサイズレシオが大きいが，下顎前歯部のストリッピングは行わず，最終的な大臼歯の対向関係を Angle II 級とすることで適正なオーバージェットを獲得する．

アンカースクリューの選択理由（利点）

- ガミースマイルに対する治療方法としては，従来，矯正歯科治療単独で上顎前歯部の圧下を行う方法と，外科手術を併用して上顎を上方移動させる方法があったが，後者は外科的侵襲が大きいという欠点がある．本症例においては，加強固定としてハイプルヘッドギアを併用して上顎前歯部の圧下を行う方法が考えられるが，ガミースマイルに対して十分な改善が期待できないと考えられる．
- アンカースクリューは植立および除去の術式が単純であり，外科的侵襲が極めて少なく，矯正歯科治療の延長線上の処置として患者に受け入れられやすい．
- アンカースクリューを固定源として用いることで，上顎前歯部牽引時の臼歯部の近心移動を防止でき，また上顎大臼歯の圧下を行うことができる．
- ガミースマイルは上顎前歯部の圧下を行うことにより改善するが，アンカースクリューにより上顎大臼歯の圧下ができれば，下顎の反時計回りに回転により前歯部の被蓋が深くなり，さらに上顎前歯部の圧下が可能になる．

植立部位の選択理由（利点）

神経・血管や歯根を損傷する可能性が低い上顎口蓋正中部の第一大臼歯部付近とする．植立にあたっては診断用ガイドプレートを製作し，歯科用コーンビーム CT による術前診査にて植立予定部位の骨や口蓋粘膜の厚みを測定し，植立の可否を判断した．診断用ガイドプレートを植立時のガイドとして使用することにより，術前診査で植立を予定した部位に正確に植立することが可能となった．植立後，歯科用コーンビーム CT で確認したところ，アンカースクリューは，十分な骨量の中，予定部位に正しく植立されていた．

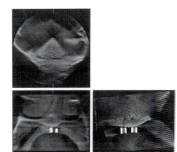

診断用ガイドプレート試適時

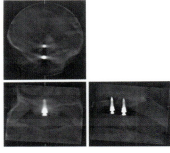

アンカースクリュー植立時

Part 4 歯科矯正用アンカースクリュー活用術

アンカースクリュー使用時の注意点

　AGPBを併用する場合は，アンカースクリューとアンテリアルアーチ上のフック（アンテリアルフック）を固定することにより，上顎第一大臼歯の固定源の確保が行える．その際，アンテリアルフックからアンカースクリューに向かう牽引ベクトルの方向が上顎大臼歯に及ぼす影響を考慮してパラタルバーを設計する必要がある．牽引ベクトルが上顎大臼歯の抵抗中心より口蓋寄りを通ると，上顎前歯部の舌側移動時の反作用により上顎大臼歯は近心傾斜を生じやすくなるため，パラタルバーのループ部分にフック（スタビライジングフック）をろう着しておき，上顎大臼歯の近心傾斜が生じた際には，アンカースクリューとスタビライジングフックを強く結紮することにより，近心傾斜を改善する．

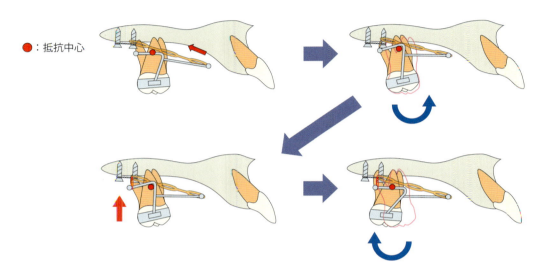

スタビライジングフック部分の結紮を強めることにより，大臼歯の近心傾斜を改善する．

フォースシステム

　上顎口蓋正中部に植立した2本のアンカースクリューを連続結紮する．アンカースクリューを応用するために改良したパラタルバー（AGPB）を 6|6 に装着し，臼歯部の近心移動の防止のために，2本のアンカースクリューを連続結紮した部分と，パラタルバーのアンテリアルフックとを結紮する．さらに，連続結紮部とパラタルバー上のスタビライジングフックを強く結紮し続けることにより，6|6 が徐々に圧下していく．

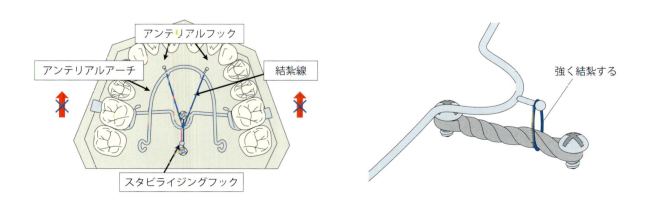

284

治療経過

LASの治療手順に従ってSTEP1からSTEP7まで順に行っていくが、本症例では治療期間短縮のため、STEP2を先行して行うこととした。上顎にパラタルバーとナンスのホールディングアーチを併せた装置を装着した後、下顎側方歯にマルチブラケット装置を装着した。その際、III級ゴムを併用しながら、.018×.018ニッケルチタンワイヤーから.018×.025ステンレスワイヤーまで順次装着し、下顎側方歯のレベリングとアンカレッジプレパレーションを行った（図6）。

その後、STEP1では、上顎にマルチブラケット装置を装着し、.018×.018ニッケルチタンワイヤーから.018×.025ステンレスワイヤーまで順次装着することにより、上顎歯列のレベリングとスタビライズを行った。

STEP3では、3|3の遠心移動を行うため、抜歯部位にゲーブルベンドを付与した.017×.025ニッケルチタンワイヤーと3+3にブラケット間距離の1.5倍のオープンコイルスプリングを装着した。

STEP4では、下顎前歯部の整直のため、3|3遠心にキーホールループを屈曲し、下顎前歯部のみを.016ラウンドワイヤーのサイズまでリデュースした.018

×.025ステンレスワイヤーを装着した。

STEP5では、下顎歯列のスタビライズを行うために、抜歯部位にキーホールループを屈曲した.018×.025ステンレスワイヤーを装着した。その後、上顎口蓋正中部にアンカースクリューを植立し、4|4を抜歯した（図7）。

STEP6では、最初に抜歯部位にゲーブルベンドを付与した.017×.025ニッケルチタンワイヤーとエラスティックチェーンにより上顎6前歯のエンマッセ牽引を行い、残ったスペースはキーホールループを屈曲した.018×.025ステンレスワイヤーを装着して閉鎖を行った（図8）。また、6|6のアクセサリーチューブからレバーアーム（上顎前歯部圧下用フック）を延ばし、上顎前歯部の圧下を行った。この際、臼歯部の近心移動の防止のため、2本のアンカースクリューを連続結紮した部分とAGPBのアンテリアルフックを結紮し、さらに連続結紮部とパラタルバー上のスタビライジングフックを強く結紮し、毎回の治療時に結紮を強くしていくことにより、上顎大臼歯の圧下を図った（図9）。

STEP7では、上下顎の咬合が緊密になるように調整し、動的治療を終了した。

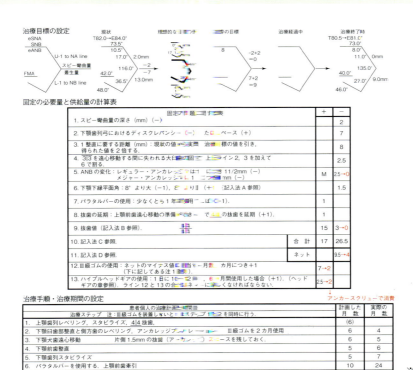

※ eSNA, eANBについては、p.57参照

図5　レベルアンカレッジシステムのanalysis chart

Part 4　歯科矯正用アンカースクリュー活用術

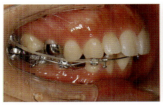
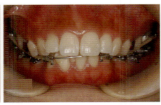
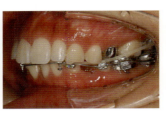
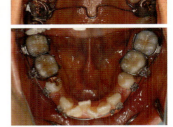

図6　下顎側方歯のレベリングとアンカレッジプレパレーション（STEP2 治療時）

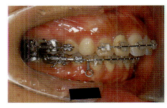
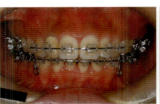
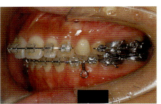
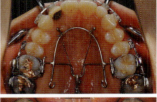
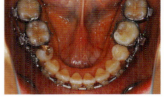

図7　アンカースクリュー植立時（STEP5 終了時，4|4 抜歯直前）

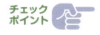
　　　上顎大臼歯を近心傾斜させないために，AGPB はできるかぎり牽引ベクトルが大臼歯の抵抗中心上を通るように配慮して設計する．

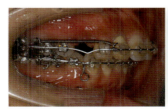
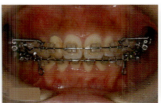
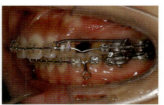
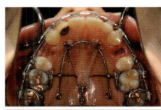
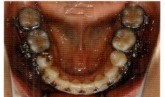

図8　上顎6前歯のエンマッセ牽引（STEP6 開始時）

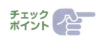
　　　もし上顎大臼歯の近心傾斜が生じた場合は，スタビライジングフックとアンカースクリューを強く結紮することにより近心傾斜の改善を行う．

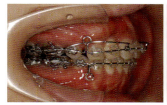
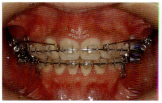
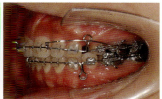
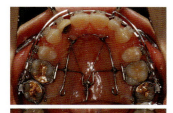

図9　上顎大臼歯および前歯部の圧下時（STEP6治療時）

チェックポイント

毎回，スタビライジングフックとアンカースクリューを強く結紮することで，上顎大臼歯の圧下を期待できる．大臼歯が圧下するとバイトが深くなるが，上顎前歯部牽引時に図のようにレバーアームを使用することにより上顎前歯部が圧下し，ガミースマイルを改善できる．

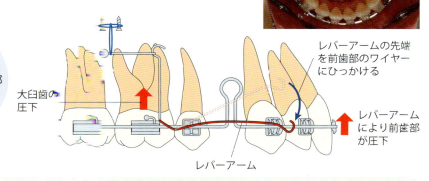

治療経過

マルチブラケット装置による治療期間は4年1カ月であった．

顔貌初見：初診時と比較してオトガイ筋の緊張および上下口唇の突出感が軽減し，良好な顔貌を呈していた（図10）．

口腔内所見：大臼歯の対向関係はAngle I 級となり，上顎前突および過蓋咬合は改善し，適正なオーバージェット，オーバーバイトを獲得できた．上下正中は一致し，左右対称な咬合関係となった（図11）．

パノラマエックス線写真所見：歯根の平行性はほぼ良好で，歯根や歯周組織に大きな問題は認められなかった（図12）．

頭部エックス線規格写真初見：SNAは80.5°，SNBは73.0°に減少し，ANBは+7.5°に変化した．U-1 to SNは88.5°に減少し，上顎中切歯は舌側傾斜し，FMAは50.0°に増加し，下顎中切歯は舌側傾斜した．その結果，Interincisalは135.0°に改善した（図13，14）．LASのchartでは，eSNAは84.0°から81.0°，SNBは73.5°から73.0°に減少し，eANBは+10.5°から+8.0°に変化した．NAラインに対する上顎中切歯の位置は2.0 mm，17.0°から0 mm，11.0°に変化し，NBラインに対する下顎中切歯の位置は13.0 mm，36.5°から9.0 mm，27.0°に変化した．また，FMAは42.0°から40.0°に変化した．上顎第一大臼歯は2.0 mm圧下，上顎中切歯は3.5 mm圧下され，ガミースマイルは改善した．

保定

固定式のボンディングリテーナーを選択し，5⏌5，⎾5+5⏌を固定した．また，可撤式のラップアラウンドリテーナーも上下顎に装着した．

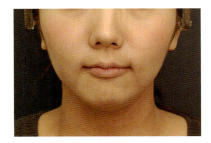
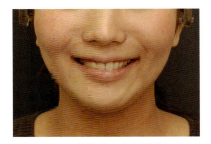
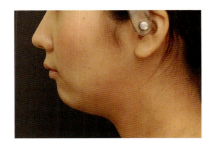

図10　治療終了時顔面写真

Part 4　歯科矯正用アンカースクリュー活用術

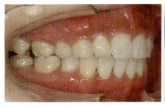
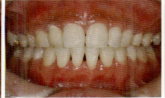
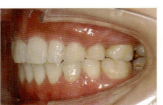
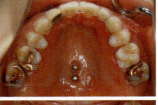
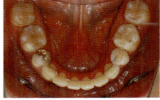

図11　治療終了時口腔内写真

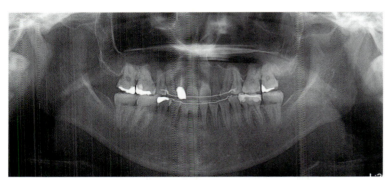

図12　治療終了時パノラマエックス線写真

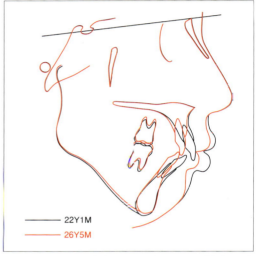

図13　初診時と治療終了時の頭部エックス線規格写真（トレース）の重ね合わせ

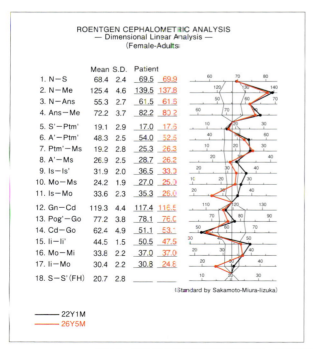
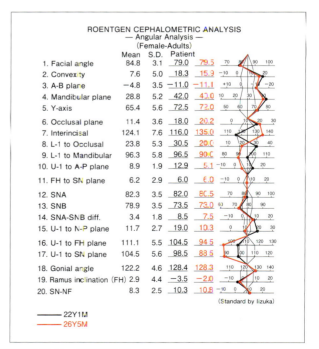

図14　初診時と治療終了時の頭部エックス線規格写真分析（左：距離的計測，右：角度的計測）

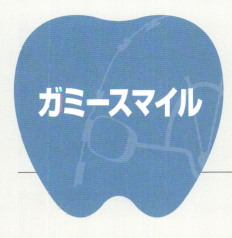

ガミースマイル

アンカースクリューとAGPBを併用して上顎大臼歯を圧下させガミースマイルを改善した症例

田渕雅子，宮澤 健，後藤滋巳

アンカースクリュー植立部位：上顎口蓋正中部（3本）
使用アンカースクリュー：インデュース MS-Ⅱ
（1.8 mm×6.0 mm，ジーシーオルソリー）

症例の概要

患者：13歳3カ月，女子
主訴：上顎前突
一般的所見：既往歴として不整脈が出たことがあった．その他，全身的な問題に特記事項はなかった．家族歴として，叔父が叢生であった．
習癖：開口癖と咬唇癖が認められた．
顔貌所見：正貌はほぼ左右対称であったが，口唇閉鎖時にオトガイ筋の緊張が認められた．また，スマイル時にガミースマイルを認めた．側貌は凸顔型で，上下口唇の突出が認められた（図1）．
口腔内所見：大臼歯の咬合関係は左右側ともに Angle Ⅰ級で，オーバージェットは＋5.5 mm，オーバーバイトは＋3.0 mm であった．上顎は前歯部から小臼歯部にかけて空隙を認め，空隙歯列弓を呈していた．顔面正中に対して上顎正中は一致し，下顎正中は 0.5 mm 右方に偏位し，上下顎正中には 0.5 mm の差異が認められた（図2）．
模型分析所見：歯冠幅径は 1, 6 が＋1S.D. を超えて大きかった．歯列弓長径は，上顎が＋2S.D.，下顎が＋1S.D. を超えて大きかった．また，上顎の歯槽基底弓幅径が＋1S.D. を超えて大きかった．現状歯列弓におけるスペース計測の結果，上顎は 2.7 mm，下顎は 0.5 mm のスペース余剰であった（図3）．
パノラマエックス線写真所見：8|8，8|8 が認められた．歯数の異常および歯冠，歯根の形態異常は認められなかった（図4）．
頭部エックス線規格写真所見：〈距離的計測〉N-Me は標準範囲内で，顔面高は標準であった．N-Ans が＋1S.D. を超えて大きく，上顔面が大きかった．A'-Ptm' は標準範囲内で，上顎骨長の大きさは標準的であった．Gn-Cd，Cd-Go は－1S.D. を超えて小さく，下顎骨長，下顎枝長が小さかった．Is-Is' は標準範囲内であったが，Ii-Ii' が＋1S.D. を超えて大きく，下顎中切歯は高位であった．Mo-Ms は－1S.D. を超えて小さく，上顎大臼歯は低位であった．Mo-M は標準範囲内であった．〈角度的計測〉SNA は標準範囲内，SNB は－1S.D. を超えて小さく，ANB は 5.8°で＋1S.D. を超えて大きく，上下顎の前後的不調和が認められた（骨格性Ⅱ級）．Mandibular plane は標準範囲内であった．U-1 to FH は＋1S.D を超えて大きく，L-1 to Mandibular は標準範囲内であるものの大傾向であり，図には示さないが FMIA は 47.0°で小さく，上下顎中切歯は唇側傾斜していた．その結果，Interincisal は－2S.D. を超えて小さかった（図13，14 参照）．

Part 4　歯科矯正用アンカースクリュー活用術

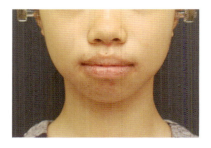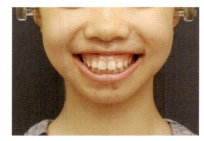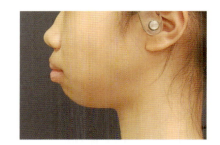

図1　初診時顔面写真

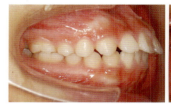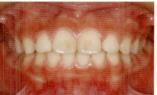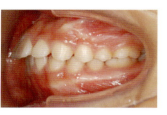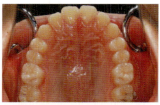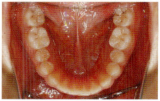

図2　初診時口腔内写真

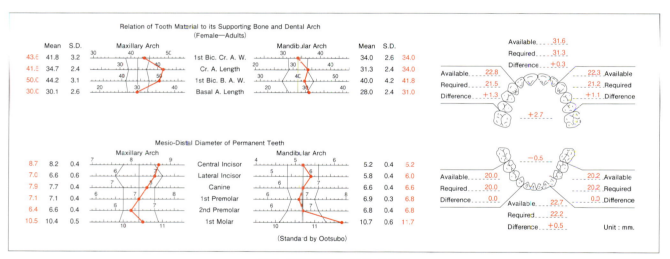

図3　初診時模型・スペース分析

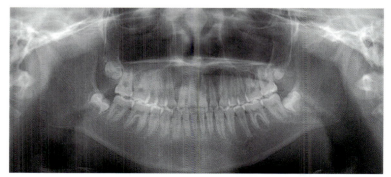

図4　初診時パノラマエックス線写真

診断と治療方針

診断：上顎前突，過蓋咬合，空隙歯列弓を伴うガミースマイル症例（Angle I 級）

治療方針・治療方法・治療目標：治療方針の立案にあたってはレベルアンカレッジシステム（以下，LAS）の analysis chart（図5）を利用した．初診時は，eSNA が 80.0°，SNB が 73.0°，eANB が +7.0°，FMA が 31.5° で，NA ラインに対する上顎中切歯の位置は 6.0 mm，27°，NB ラインに対する下顎中切歯の位置は 12.0 mm，29.0° であった．治療目標として，eANB は +4°，U-1 to NA は 3.0 mm，L-1 to NB は 6.0 mm に改善する設定としたところ，目標に到達するためには，4|4，4|4 抜歯の必要性が示され，これらをマルチブラケット装置で行うこととした．また，骨格性 II 級であるため，上顎前歯部の舌側移動は歯根の舌側移動による A 点の後退を目的として歯体移動で行い，下顎前歯部の舌側移動は B 点の後退を避けるために傾斜移動で行うこととした．LAS の analysis chart ではパラタルバーの 1 年以上の装着，III 級ゴムの 4 カ月の装着が示された．上顎大臼歯の最大の固定を得るための水平的な加強固定を目的に，上顎口蓋正中部にアンカースクリューを植立して AGPB を併用することとした．また，過蓋咬合，ガミースマイルは，AGPB とアンカースクリューの結紮により大臼歯を圧下させながら上顎前歯部を圧下させて改善することとした．

アンカースクリューの選択理由（利点）

- 上顎前歯部の十分な舌側移動を行うための固定源の確保には苦慮することが多く，従来はヘッドギアなどの顎外固定装置による加強固定が行われたが，ヘッドギアは患者の協力度に依存し，日常生活のなかで十分に装着できない場合も多い．そのような場合は，固定の喪失を見込んで前歯部の後退量を減らすなど，水平的な治療目標を妥協せざるを得ない．
- 垂直的コントロールとして，大臼歯の圧下を期待してハイプルヘッドギアを併用しながら上顎前歯部の圧下を試みようとしても，現実的にはヘッドギアによって大臼歯の圧下を行うことは難しく，ガミースマイルに対して十分な改善が期待できない．
- アンカースクリューは植立および除去の術式が単純であり，外科的侵襲が極めて少なく，矯正歯科治療の延長線上の処置として患者に受け入れられやすい．
- アンカースクリューを用いることで，上顎前歯部の舌側移動の際に起こりうる臼歯部の近心移動の防止が可能となり，また従来の方法では困難であった臼歯部の圧下を行うことが可能となり，それにともなう上顎前歯部の圧下によりガミースマイルの改善が期待できる．

植立部位の選択理由（利点）

　上顎臼歯部の加強固定のため，神経・血管や歯根を損傷する可能性が低い上顎口蓋正中部の第一大臼歯部付近に植立する．診断用ガイドプレートを製作し，歯科用コーンビーム CT による術前診査にて骨や粘膜の厚みを測定し，植立の可否を判断した．診断用ガイドプレートを植立時のガイドとして使用することにより，術前診査で植立を予定した部位に正確に植立することが可能となった．

Part 4　歯科矯正用アンカースクリュー活用術

アンカースクリュー使用時の注意点

- 上顎口蓋正中部に植立したアンカースクリューとAGPBを固定する場合，パラタルバーの前方に伸ばしたアンテリアルアーチ上のフック（アンテリアルフック）から結紮線で固定することで固定源の確保が行えるが，その際には上顎大臼歯の近心傾斜が起こらないように，できるかぎり牽引ベクトルが大臼歯の抵抗中心を通るように設計する必要がある．
- パラタルバーのループ部から後方に短いフック（スタビライジングフック）を延長し，上顎大臼歯の近心傾斜を防止するためにそのフックとアンカースクリューを結紮するとよい．

フォースシステム

　上顎口蓋正中部に植立したアンカースクリューを連続結紮し，アンカースクリューとアンテリアルフックとを結紮線で結紮しておくことにより，上顎前歯部の舌側移動時の反作用である大臼歯の近心移動を防止する．また，口蓋粘膜から大きく離れた位置（約3mm）に付与したスタビライジングフックとアンカースクリューとを強く結紮することで，AGPB自体に沈下力が発生し，第一大臼歯を圧下させる．さらに，アンテリアルアーチの小臼歯部にろう着したフックと 5|5 舌側に装着したリンガルボタン，およびポステリアルフックと 7|7 をエラスティックチェーンで固定することで上顎臼歯部全体が圧下し，下顎の反時計回りの回転を生じさせる．

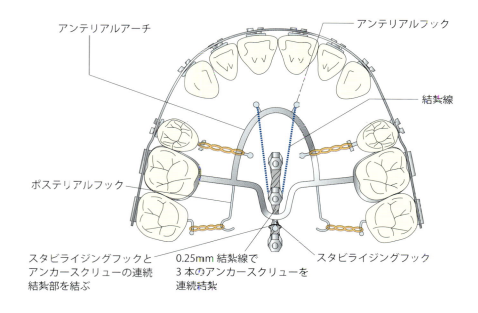

292

治療経過

LASの治療手順に従って治療を行うこととした．LASでは通常，STEP 1からSTEP 7まで順に行うが，治療期間短縮のためSTEP 2を先行して行うこととした．まず，上顎にパラタルバーとナンスのホールディングアーチ付きリンガルアーチを装着し，4|4 抜歯後，STEP 2として下顎4前歯を除く歯にブラケットを装着し，下顎歯列のレベリングを開始した（図6）．.018×.018 ニッケルチタンワイヤー，.017×.025 ニッケルチタンワイヤー，.017×.025 ステンレスワイヤー，.018×.025 ステンレスワイヤーを順次装着し，ワイヤー装着時からⅢ級ゴムを4カ月併用して下顎大臼歯の整直を行った．

その後，STEP 3では，.017×.025 ニッケルチタンワイヤーと，3|3 ブラケット間距離の1.5倍の長さのオープンコイルスプリングを使用して 3|3 の遠心移動を行った．また，Ⅲ級ゴムの使用終了後，リンガルアーチを除去し，STEP 1として上顎にブラケットを装着して，.015×.016 ニッケルチタンワイヤーから .018×.025 ステンレスワイヤーまで順次装着し，レベリングを行った（図7）．

STEP 4では，下顎4前歯にブラケットを装着し，レベリング，圧下，整直を開始した．その際，.016×.016 コバルトクロムワイヤーで下顎前歯部のわずかな圧下を行い，下顎のSpee 彎曲の除去を行った．その後，上顎口蓋正中部にアンカースクリューを植立し，4|4 を抜歯した．植立本数については，患者の年齢が13歳と若年であり，術前診査で骨が菲薄であったことから，通常は2本の植立を行うところ，3本植立することとした．

STEP 6では，.017×.025 ニッケルチタンワイヤーを装着し，3 2|間，|2 3 間のフックから 6|6 フックにクローズドコイルスプリングを装着して上顎前歯部の牽引を開始した（図8）．その後，上顎6前歯の舌側移動の継続を目的に，キーホールループ付きの .018×.025 ステンレスワイヤーを使用した．その際，上顎の咬合挙上のため，上顎大臼歯のアクセサリーチューブより延ばしたレバーアームを使用した（図9）．アンカースクリューは，患者の年齢が若年であったためか，圧下力に耐えられなかったためか，理由は不明であるが，植立2カ月後に最前方部のスクリューが，その7カ月後には最後方部のスクリューが脱落してしまった．

STEP 7では，細かい調整と最終仕上げを行い，治療を終了した．

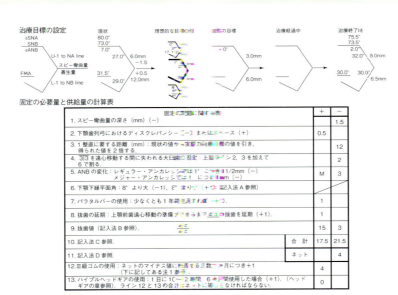

図5　レベルアンカレッジシステムの analysis chart

※ eSNA, eANB については，p.57 参照

Part 4　歯科矯正用アンカースクリュー活用術

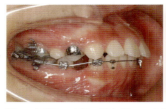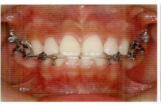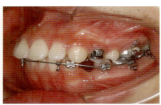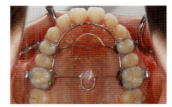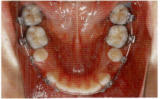

図6　下顎レベリング時（STEP2 開始時）

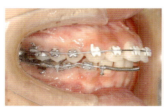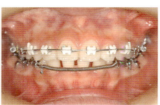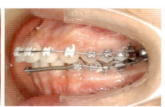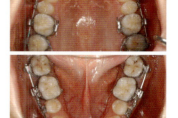

図7　$\overline{3|3}$ 遠心移動および上顎レベリング時（STEP1 治療時　STEP3 終了時）

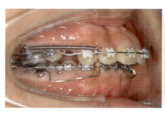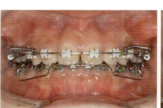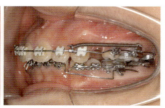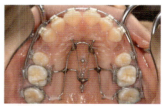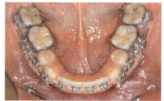

図8　上顎前歯部の牽引および大臼歯の圧下時（STEP6 治療時）

> 上顎臼歯部を圧下する時期には，上下顎臼歯部でしか咬合していない状態で上顎大臼歯を圧下するとよい．それにより，さらに上顎前歯部を圧下することが可能となり，ガミースマイルの改善につながる．

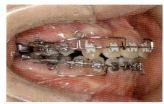
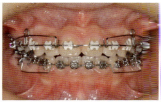
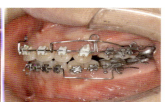
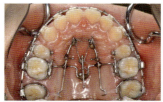
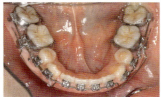

図9　上顎前歯部の牽引および大臼歯の圧下時（STEP6継続時）

治療結果

マルチブラケット装置による治療期間は2年11ヵ月であった．
顔貌所見：初診時と比較してオトガイ筋の緊張および上下口唇の突出感が改善し，良好な顔貌となった．また，スマイル時に見られたガミースマイルも改善した（図10）．
口腔内所見：大臼歯の対向関係はAngle I 級のまま，オーバージェットは+2.5 mm，オーバーバイトは+1.5 mmとなった．前歯部のスペースは閉鎖し，上下顎正中はほぼ一致し，顔面正中とも一致した（図11）．
パノラマエックス線写真所見：歯根の平行性は良好で，歯周組織に特に大きな問題は認められなかった（図12）．
頭部エックス線規格写真所見：SNA, SNBは−1S.D.を超えて小さくなったが，ANBは+2.4°で標準範囲内となった．U-1 to FHは+1S.D.を超えて大きかったが，L-1 to Mandibularは標準範囲内となり，下顎中切歯は舌側傾斜した．その結果，Interincisalは116.7°に改善した．上顎第一大臼歯は圧下しながら近心移動し，上顎中切歯は圧下しながら舌側に歯体移動した．上顎の臼歯高は21.5 mmから20.5 mmへ1.0 mm圧下し，上顎の咬合平面は上方に移動した．下顎中切歯は圧下および舌側に歯体移動し，下顎大臼歯は下顎の成長にともなって挺出しながら近心移動した（図13, 14）．LASのchartでは，eSNAは80.0°から75.5°に減少，SNBは73.0°から73.5°に増加し，eANBは+7.0°から+2.0°に減少した．NAラインに対する上顎中切歯の位置は6.0 mm, 27.0°から8.0 mm, 32.0°に変化し，NBラインに対する下顎中切歯の位置は12.0 mm, 29.0°から6.5 mm, 30.0°に変化した．FMAは31.5°から30.0°に変化した．

保定

固定式ボンディングリテーナーを 5+5, 5+5 に装着した．また，可撤式のラップアラウンドリテーナーも上下顎に装着した．

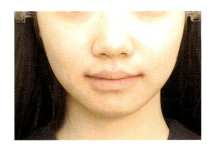
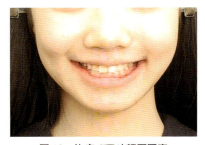
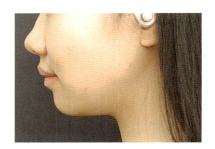

図10　治療終了時顔面写真

Part 4　歯科矯正用アンカースクリュー活用術

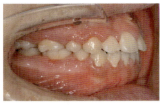
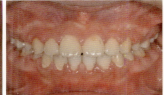
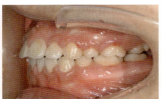
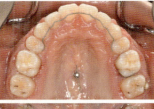
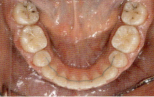

図11　治療終了時口腔内写真

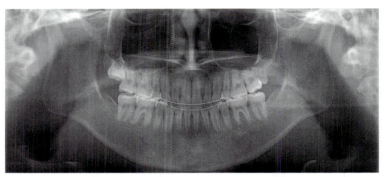

図12　治療終了時パノラマエックス線写真

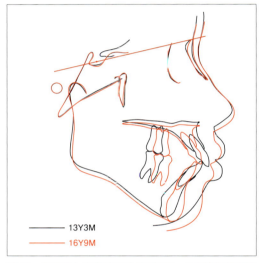

図13　初診時と治療終了時の頭部エックス線規格写真（トレース）の重ね合わせ

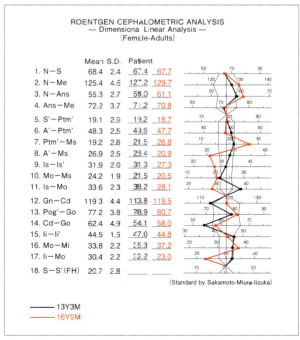
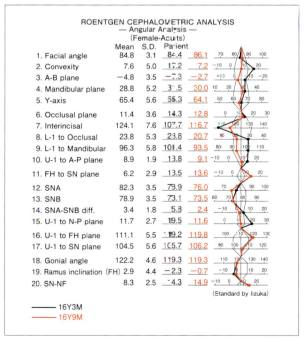

図14　初診時と治療終了時の頭部エックス線規格写真分析（左：距離的計測，右：角度的計測）

296

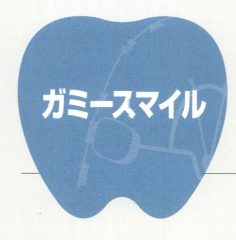

ガミースマイル

アンカースクリューを用いた上顎歯列全体の圧下によりガミースマイルを改善した症例

田中栄二, 岡 彰子, 荒井大志, 天真寛文

アンカースクリュー植立部位：7⏌6 間, ⌊6 7 間頰側（2本）
　　　　　　　　　　　　　4⏌2 間, ⌊2 3 間唇側（2本）
使用アンカースクリュー：B-max type-TK
　　　　　　　　　　　（1.6 mm×6.0 mm, バイオデント）

症例の概要

患者：43歳, 女性

主訴：上下顎正中線の偏位, 下顎前歯部叢生, ガミースマイル

一般的所見：35歳6カ月時に矯正歯科を受診し相談を受けるも, 治療開始には至らなかった. ⏌3 については埋伏していたため, すでに抜歯されていた. その後, 歯科治療が進み, ⌊5 歯冠破折のため排膿が見られ, 診査の結果, 抜歯と診断されたため, 改めて矯正歯科を受診した.

顔貌所見：正貌はほぼ左右対称な長顔型で, 側貌は直線型であった. 口元の突出感は認められないものの, 口唇閉鎖時にオトガイ筋の緊張が認められた. スマイル時, 上顎前歯部歯冠の露出が大きく, 1⏌1 部で約3mm程度の歯肉が見えた（図1）.

口腔内所見：大臼歯の対向関係は左右側ともにAngle I 級で, オーバージェットは＋2.8 mm, オーバーバイトは＋1.9 mmであった. 3⏌5 はすでに抜歯されており, 6 2⏌1 6, ⌊7 6 には歯冠補綴が施されていた. 顔面正中に対して上顎正中は3.0 mm右方に偏位していた（図2）.

模型分析所見：歯冠幅径は 2 3 4 5 が＋1S.D.を超えて大きく, 6 は－1S.D.を超えて小さかった. 上下顎ともに歯列弓幅径・長径, 歯槽基底弓幅径・長径は標準範囲内であった. 現状歯列弓におけるスペース計測の結果, 上顎は欠損歯の影響で6.0 mmのスペース余剰, 下顎は前歯部に中等度の叢生があり7.4 mmのスペース不足であった（図3）.

パノラマエックス線写真所見：⌊5 根尖部に透過像が認められ, 保存不可能と判断されたため, 後日抜歯となっている. 上顎左右側臼歯部の歯槽骨レベルはわずかに低下しており, ⌊7 遠心歯槽骨には垂直性骨吸収が認められた. 下顎頭の形態には異常な所見は認められなかった（図4）.

顎関節エックス線写真所見：左側顎関節に雑音が認められたものの, 顎関節痛や咀嚼筋痛, 開口障害の既往はなかった.

頭部エックス線規格写真所見：〈角度的計測〉骨格系では, SNA, SNB はともに－1S.D.を超えて小さいものの, ANB は＋4.7°で標準範囲内であり, 上下顎の前後的不調和は認められなかった. 垂直的には Mandibular plane, Gonial angle が＋2S.D.を超えて大きく, 下顎角の開大を伴うハイアングルを呈していた. 歯系では, U-1 to FH が－3S.D.を超えて小さく, 上顎中切歯が舌側傾斜しており, 図には示さないが FMIA は 45.5°で小さく, 下顎中切歯は唇側傾斜していた（図12, 13参照）. 正面頭部エックス線規格写真所見としては, 仮想正中線に対して下顎正中は一致しているものの, 上顎正中は3.0 mm右方に偏位していた. 下顎の偏位は認められず, 形態的にもほぼ対称的であった.

Part 4　歯科矯正用アンカースクリュー活用術

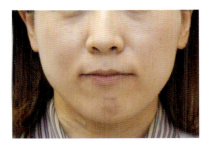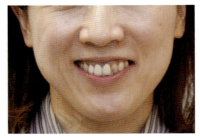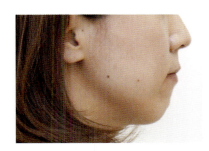

図1　初診時顔面写真

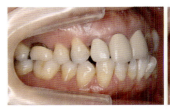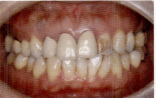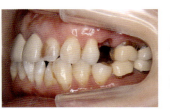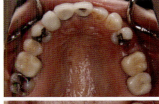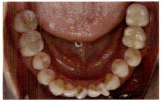

図2　初診時口腔内写真

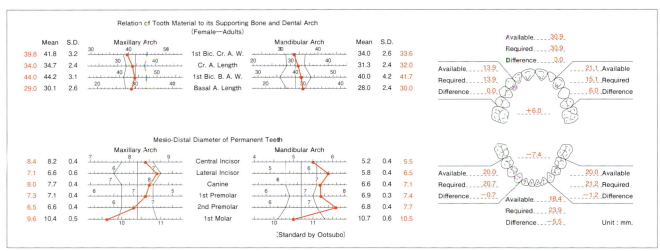

図3　初診時模型・スペース分析

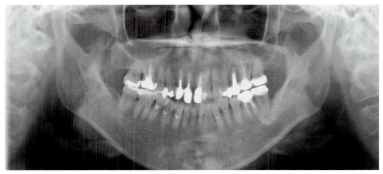

※ |5 抜歯以前のもの

図4　初診時パノラマエックス線写真

298

診断と治療方針

診断：3|5 の欠損を伴うハイアングル叢生症例（Angle I 級，骨格性 I 級）

治療方針・治療方法・治療目標：問題点として，上顎正中の右方偏位と下顎前歯部の中等度の叢生，下顎角の著しい開大に起因する長顔型，スマイル時のガミースマイルが挙げられた．そのため，治療方針として，上顎については 5 の抜歯スペースを利用し，上顎正中を顔面正中ならびに下顎正中に一致させることとした．上顎正中が顔面正中に対して 3.0 mm 右方に偏位していたため，上顎正中を 3.0 mm 左方へ移動させ，結果，4|2 間，|2 3 間にそれぞれ 3 mm 程度のスペースを集める．その後，上顎前歯部を 2.5 mm 舌側移動させる．上顎中切歯の歯軸はやや舌側傾斜を示したことから，上顎前歯部にはキャンセルトルクを付与し，可及的に歯体移動させることとした．固定の程度は最大とし，臼歯部にアンカースクリューを植立することとした．

また，スマイル時のガミースマイルの解消を目的として，上顎前歯部の 3.0 mm の圧下を図るため，上顎前歯部唇側にアンカースクリューを植立し，これを固定源として上顎前歯部に圧下力（片側約 150g）を負荷する．その際，問題点のひとつに挙げられているように，患者は下顎角の開大にともなう長顔型を示したことからガミースマイルの解消のために上顎前歯部を圧下すると開咬が生じてしまうことを考慮し，上顎臼歯部の圧下を行い，下顎の反時計回りの回転を図りながら適正なオーバーバイトを維持することとした．結果として，上顎は臼歯部で約 1.5 mm，前歯部で約 3.0 mm の圧下を行い，ガミースマイルの解消と過大な下顔面高の減少を図ることとした．

下顎については，下顎中切歯の治療目標を 1.5 mm 後方に移動した位置に設定し，4|4 を抜去し，その抜歯スペースを利用して前歯部の叢生の改善と下顎中切歯の約 1.5 mm の歯体移動を図ることとした．下顎のアーチレングスディスクレパンシーは－7.4 mm であり，4|4 を抜歯して得られるスペースは 14.8 mm であることから，叢生を解消し，下顎中切歯を後方に 1.5 mm 移動した後に残るスペース量は 4.4 mm となることから，下顎の固定は中等度の固定とし，加強固定は行わないこととした．

アンカースクリューの選択理由（利点）

- 重度のガミースマイルを伴うハイアングルに対しては，従来，上顎骨切り術による外科的矯正治療が適用されている．上顎骨を Le Fort I 型骨切り術にて離断し，上方あるいは前上方へ移動することにより，ガミースマイルの改善が可能となり，加えて下顎の反時計回りの回転が生じることで，過大な前下顔面高を減少させることが可能となる．しかし，患者の外科的侵襲は大きく，本症例のようにガミースマイルが中等度であり，上下顎の前後的不調和が認められない場合は患者が外科手術を望まないことも少なくない．また，外科手術の後遺症や後戻りの可能性についても否定できない．
- ユーティリティアーチなどを用いた前歯部の圧下も可能であるが，臼歯部の圧下を同時に行っていくメカニクスは従来存在していない．
- 臼歯部と前歯部にアンカースクリューを植立することで，上顎全歯の圧下が可能となり，上顎骨切り術を回避できる．

植立部位の選択理由（利点）

ガミースマイルと長顔型の改善のためには上顎全歯の圧下が必要であることから，上顎の前歯部と臼歯部の両方にアンカースクリューを植立し，上顎全体に圧下力が加えられるようにする．上顎臼歯部の植立部位は，大臼歯の効率的な圧下のため，7|6 間，6|7 間頬側を選択する．本症例では，同部位の付着歯肉の幅が広く，歯肉頬移行部まで十分な高さがあったため，アンカースクリューを傾斜埋入することにより大臼歯歯根との近接が生じにくく，安全な植立が可能である．上顎前歯部の植立部位は，上顎の正中補正が終了した後の 4|2 間，|2 3 間とする．前歯部牽引前の同部位には十分なスペースがあり，歯根近接あるいは接触を起こすことなく安全，確実に植立することが可能となる．

Part 4　歯科矯正用アンカースクリュー活用術

アンカースクリュー使用時の注意点

- 頬側でのアンカースクリュー植立において最も注意しなくてはならないのは，アンカースクリューと歯根の近接あるいは接触である．6|6 には頬側近心根と遠心根があり，アンカースクリュー植立時に障害を生じやすい．また，植立部位が歯列後方になるほど，視野が狭くなり，症例によってはドライバーやコントラアングルのアクセスが困難となる．デンタルエックス線写真を撮影し，同部の歯根間距離を計測するとともに，症例によってはCTを撮影し，ガイドプレートなどを製作するとよい．
- 歯根間距離は根尖に近いほど広くなることから，アンカースクリューを傾斜埋入することで歯根との近接あるいは接触を防ぐことが可能となる．

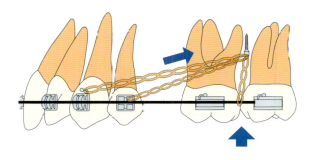

臼歯部の圧下力と前歯部の牽引力の合計が 200g 以下になるように調整する

|3 4 の遠心移動と臼歯部の圧下

フォースシステム

パラタルバーを装着したうえで，7 6|間，|6 7 間頬側にアンカースクリューを植立し，メインワイヤーに直接エラスティックチェーンを装着することで，上顎臼歯部に圧下力を負荷する．同時に，アンカースクリューと|3 4 ブラケットとの間にもエラスティックチェーンを付与し，同歯の遠心移動を図る．

前歯部については，6前歯の圧下のためには 2 1|間，|1 2 間にアンカースクリューを植立するほうが効率的であるが，同部位の歯根間距離が極めて狭く歯根への近接が生じやすいため，4 2|間，|2 3 間に植立して牽引する．
※アンカースクリューの耐荷重性については，2Ｎ以下であれば問題ないことを有限要素解析にて確認している．

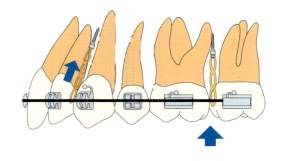

全歯の圧下

治療経過

まず上顎にパラタルバーを装着するとともに，上顎左右側臼歯部にブラケットを装着し，セクショナルアーチにてレベリングを開始した（図5）．

2カ月のレベリングの後，7 6|間，|6 7 間頬側にアンカースクリューを植立した．1カ月の待機期間の後，アンカースクリューと7 6|間，|6 7 間のメインワイヤーとの間にエラスティックチェーンを装着し，上顎臼歯部の圧下を開始した．上顎のワイヤーは.016×.022ステンレスワイヤーとし，|6 7 間に植立したアンカースクリューと|3 4 ブラケットとの間にエラスティックチェーンを装着し同歯の遠心移動を並行して行った．また，|2 3 間に装着したクリンパブルフックを利用して，上顎正中の補正を開始した（図6）．

下顎については治療開始4カ月後に 4|4 を抜歯し，治療開始5カ月後にマルチブラケット装置を装着して.016ニッケルチタンワイヤーによってレベリングを開始した．

治療開始1年4カ月後，上顎臼歯部の圧下が進み，オーバーバイトが増大してきたため，4 2|間，|2 3 間にアンカースクリューを植立し，前歯部の圧下を開始した（図7）．

治療開始2年1カ月後，上顎臼歯部の圧下に続き，前歯部の圧下も終了し，ガミースマイルは軽減した．顔面正中に対して上顎正中はわずかに右方に偏位し，下顎正中は左方に偏位していることから，上顎左側臼歯部の遠心移動を試みようとしたが，|6 7 の歯槽骨レベルが低下しアンカースクリューが脱落したため，|4 6 間頬側にアンカースクリューを植立し直した．

治療開始2年7カ月後，上顎左側臼歯部の遠心移動と顎間ゴムの使用により，上下顎正中は一致した（図8）．さらに3カ月のディテイリングにより緊密な咬合が確立されたため，すべての装置を撤去し，保定を開始した．

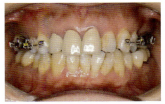
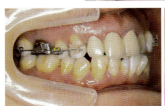
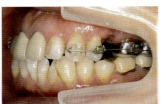

図5　側方歯レベリング開始時

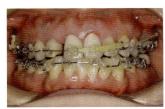
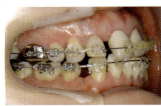
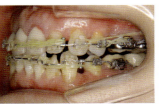

図6　大臼歯の圧下と|3 4 遠心移動開始時（治療開始4カ月時）

チェックポイント

上顎全歯の圧下を目的としていることから，メカニクスの単純化を図るためにもアンカースクリューの植立部位は頬側が望ましいが，アンカースクリューが歯根と近接する可能性があるため，できるかぎり直径の細いスクリューを選択するべきである．

Part 4 歯科矯正用アンカースクリュー活用術

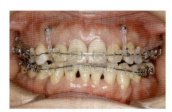
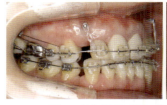
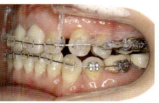

図7 前歯部圧下開始時（治療開始1年4カ月時）

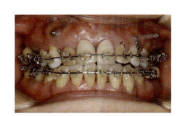
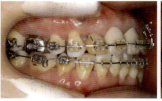
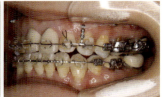

図8 上下顎正中の一致（治療開始2年7カ月時）

チェックポイント 歯の圧下量を稼ぐためにはアンカースクリューはできるかぎり歯頸部から離れた部位への植立が望まれることから，傾斜埋入する必要がある．このような症例に対しては，gingival padを有するアンカースクリューでは不潔域が生じやすく不適当な場合がある．

治療結果

マルチブラケット装置による治療期間は2年10カ月であった．
顔貌所見：正貌は左右対称で，口唇閉鎖時のオトガイ筋の緊張は消失した．側貌は直線型で，スマイル時の上顎前歯部の露出は適度となり，ガミースマイルは改善した（図9）．
口腔内所見：大臼歯の対向関係は左右側ともにAngle Ⅰ級で，犬歯関係もⅠ級となった．オーバージェット，オーバーバイトともに+2.0 mmとなり，ほぼ適正なアンテリアガイダンスを維持できた．顔面正中に対して上下顎正中は一致した（図10）．
パノラマエックス線写真所見：歯根の平行性にほぼ良好であるものの，上顎左右側大臼歯部の歯槽骨レベルは初診時と比較して低下した．下顎頭については，形態的な変化は認められなかった（図11）．
頭部エックス線規格写真所見：SNA，SNBともに大きな変化は見られず，ANBは+4.1°であり，上下顎の前後的関係は維持された．6|は約1.0 mm圧下し，下顎は1.7°反時計回りに回転した．上顎中切歯は約2.5 mm圧下され，2.4°唇側傾斜した．L-1 to Mandibularは92.5°へ増加し，FMIAは46.9°へ増加し，下顎中切歯の唇側傾斜がやや改善した（図12，13）．正面頭部エックス線規格写真より，仮想正中線と上下顎正中線は一致した．

保定

上顎前歯部ならびに上下顎臼歯部の補綴処置が必要であることから，固定式保定装置は装着せず，上顎にはベッグタイプリテーナーを，下顎にはスプリングリテーナーを装着して，ほぼ1日中の使用を指示した．現在，保定開始1年を経過しているが，上顎前歯部の上下的位置は安定しており，緊密かつ機能的な咬合状態を保っている．

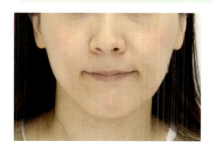
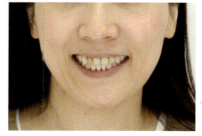
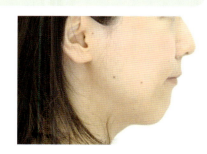

図9 治療終了時顔面写真

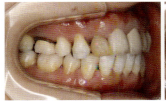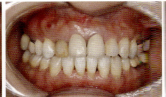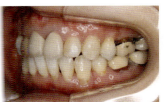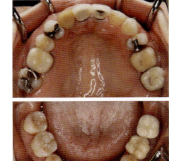

図10 治療終了時口腔内写真

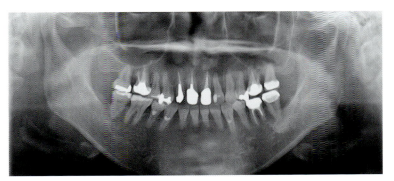

図11 治療終了時パノラマエックス線写真

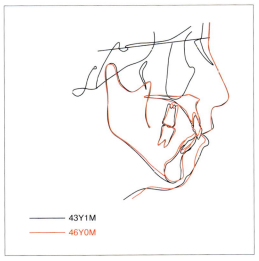

図12 初診時と治療終了時の頭部エックス線規格写真（トレース）の重ね合わせ

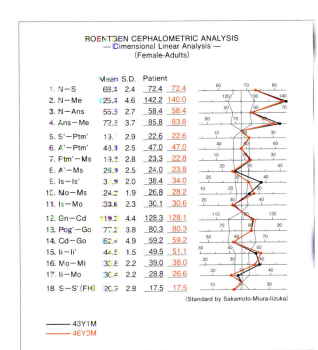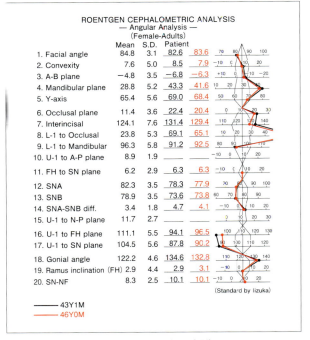

図13 初診時と治療終了時の頭部エックス線規格写真分析（左：距離的計測，右：角度的計測）

Part 4　歯科矯正用アンカースクリュー活用術

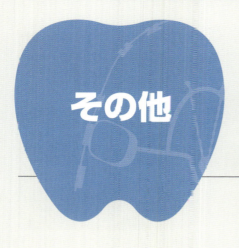

その他

アンカースクリューとAGPBを併用して正中離開と鋏状咬合を改善した症例

関谷健夫，宮澤　健，後藤滋巳

アンカースクリュー植立部位：上顎口蓋正中部（2本），左側上顎結節部（1本）
使用アンカースクリュー：Jeil オートスクリュー（2.0mm×6.0mm，プロシード）

症例の概要

患者：21歳2カ月，女性
主訴：上顎前歯部の突出，正中離開
一般的所見：全身的な問題はなく，既往歴，家族歴に特記事項はなかった．
習癖：特記事項なし
顔貌所見：正貌は左右対称で，スマイル時に正中離開が認められた．側貌は直線型であった（図1）．
口腔内所見：大臼歯の対向関係は左右側ともにAngle II級で，オーバージェットは＋8.4mm，オーバーバイトは＋6.0mmであり，過蓋咬合を呈していた．上顎前歯部に正中離開，下顎前歯部には軽度の叢生が認められた．顔面正中に対して上顎正中は2.0mm左方に偏位していた．また，右側小臼歯部は鋏状咬合を呈していた（図2）．
模型分析所見：歯冠幅径は 3̄，1̄3̄4̄5̄ が＋1S.D.を超えて大きかった．上下顎の歯列弓長径，歯槽基底弓長径は＋1S.D.を超えて大きく，上顎歯列弓幅径は＋1S.D.を超えて大きかった．大臼歯の対向関係は左右側ともにAngle II級であるが，左側のほうがその程度が強く，6̄ は 6̄ と比較して3.5mm近心位であった．現状歯列弓におけるスペース計測の結果，上顎は5.6mmのスペース余剰，下顎は0.4mmのスペース不足であった（図3）．Spee彎曲は2.5mmであった．
パノラマエックス線写真所見：8̄|8̄ は埋伏していた．また，6̄ にはインレー修復が認められた．歯周組織の状態や歯根の状態に問題は認められなかったが，Ē の晩期残存および 5̄ の先天性欠如が認められた（図4）．
頭部エックス線規格写真所見：〈距離的計測〉Is-Mo，Ii-Mo が＋1S.D.を超えて大きく，上下顎歯列弓長径は大きかった．また，Mo-Ms，Mo-Mi は−1S.D.を超えて小さく，上下顎大臼歯は低位であった．図には示さないがU-1 to A-Pog が11.0mm，U-1 to NA が11.0mmであり，上顎中切歯は唇側位が認められた．L-1 to A-Pog が2.0mm，L-1 to NB が4.5mmであり，下顎中切歯の前後的な位置に問題は認められなかった．〈角度的計測〉SNA は標準範囲内であるものの大傾向，SNB は＋1S.D.を超えて大きく，A点，B点は前方位を呈していた．ANB は＋1.9°で標準範囲内であり，上下顎の前後的不調和は認められなかった．Mandibular plane，Gonial angle は−4S.D.を超えて小さく，著しくローアングルを呈していた．U-1 to SN は＋2S.D.を超えて大きく，上顎中切歯は唇側傾斜が認められた．L-1 to Mandibular は−2S.D.を超えて大きく，図には示さないがFMIA は61.0°と大きく，下顎中切歯は舌側傾斜を呈していた．Interincisal は−2S.D.を超えて小さかった（図11，12参照）．

304

その他

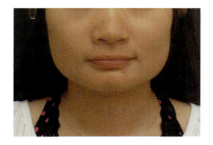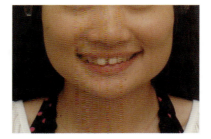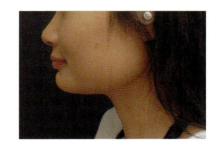

図1 初診時顔面写真

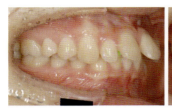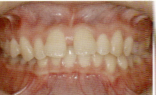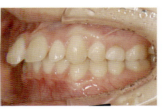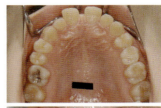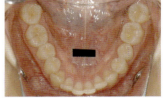

図2 初診時口腔内写真

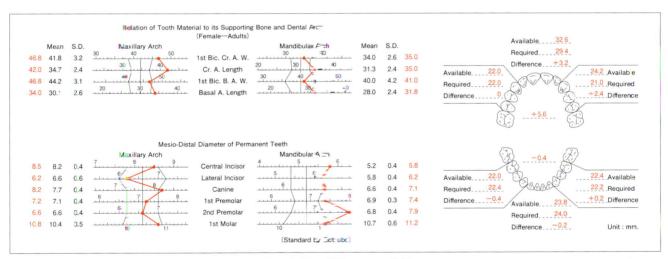

図3 初診時模型・スペース分析

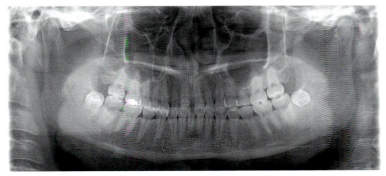

図4 初診時パノラマエックス線写真

診断と治療方針

診断：5| 先天性欠如および過蓋咬合を伴う上顎前突症例（Angle Ⅱ級）

治療方針：本症例は 5| の先天性欠如を伴っており，上顎中切歯の唇側傾斜，上顎正中線偏位の改善のため，5|E を抜歯し，マルチブラケット装置を使用することとした．また，左側上顎結節部と上顎口蓋正中部にアンカースクリューを植立し，併用することとした．

治療方法：上顎中切歯の唇側傾斜と正中線偏位の改善のため，上顎左右側小臼歯を抜去する．その際，左側は晩期残存している |Ⅲ を，右側は治療を左右対称に進めるため 5| を抜歯することとする．下顎は，準備固定としての下顎臼歯部の整直を妨げないよう，8|8 を治療開始時に抜歯する．6|6 の近遠心的位置関係に左右差があるため，上顎右側大臼歯の固定は中等度，左側大臼歯の固定は最大とし，左側大臼歯の加強固定のためアンカースクリューを左側上顎結節部に1本植立し，|67 と連結結紮する．一方，上顎右側大臼歯は近心移動させるため，5| の抜髄を依頼し，遠心面のスライスカットをする．

過蓋咬合の改善は，下顎前歯部のレベリング時に下顎前歯部を圧下させ，上顎前歯部の牽引時に上顎前歯部を圧下させることで行う．

右側小臼歯部の鋏状咬合は，7|6 に装着した AGPB から 4| をエラスティックチェーンで舌側方向へ牽引し，改善する．その際，アンカースクリューを上顎口蓋正中部に2本植立し AGPB と固定することで，牽引力に対する反作用を防止する．

治療目標：ANB は +2.0°，U-1 to NA は 5.0 mm，L-1 to NB は 5.0 mm，Interincisal は 131.0° となるように設定した．すなわち，上顎中切歯を 6.0 mm 舌側移動，下顎中切歯を 0.5 mm 唇側移動させることとした．大臼歯の対向関係はフルステップの Angle Ⅱ級とする．

アンカースクリューの選択理由（利点）

- 上顎左側大臼歯は近心移動が全く許されない状況であったが，従来の加強固定の方法では完全に固定するということが困難なため，左側大臼歯の咬合関係を改善することが期待できない．
- ローアングルの症例では，咬合力が強く大臼歯の固定が強いため，鋏状咬合の改善が困難である．したがって，顎間ゴム使用による患者の協力が必要であり，また，マルチブラケット装置の反作用によって移動した歯の改善にも多くの期間を要する．
- アンカースクリューは，植立のための術式が単純であるため，植立時の外科的侵襲が少なく除去も簡便で，患者への負担が少ない．
- アンカースクリューを使用することにより，上顎右側小臼歯部の鋏状咬合の改善，上顎前歯部牽引時の臼歯部の近心移動の防止が期待できる．

植立部位の選択理由（利点）

神経・血管や歯根のない上顎口蓋正中部の第一大臼歯部付近に植立する．また，左側大臼歯は近心移動が全く許されない状況であったので，左側上顎結節部にも植立する．診断用ガイドプレートを製作後，歯科用コーンビーム CT による術前診査にて植立予定部位の骨や口蓋粘膜の厚みを測定し，植立の可否を判断した．診断用ガイドプレートを植立時のガイドとして使用することにより，術前診査で植立を予定した部位に植立することが可能となった．

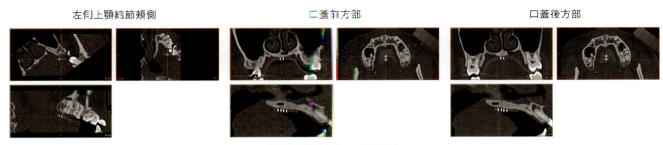

左側上顎結節頬側　　口蓋前方部　　口蓋後方部

診断用ガイドプレート試適時

アンカースクリュー使用時の注意点

　ローアングルの症例では，過蓋咬合を伴うことが多いため，症例によっては上顎前歯部の舌側移動の妨げとなる可能性がある．そのため，上顎前歯部牽引時の大臼歯の近心移動量が通常より大きくなってしまう可能性があるので，上顎大臼歯の固定が重要となる．

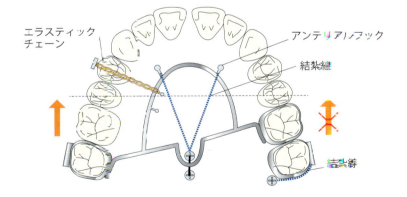

フォースシステム

　7|6 に装着したAGPBと上顎口蓋正中部に植立したアンカースクリューを結紮し，大臼歯の近心移動の防止を図る．特に，左側の近心移動は全く許されないため，左側上顎結節部にもアンカースクリューを植立して|7との結紮を行う．

　右側小臼歯部は，4|からAGPBのフックにエラスティックチェーンを装着し，舌側に牽引することで鋏状咬合を改善する．

307

Part 4　歯科矯正用アンカースクリュー活用術

治療経過

　8|8 抜歯後，下顎に4前歯を除いてマルチブラケット装置を装着し，.016 ニッケルチタンワイヤーによりレベリングと整直を開始した．

　治療開始2カ月後，上顎口蓋正中部，左側上顎結節部にアンカースクリューを植立し，7|6 に装着した AGPB と結紮して上顎左側大臼歯の近心移動の防止と右側小臼歯部鋏状咬合の改善を行った．また，5| の抜髄を依頼し，6| を近心移動させるために 5| 遠心面のスライスカットを行った．

　治療開始5カ月後，下顎前歯部にマルチブラケット装置を装着して，.018×.025 ニッケルチタンワイヤーでレベリングを行い，上顎は 5|E を抜歯してマルチブラケット装置を装着し，.018 ニッケルチタンワイヤーでレベリングを行った（図6）．

　治療開始11カ月後，.018×.025 ステンレスワイヤーで下顎歯列のディテイリングを行い，上顎については，ゲーブルベンドを付与した .017×.025 ニッケルチタンワイヤーとクローズドコイルスプリングにⅡ級ゴムを併用して，上顎前歯部の牽引を開始した（図7）．

　治療開始1年8カ月後，上顎に .017×.025 ステンレスワイヤーを装着し，ループメカニクスにより上顎前歯部の牽引を継続した．その際，上顎前歯部の圧下のため 6|6 のアクセサリーチューブより延ばしたレバーアームを併用した．

　治療開始2年4カ月後，右側Ⅱ級ゴム，正中ゴム，左側Ⅱ級ゴムを使用し，正中線偏位の改善を行った．その後，上下顎のディテイリングを開始し，AGPB とアンカースクリューを撤去した．

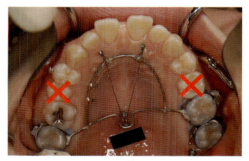

図5　アンカースクリューと AGPB の装着時

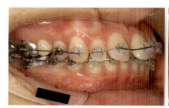 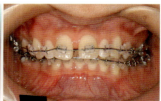 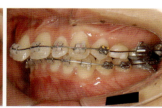 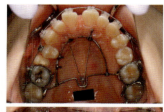
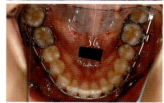

図6　上下顎レベリング時（治療開始5カ月時）

> **チェックポイント**
> ローアングルの鋏状咬合の改善に，アンカースクリューは非常に有効である．

308

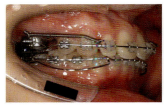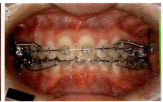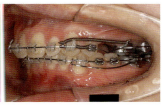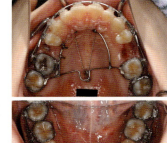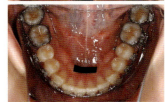

図7　上顎前歯部の牽引時（治療開始11カ月時）

ローアングルの症例では咬合力が強く，過蓋咬合を伴うため，症例によっては上顎前歯部の舌側移動の妨げとなる可能性があり，上顎前歯部牽引時の大臼歯の近心移動量が通常より大きくなってしまう可能性があるため，上顎大臼歯の固定が重要となる．

治療結果

　マルチブラケット装置による治療期間は3年2カ月であった．
顔貌所見：正貌は初診時と同様に左右対称で，初診時に認められた正中離開の改善が認められた．側貌では初診時に認められた上下口唇の突出感とオトガイ筋の緊張が改善し，良好な顔貌を呈していた（図8）．
口腔内所見：大臼歯の対向関係は左右側ともにAngle Ⅱ級で，犬歯関係はⅠ級となり，適正なオーバージェット，オーバーバイトが獲得できた．また，緊密な咬合が確立された（図9）．
パノラマエックス線写真所見：歯根の平行性は良好で，歯根吸収は認められず，歯周組織に特に大きな問題は認められなかった（図10）．
頭部エックス線規格写真所見：ANBは変化しなかった．Mandibular plane, Gonial angle は変化がなく，下顎の開大は認められなかった．U-1 to SN が113.4°に減少し，U-1 to A-Pogが5.0 mm, U-1 to NAが5.0 mmとなり，上顎中切歯の唇側傾斜は改善した．L-1 to Mandibular は117.0°に増加し，FMIAが57.2°, L-1 to A-Pog が0.5 mm, L-1 to NB が3.5 mmへと変化し，下顎中切歯は唇側傾斜した．Interincisal は115.0°へと改善した．Eラインに対する上唇の距離は-2.0 mmから-2.5 mm，下唇の距離は-1.5 mmから-3.5 mmに変化した（図11, 12）．

保定

　固定式のボンディングリテーナーを に装着した．また，可撤式のラップアラウンドリテーナーも上下顎に装着した．

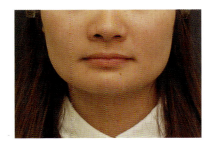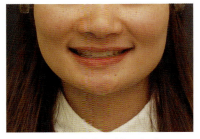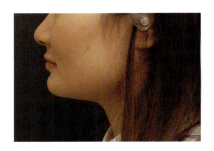

図8　治療終了時顔面写真

Part 4　歯科矯正用アンカースクリュー活用術

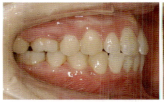
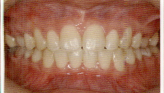
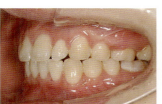
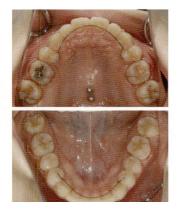

図9　治療終了時口腔内写真

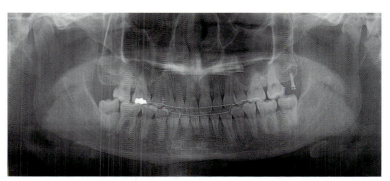

図10　治療終了時パノラマエックス線写真

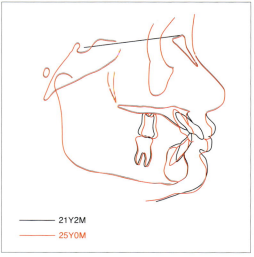

図11　初診時と治療終了時の頭部エックス線規格写真（トレース）の重ね合わせ

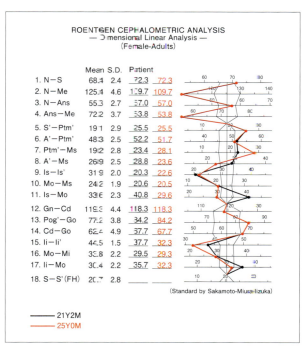
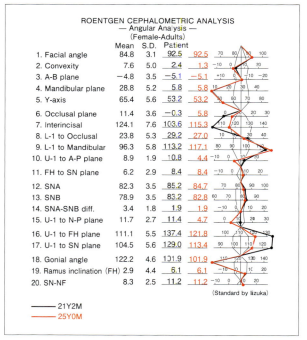

図12　初診時と治療終了時の頭部エックス線規格写真分析（左：距離的計測，右：角度的計測）

310

その他

アンカースクリューにより上下顎大臼歯の近心移動を行い小臼歯の先天性欠如を伴う切端咬合を改善した症例

樋田真由, 藤原琢也, 後藤滋巳

アンカースクリュー植立部位：3|2 間, |2 3 間口蓋側（2本）
4|4 遠心頬側（2本）
使用アンカースクリュー：デュアル・トップオートスクリュー
（上顎 1.6mm×8.0mm, 下顎 2.0mm×6.0mm,
プロシード）

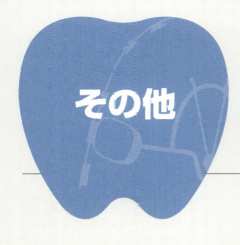

症例の概要

患者：25歳11カ月，男性

主訴：乳歯の晩期残存

一般的所見：全身的な問題はなく，既往歴，家族歴に特記事項はなかった．

習癖：中学生まで咬爪癖が認められたが，初診時は消失していた．また，右側の頬杖が認められた．

顔貌所見：正貌はほぼ左右対称であった．側貌では下顎の前突感と上唇の後退感，下唇の突出感が認められた（図1）．

口腔内所見：大臼歯の対向関係は左右側ともに Angle III 級で，オーバージェット，オーバーバイトはともに 0mm で切端咬合を呈していた．E|E ,E|E が晩期残存で低位となっており，6|6 の著しい近心傾斜が認められた．1| は根管治療がなされていた．顔面正中に対して上顎正中は一致し，下顎正中は 0.5mm 左方に偏位していた．舌が大きく，舌に歯の圧痕が認められた（図2）．

模型分析所見：歯冠幅径は 1 2 3|,|1 2 3 が+1S.D. を超えて大きかった．上下顎ともに歯列弓幅径，歯列弓長径は+1S.D. を超えて大きく，上顎の歯槽基底弓幅径，下顎の歯槽基底弓長径が+1S.D. を超えて大きかった．残存した乳臼歯を除いたスペース計測の結果，上顎は17.5mm，下顎は17.2mm のスペース余剰であった（図3）．

パノラマエックス線写真所見：5|5 ,5|5 の先天性欠如ならびに残存している E|E ,E|E の歯根吸収が認められた．また，1| は根管治療が行われていた．永久歯の歯根吸収などの異常所見はなく，歯槽骨レベルに問題は認められなかった（図4）．

頭部エックス線規格写真所見：〈距離的計測〉N-Me は+2S.D. を超えて大きく，顔面高は著しく大きかった．A'-Ptm' は標準範囲内で，上顎骨長は標準的な大きさであったが，Gn-Cd および Pog'-Go は+3S.D. を超えて大きく，下顎骨長，骨体長は著しく大きかった．また，Mo-Ms は+1S.D. で，Mo-Mi は+1S.D. を超えて大きく，上下顎大臼歯は高位であった．〈角度的計測〉SNA は標準範囲内，SNB は+1S.D. を超えて大きく，ANB は-0.1°で-1S.D. を超えて小さく，下顎が前方位にあった（骨格性III級）．Mandibular plane は標準範囲内であった．歯系では，U-1 to SN が標準範囲内で，上顎中切歯歯軸は標準的であり，図には示さないが FMIA は 66.1°で+2S.D. を超えて大きく，下顎中切歯は著しく舌側傾斜していた（図11, 12参照）．

311

Part 4　歯科矯正用アンカースクリュー活用術

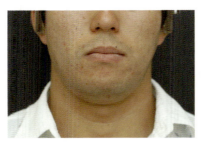
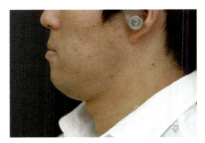

図1　初診時顔面写真

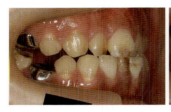
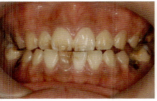
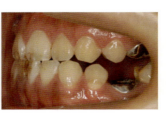
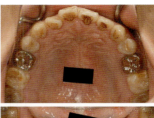
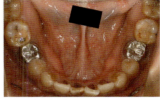

図2　初診時口腔内写真

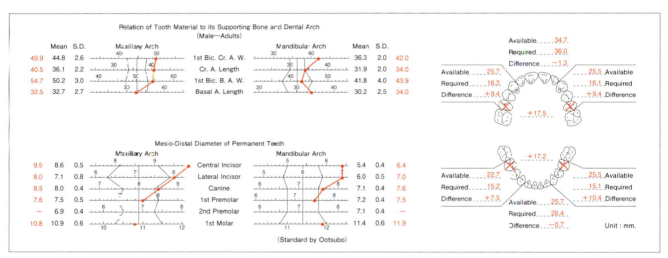

図3　初診時模型・スペース分析

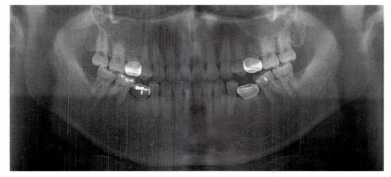

図4　初診時パノラマエックス線写真

診断と治療方針

診断：5|5，5|5 の先天性欠如を伴う骨格性Ⅲ級切端咬合症例（Angle Ⅲ級）

治療方針：マルチブラケット装置にアンカースクリューを併用し，先天性欠如した 5|5，5|5 部のスペースの大部分を上下顎大臼歯の近心移動により閉鎖し，大臼歯の対向関係が左右側ともに Angle Ⅰ 級となるようにする．

治療方法：E|E を抜歯後，マルチブラケット装置を装着してレベリングを行った後，3 2|間，|2 3 間口蓋側と 4|4 遠心頬側にアンカースクリューを植立し，それを固定源としてエラスティックチェーンにより 6|6，6|6 の近心移動を行い，咬合の緊密化を図る．

治療目標：切端咬合の改善のため，下顎中切歯を 1.5 mm 舌側移動し，上顎中切歯の位置は変化させない設定とした場合，上顎第一大臼歯の約 9.0 mm の近心移動，下顎第一大臼歯の約 8.0 mm の近心移動により上下顎のスペース閉鎖を行う必要がある．

アンカースクリューの選択理由（利点）

- アンカースクリューを固定源として用いることで，上下顎大臼歯を直接牽引することが可能となり，上下顎前歯部の舌側傾斜などの反作用に配慮する必要がなくなる．
- 歯の移動方向や抵抗中心を考慮しながらアンカースクリューを植立することで，上下顎大臼歯の近心傾斜・近心捻転を引き起こすモーメントの発生を最小限にでき，歯体移動に近い移動が可能となり，大きな近心移動量を獲得することができる．

植立部位の選択理由（利点）

大臼歯の近心傾斜を引き起こす回転モーメントを最小限に留めるため，大臼歯の抵抗中心である根尖側 1/3 を通る高さにアンカースクリューを植立する．上顎は，近遠心回転のコントロールが行えるように口蓋側に植立し，下顎は，舌側への植立が困難であるため，植立時の歯根の損傷リスクがない 5|5 先天性欠如部の頬側近心に植立する．植立に際しては，歯科用コーンビーム CT にて安全性の確認を行った．

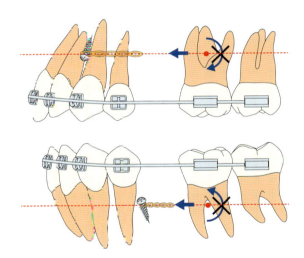

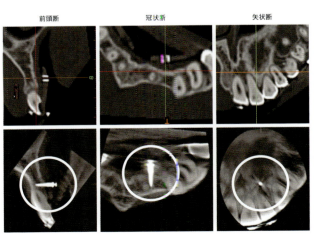

診断用ガイドプレート試適時

アンカースクリュー植立時

Part 4 歯科矯正用アンカースクリュー活用術

アンカースクリュー使用時の注意点

アンカースクリューを固定源とすることで反作用については配慮する必要がなくなるものの，大臼歯の近心移動の矯正力がアーチワイヤーを介して前歯部を唇側へ移動させるという二次的な作用について考慮し，前歯部の唇側傾斜や犬歯間幅径の増大に注意する必要がある．

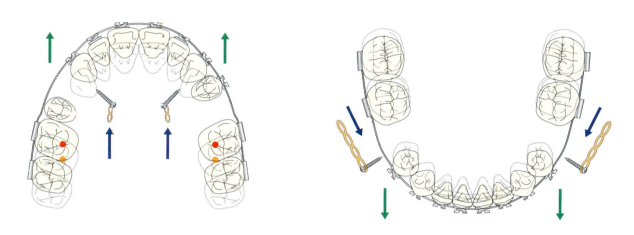

臼歯部の近心移動にともなう二次的な作用

フォースシステム

歯の近遠心回転をコントロールできるように，上顎は $\overline{6|6}$ の舌側遠心部と頬側近心部のフックを対角的に装着し，下顎も同様に $\overline{6|6}$ の頬側近心部にフック，舌側遠心面にリンガルボタンを装着した．フックの高さは，臼歯が近心傾斜を引き起こさないよう，第一大臼歯の根尖側 1/3 の高さに位置づけ，アンカースクリューからエラスティックチェーンにて，$\overline{6|6}$，$\overline{6|6}$ に近心移動の矯正力を負荷した．また，上下顎前歯部の舌側面にステンレスワイヤーを補強固定として装着し，上顎は結紮線で固定し，下顎は大臼歯リンガルボタンからエラスティックチェーンにより必要に応じて牽引することで，二次的な作用を抑制することとした．

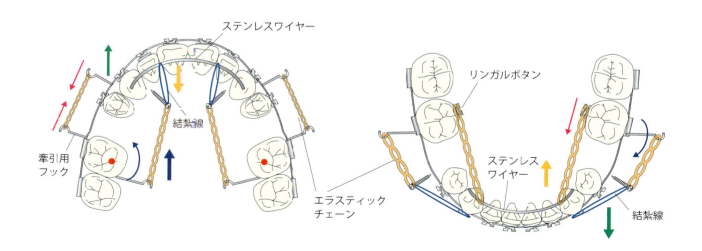

治療経過

E|E，E|E を抜歯後，マルチブラケット装置を装着してレベリングを行った．

治療開始1年4カ月後，3|2間，|2 3間口蓋側と4|4遠心頬側にアンカースクリューを植立した．上下顎前歯部舌側面をステンレスワイヤーで加強固定した後，上顎はアンカースクリューから6|6を牽引するとともに，頬側でも3|3遠心部フックから6|6をエラスティックチェーンにより牽引した（図5，6）．下顎は，アンカースクリューから6|6を牽引し，必要に応じて6|6舌側リンガルボタンから前歯部舌側面のワイヤーをエラスティックチェーンにより牽引し，大臼歯部の近心移動を行った．

治療開始2年11カ月後，大臼歯部の近心移動がほぼ終了したため，ディテイリングに移行した（図7）．

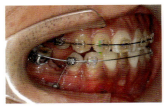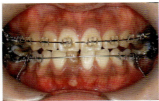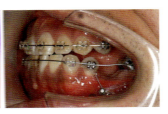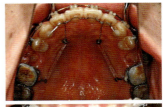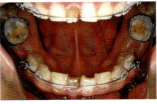

図5　大臼歯の近心移動開始時

 前歯部は舌側をボンディングにより固定する必要があるため，前歯部の叢生や正中線の偏位がみられる場合は早期に改善を行う．また，レベリングを行っておくことで，前歯部口蓋側にアンカースクリューを植立しやすくなる．アーチワイヤーは.016×.022ステンレスワイヤーなどの剛性の高いものを使用するか，超弾性ニッケルチタンワイヤーなどにゲーブルベンド（アンチボーイングベンド）を付与し，大臼歯部の近心傾斜を生じさせないように注意する．

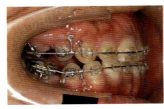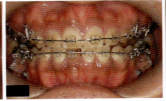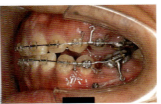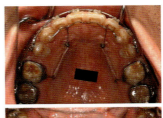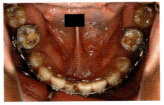

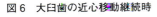
図6　大臼歯の近心移動継続時

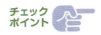 前歯部の位置を変化させずに大臼歯に近心移動が必要な場合，犬歯間幅径の増大や前歯部の唇側移動が生じる二次的な作用に注意する．牽引中，上顎は頬側のフックから，下顎は舌側のリンガルボタンから牽引することで防止する（図6，7）．

Part 4 歯科矯正用アンカースクリュー活用術

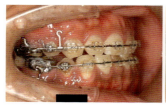
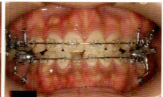
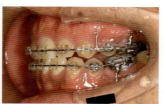
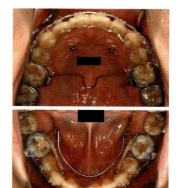

図7 大臼歯の近心移動終了時

治療結果

マルチブラケット装置による治療期間は4年2カ月であった．
顔貌所見：初診時と比較して下唇の突出感が軽減した（図8）．
口腔内所見：大臼歯の対向関係は左右側ともにAngle Ⅰ級となり，オーバージェットは＋1.5 mm，オーバーバイトは＋1.5 mmとなって切端咬合が改善した．上下顎大臼歯が傾斜，捻転することなくスペース閉鎖が行え，初診時に認められた6|6の近心傾斜は改善した（図9）．
パノラマエックス線写真所見：6|6の近心傾斜は改善されたが，若干の歯根吸収が認められた（図10）．

頭部エックス線規格写真所見：SNAは変化せず，SNBは81.6°に減少したことで，ANBは－0.1°から＋0.2°とわずかに増加した．上顎中切歯歯軸はほぼ変化せず，下顎中切歯は1.5 mm舌側移動し，FMIAが67.0°に増加してわずかに舌側傾斜した．上顎第一大臼歯は約9 mmの近心移動，下顎第一大臼歯歯冠部は約8 mm近心移動したが，近心歯根根尖部でみると約12 mmの近心移動が行えた（図11，12）．

保定

固定式のボンディングリテーナーを 4+4，4+4 に装着した．また，可撤式のラップアラウンドリテーナーを上下顎に装着した．

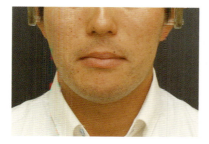
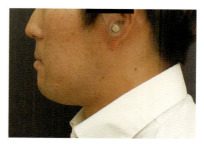

図8 治療終了時顔面写真

その他

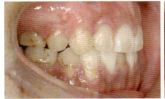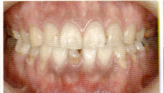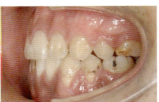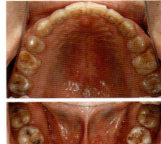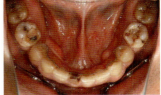

図9 治療終了時口腔内写真

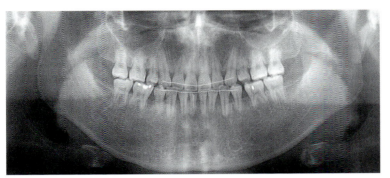

図10 治療終了時パノラマエックス線写真

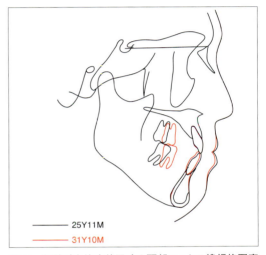

図11 初診時と治療終了時の頭部エックス線規格写真（トレース）の重ね合わせ

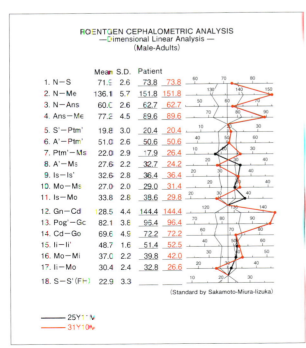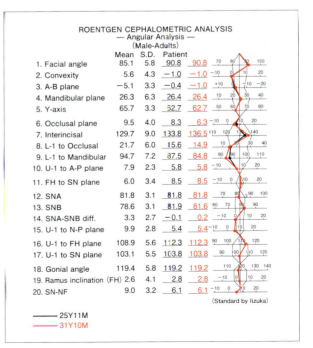

図12 初診時と治療終了時の頭部エックス線規格写真分析（左：距離的計測，右：角度的計測）

Part 4 歯科矯正用アンカースクリュー活用術

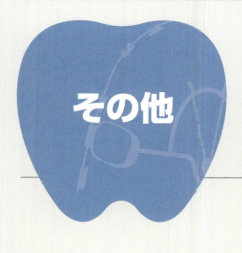

その他

アンカースクリューをペンデュラム装置の固定源として用い上顎大臼歯遠心移動と圧下を行った正中線偏位症例

川口美須津, 宮澤 健, 後藤滋巳

アンカースクリュー植立部位：上顎口蓋正中部（2本）
使用アンカースクリュー：デュアル・トップオートスクリュー
　　　　　　　　　　　　（2.0mm×6.0mm, プロシード）

症例の概要

患者：20歳6カ月，女性
主訴：前歯の突出
一般的所見：全身的な問題はなく，既往歴に特記事項は認められなかった．家族歴として，父と兄，妹が上顎前突であった．母と弟，妹には先天性欠如が認められた．
習癖：口唇閉鎖不全による口呼吸が認められた．
顔貌所見：正貌は左右対称であった．口唇閉鎖時にオトガイ筋の緊張が認められた．側貌は凸顔型で，上顎の突出感と下顎の後退感が認められた．スマイル時には約6mmのガミースマイルが認められた（図1）．
口腔内所見：大臼歯の対向関係は右側がAngle II級，左側がAngle I級で，オーバージェットは＋6.1 mm，オーバイトは＋5.0 mmであった．上下顎前歯部に叢生が認められた．顔面正中に対して上顎正中は2.0 mm右方に偏位，下顎正中は4.0 mm左方に偏位し，合計6 mmの正中線の偏位があった．5̲｜，｜5̲5̲ の先天性欠如が認められ，6̲｜ は近心転位し，E̲｜ は晩期残存していた（図2）．
模型分析所見：歯冠幅径は 2̲ 3̲ 4̲，1̲ 2̲ 3̲ 4̲ 6̲ が＋1S.D.を超えて大きかった．先天性欠如のため，歯列弓形態は上下顎とも非対称であった．先天性欠如歯が反対側と同じ大きさの歯であったと仮定すると，上顎は4.6 mm，下顎は6.4 mmのスペース不足であった（図3）．
パノラマエックス線写真所見：5̲｜，｜5̲5̲ の先天性欠如が認められ，E̲｜ が晩期残存していた．歯根吸収や歯根彎曲など，歯根形態の異常は認められなかった（図4）．
頭部エックス線規格写真所見：〈距離的計測〉Mo-Ms が＋1S.D.を超えて大きく，上顎大臼歯は高位であり，Is-Is', Ii-Ii' が＋2S.D.を超えて大きく，上下顎中切歯は高位であった．また，Is-Mo が＋1S.D.を超えて大きく，上顎歯列弓長径は大きかった．図には示さないがL-1 to APO は7.2 mmであり，下顎中切歯は唇側位を呈していた．〈角度的計測〉SNA は標準範囲内，SNB は−1S.D.を超えて小さく，ANB は＋5.2°で＋1S.D.であり，U-1 to FH は＋1S.D.を超えて大きく，上顎中切歯は唇側傾斜を呈していた．上顎歯列弓長径が＋1S.D.を超えて大きく，上顎中切歯が唇側傾斜を呈していたことから，上顎前突症例と認められた．また，上顎大臼歯が高位であり，Mandibular plane が＋1S.D.程度大きく，ハイアングルを呈していた（図12，13参照）．

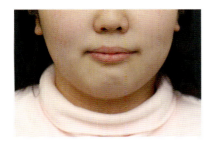
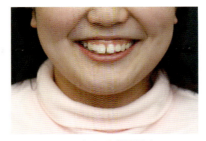
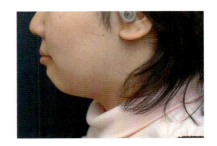

図1　初診時顔面写真

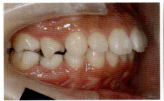
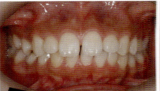
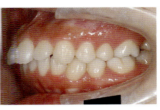
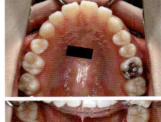
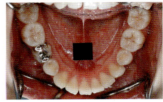

図2　初診時口腔内写真

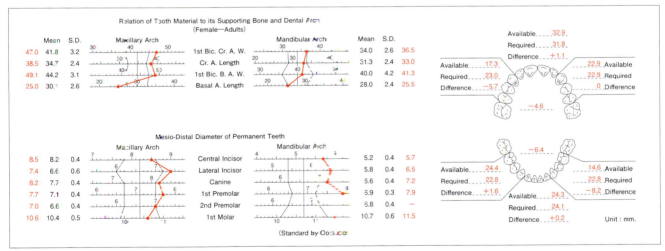

図3　初診時模型・スペース分析

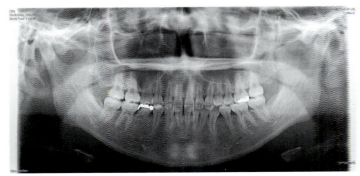

図4　初診時パノラマエックス線写真

診断と治療方針

診断：先天性欠如による正中線偏位とガミースマイルを伴うハイアングル上顎前突症例（右側 Angle Ⅱ級，左側 Angle Ⅰ級）

治療方針：先天性欠如によって左右非対称となっている大臼歯の位置関係については遠心移動によって左右対称を目指すこととした．また正中線の改善については，|4 と E| を抜歯したスペースを用いて行うこととした．この方針を達成するために，上顎口蓋正中部にアンカースクリューを用いて上顎大臼歯の遠心移動を行い，その後，圧下を行って正中線の改善とガミースマイルの改善を行うこととした．

治療方法：6| 近心転位については，ペンデュラム装置を用いて遠心移動することにより改善を行う．その際，遠心移動の反作用となる小臼歯・前歯部の近心移動防止を目的として，上顎口蓋正中部にアンカースクリューを植立し，これを固定源とする．また，下顎左方偏位については，E| 抜歯にてスペース獲得を行い，前歯部を右方移動することで改善を行う．上顎前突については，|4 の抜歯により獲得したスペースを用い，マルチブラケット装置によって上顎前歯部を舌側移動することで改善する．その際，ガミースマイルの改善と上顎大臼歯近心移動防止を目的として，上顎の装置をペンデュラム装置から AGPB に変更し，アンカースクリューを引き続き併用して上顎前歯部の圧下と固定による改善を行う．

治療目標：下顎中切歯は L-1 to AP が 6.2 mm となるように 1.0 mm の舌側移動を行う．下顎大臼歯は左側が現状維持，右側は 3.2 mm 近心移動を行い，上顎大臼歯は左側が現状維持，右側は 2.0 mm 遠心移動を行い，上顎中切歯は 3.5 mm 舌側移動を行う．

アンカースクリューの選択理由（利点）

- 隣接歯の先天性欠如による 6| 近心転位を改善するため，ペンデュラム装置などの上顎遠心移動装置を用いる方法があるが，反作用となる前歯部の近心移動を防止する必要がある．
- アンカースクリューは植立および除去の術式が単純であり，外科的侵襲が極めて少なく，患者への負担が少ない．
- アンカースクリューを使用することにより，上顎大臼歯遠心移動の固定源として用い，かつ上顎大臼歯の圧下を行うことができる．

植立部位の選択理由（利点）

　神経・血管や歯根の損傷の可能性が少なく，治療メカニクスと併用しやすい上顎口蓋正中部の第一大臼歯部付近に前後 2 本植立する．植立にあたっては，診断用ガイドプレートを製作後，歯科用コーンビーム CT による術前診査にて植立予定部位の骨や口蓋粘膜の厚みを測定し，植立の可否を判断した．診断用ガイドプレートを植立時のガイドとして使用することで，術前診査で植立を予定した部位に植立することが可能となった．

アンカースクリュー使用時の注意点

　上顎口蓋正中部に植立したアンカースクリューとペンデュラム装置を固定するためには，左右対称となるように設計を考慮する必要がある．

フォースシステム

　ペンデュラム装置の中央部よりフックを付与し，さらに左右小臼歯へのアームを含めた計3カ所とアンカースクリューを結紮することによりペンデュラム装置を強力に固定する．

　その後，6|6 の圧下と近心移動防止のため AGPB に変更し，連続結紮部とアンテリアルフックを結紮する．6|6 近心傾斜を防止するため，スタビライジングフックとアンカースクリューとの結紮はしっかり行っておく．

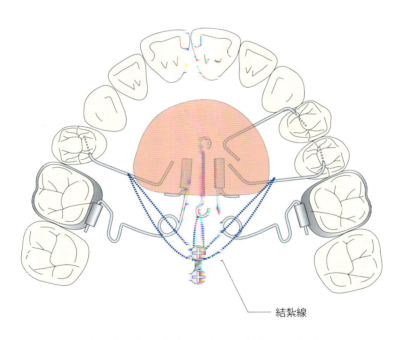

結紮線

ペンデュラム装置とアンカースクリューの固定

治療経過

上顎口蓋正中部にアンカースクリューを2本植立した後，ペンデュラム装置を装着し，アンカースクリューと3カ所結紮して加強固定としたうえで，6|6 の遠心移動を開始した（図5）．下顎は側方歯にブラケットを装着し，.017 × .017 ニッケルチタンワイヤーを用いてレベリングを開始した．レベリング終了後，下顎に .017 × .025 ニッケルチタンワイヤーを装着し，オープンコイルスプリングを用いて 3|3 の遠心移動と 6| の近心移動を開始した（図6）．

6| 遠心移動終了後，ペンデュラム装置を撤去し，AGPB を装着した．アンカースクリューと AGPB を結紮して近心移動を防止し，上顎にはブラケットと .017 × .017 ニッケルチタンワイヤーを装着してレベリングを開始した（図7）．その後，下顎前歯部にブラケットを装着してレベリングを行った後，.017 × .025 ステンレスワイヤーを装着して下顎前歯部のスペース閉鎖を行った．上顎には .017 × .025 ニッケルチタンワイヤーを装着し，クローズドコイルスプリングにて上顎前歯部の舌側移動を開始した（図8）．

治療開始1年5カ月後，.018 × .025 ステンレスワイヤーを装着し，上顎前歯部の牽引を開始しつつ，上顎大臼歯の圧下を行った．

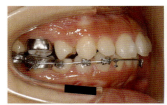 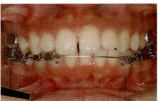 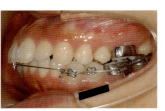 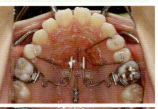

図5　ペンデュラム装置による 6|6 遠心移動および下顎側方歯のレベリング時

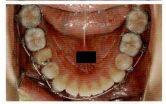

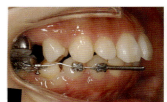 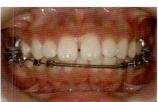 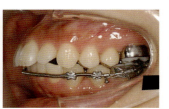 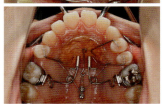

図6　3|3 遠心移動と 6| 近心移動開始時

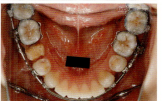

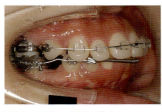 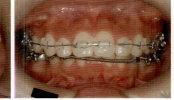 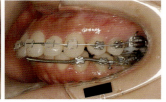 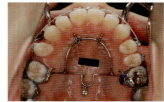

図7　上顎レベリング時

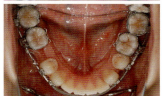

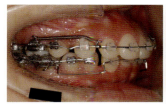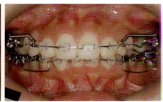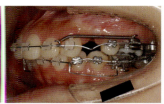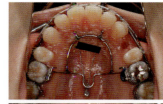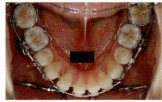

図8　下顎前歯部のスペース閉鎖および上顎前歯部舌側移動時

治療結果

顔貌所見：正貌は初診時と同様に左右対称で，上下口唇の前突感とオトガイ筋の緊張が改善した．また，スマイル時に認められたガミースマイルも改善した（図9）．

口腔内所見：大臼歯の対向関係は左右側ともにAngle Ⅰ級となり，オーバージェットは+2.7 mm，オーバーバイトは+2.2 mmとなった．上下顎正中と顔面正中が一致し，緊密な咬合が確立された（図10）．

パノラマエックス線写真所見：歯根の平行性はほぼ良好で，歯周組織に特に大きな問題は認められなかった（図11）．

頭部エックス線規格写真所見：SNAが78.7°に減少し，上顎大臼歯が2.4 mm圧下され，Mandibular plane が31.6°へと2.2°減少し，下顎が反時計回りに回転した．その結果，SNBは75.3°へと増加し，ANBは+3.4°へと減少した．U-1 to FH は113.2°に減少し，FMIAは57.6°に増加して上下顎中切歯は整直され，Interincisalは124.3°となった．上顎大臼歯が圧下し，さらにIs-Is'が31.0 mmに減少して上顎中切歯が圧下されたことから，咬合平面は上方に移動した（図12，13）．

保定

上下顎とも固定式のボンディングリテーナーを装着し，可撤式のベッグタイプリテーナーも上下顎に併用した．

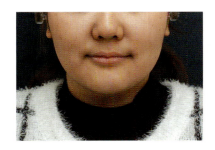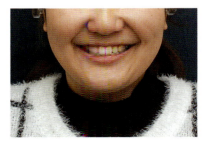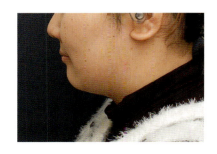

図9　治療終了時口腔内写真

Part 4 歯科矯正用アンカースクリュー活用術

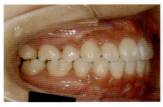
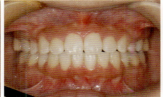
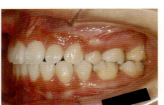
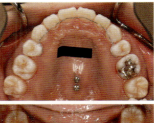
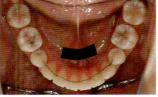

図10 治療終了時口腔内写真

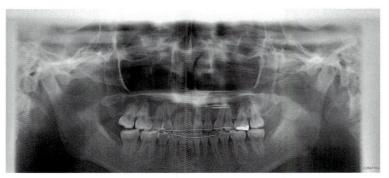

図11 治療終了時パノラマエックス線写真

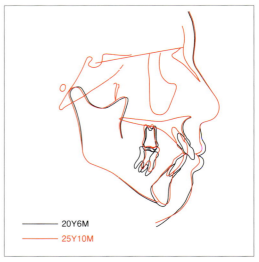

図12 初診時と治療終了時の頭部エックス線規格写真（トレース）の重ね合わせ

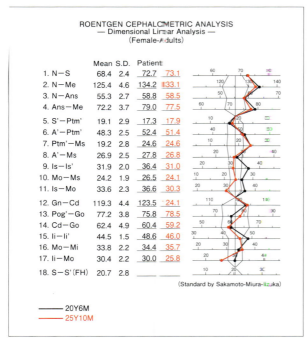
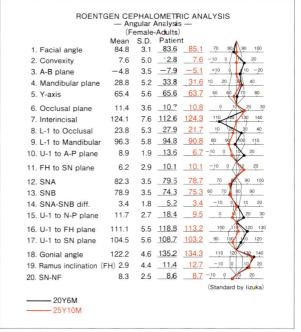

図13 初診時と治療終了時の頭部エックス線規格写真分析（左：距離的計測，右：角度的計測）

その他

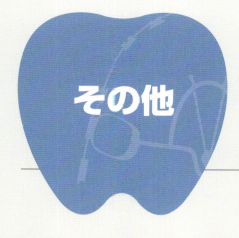

アンカースクリューを固定源とした リンガルアーチを用いて 前歯部被蓋を改善した症例

東堀紀尚, 桑山啓司

アンカースクリュー植立部位：上顎口蓋正中部（2本）
使用アンカースクリュー：デュアル・トップオートスクリュー
（1.6 mm×6.0 mm, プロシード）

症例の概要

患者：49歳8カ月，女性
主訴：下顎前突
一般的所見：全身的所見として，花粉症，ハウスダストなどのアレルギー症状が認められた．36歳時，$\overline{2}$ は打撲により破折し，抜歯した．
習癖：特記事項なし
顔貌所見：正貌はほぼ左右対称であった．側貌は直顔型であったが，若干の下顎の前突感が認められた（図1）．
口腔内所見：大臼歯の対向関係は左側がAngle II級で，オーバージェットは－2.0 mm，オーバーバイトは＋4.5 mmであった．$\overline{7\,6}|\overline{2}$ が欠損しており，$\overline{7\,6}$ にはコーヌスタイプの部分床義歯，$|\overline{2}$ には $\underline{①\,2\,③}$ ブリッジが装着されていた．その他，複数歯に補綴処置が施されていた．顔面正中に対して上顎正中は一致し，下顎正中は1.5 mm右方に偏位していた．$\underline{1}$，$\overline{1}$ の早期接触により，わずかな下顎の機能的前方誘導が認められた（図2）．
模型分析所見：歯冠幅径は $\underline{5}$ が＋1S.D.大きく，$\overline{6}$ は－1S.D.を超えて小さかった．上下顎ともに歯列弓幅径，歯槽基底弓幅径は標準範囲内であったが，上顎の歯槽基底弓長径は－1S.D.を超えて小さかった．現状歯列弓におけるスペース計測の結果，上顎は1.0 mm，下顎は2.0 mmのスペース不足であった（図3）．
パノラマエックス線写真所見：複数の根管処置歯が認められ，一部に根尖病巣が認められた．また，全顎的な歯槽骨の水平的骨吸収および臼歯部を中心とした垂直的骨吸収が認められた（図4）
頭部エックス線規格写真所見：〈**距離的計測**〉N-Meは＋1S.D.を超えて大きく，顔面高は大きかった．A'-Ptm'は標準範囲内で，上顎骨長は標準であった．Gn-Cdは＋1S.D.を超えて大きく，下顎骨長は大きかった．Ii-Ii'は＋1S.D.を超えて大きく，下顎中切歯は高位であった．〈**角度的計測**〉骨格系では，SNAは標準範囲内，SNBは＋1S.D.を超えて大きく，ANBは－2.0°で－1S.D.を超えて小さく，下顎の前方位による上下顎の前後的不調和が認められた．Gonial angleは＋1S.D.を超えて大きく，Mandibular planeは－1S.D.を超えて小さく，ローアングルを呈していた．歯系では，U-1 to FHは標準範囲内であるものの小傾向，U-1 to SNは－1S.D.を超えて小さく，L-1 to Mandibularは－3S.D.を超えて小さく，上下顎中切歯は舌側傾斜しており，結果としてInterincisalは＋3S.D.を超えて大きかった（図10，11参照）．

Part 4　歯科矯正用アンカースクリュー活用術

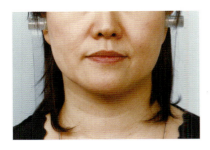
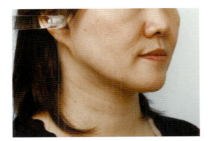
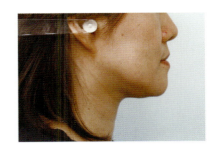

図1　初診時顔面写真

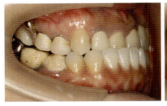
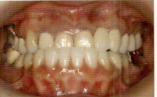
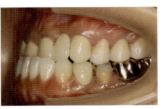
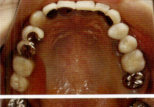
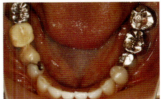

図2　初診時口腔内写真

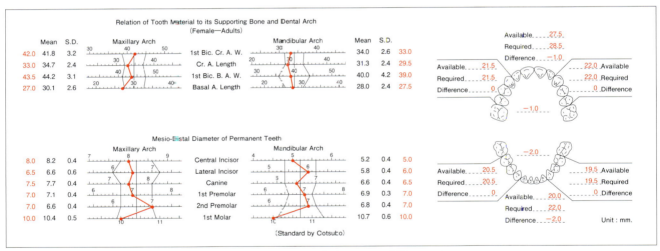

図3　初診時模型・スペース分析

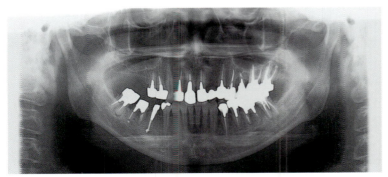

図4　初診時パノラマエックス線写真

326

その他

診断と治療方針

診断：複数の欠損歯ならびに多くの補綴物を伴う，前歯部早期接触による機能性および骨格性下顎前突症例（左側 Angle Ⅲ級）

治療方針：根尖病巣への対処や補綴を含めた最終的な咬合について保存科・補綴科と協議した結果，できるかぎり臼歯部の咬合を変化させずに前歯部の被蓋を改善する．上顎切歯を唇側傾斜させ，上下顎中切歯の早期接触を解消し，オーバージェットの改善を図る．

治療方法：7 6| が欠損しているため，リンガルアーチの固定源として口蓋正中部に植立したアンカースクリューを使用し，リンガルアーチに付与した弾線を活性化することで上顎前歯部を唇側傾斜させる．

治療目標：上顎前歯部以外の歯には極力矯正力を負荷することなく，上顎中切歯歯軸を 4.0 mm 唇側傾斜させる．

アンカースクリューの選択理由（利点）

- 7 6| が欠損しているため，リンガルアーチの固定源を大臼歯に求めることが困難であり，大臼歯に代わる固定源としてアンカースクリューを使用する．
- アンカースクリューを固定源として用いることで，従来型のリンガルアーチで生じていた弾線の活性化にともなう大臼歯への反作用に配慮する必要性がなくなる．

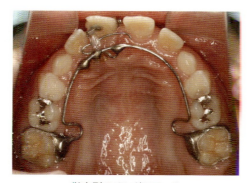

従来型のリンガルアーチ

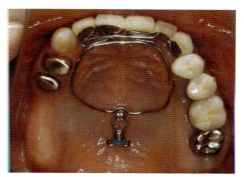

アンカースクリューを固定源としたリンガルアーチ

植立部位の選択理由（利点）

7 6| には義歯が装着されていたため，大臼歯に代わるリンガルアーチの固定源として上顎口蓋正中部に 2 本アンカースクリューを植立する．上顎口蓋正中部は神経・血管や歯根を損傷する心配が少なく，比較的安全に植立できる．CT 画像により歯肉や骨の厚みが十分に確保できることを確認し，その厚みに適した長さのアンカースクリューを選択する．

Part 4　歯科矯正用アンカースクリュー活用術

アンカースクリュー使用時の注意点

　パラタル・レバー・アーム・システム®（YDM社／以下，PLAS）を用いて製作したリンガルアーチを装着する際は，セパレーターを用いて上顎前歯部側から口蓋側へと挿入し，スライドさせるようにクリップをアンカースクリューに装着する．また，クリップとアンカースクリューはエラスティックモジュールや結紮線などで固定する．

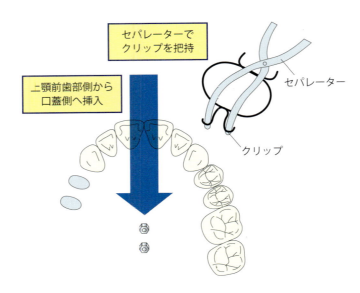

フォースシステム

　上顎口蓋正中部に植立したアンカースクリューにリンガルアーチを装着し，前歯部に付与した複式弾線（直径0.4 mm）を活性化させる．上顎前歯部に作用した力の反作用は，絶対的固定源であるアンカースクリューに加わるため，他部位への反作用を回避することができる．

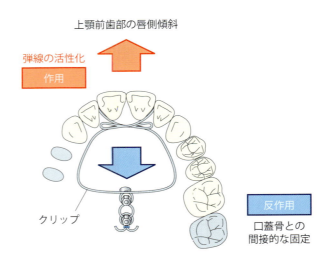

治療経過

　上顎口蓋正中部にアンカースクリューを2本植立した後，PLASを用いて製作したリンガルアーチとアンカースクリューをエラスティックモジュールで固定し，前歯部に付与した弾線の活性化を開始した（図5）．その際，1⃣②③ブリッジは②③間で切断し，上下顎前歯の接触が強くなったところでバイトプレートを補助的に使用するよう指示した．

　治療開始3カ月後，被蓋が改善し，治療開始5カ月後，十分な被蓋を獲得したところで，リンガルアーチおよびアンカースクリューを撤去し，動的処置を終了した（図6）．

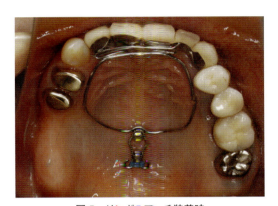

図5　リンガルアーチ装着時

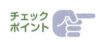 至適矯正力に十分配慮し，リンガルアーチに付与した弾線の活性化を行う．歯の移動にともなってリンガルアーチの適合が悪くなった場合は調整を行う．

Part 4 歯科矯正用アンカースクリュー活用術

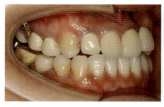
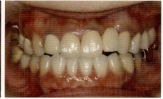
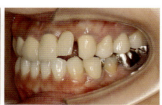
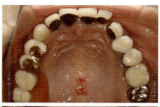
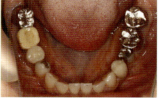

図6 アンカースクリュー除去時

治療結果

リンガルアーチによる治療期間は5カ月であった．
顔貌所見：初診時と比較して，大きな側貌の変化は認められなかった（図7）．
口腔内所見：オーバージェットは+2.0 mm，オーバーバイトは+1.5 mmとなった．前歯部の早期接触が解消され，下顎の機能的前方誘導は改善した（図8）．
パノラマエックス線写真所見：上顎前歯部の著明な歯根吸収は認められず，また歯槽骨の水平的・垂直的な骨吸収の変化も認められなかった（図9）．

頭部エックス線規格写真所見：SNA，SNBに変化は認められなかったが，Mandibular planeは24.0°に増加し，わずかな下顎の時計回りの回転が認められた．U-1 to FHは121.0°，U-1 to SNは110.0°に増加し，上顎中切歯は唇側傾斜した（図10，11）．

保定

十分な前歯部被蓋が獲得されたため，保定は不必要と判断した．最終補綴処置に移行した．

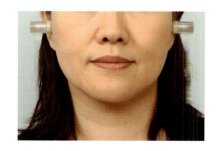
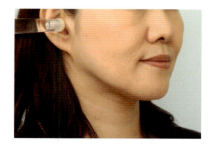
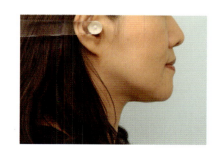

図7 治療終了時顔面写真

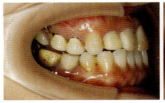
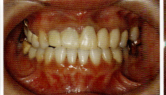
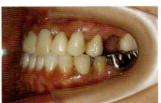
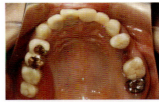
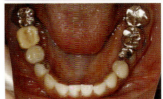

図8　治療終了時口腔内写真

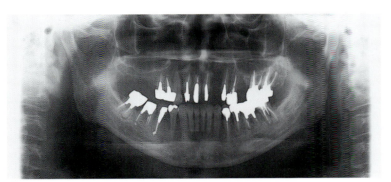

図9　治療終了時パノラマエックス線写真

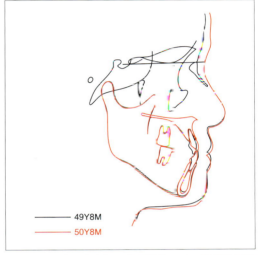

図10　初診時と治療終了時の頭部エックス線規格写真（トレース）の重ね合わせ

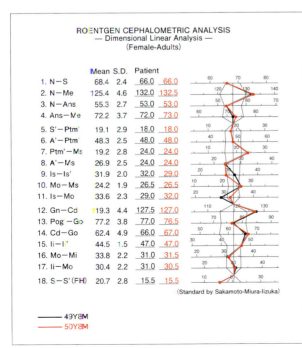
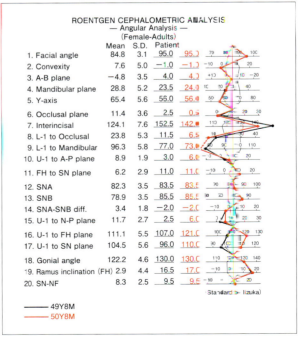

図11　初診時と治療終了時の頭部エックス線規格写真分析（左：距離的計測，右：角度的計測）

Part 4 歯科矯正用アンカースクリュー活用術

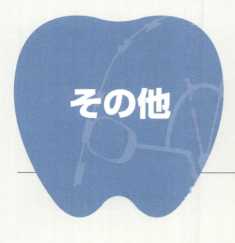

その他

アンカースクリューにより下顎大臼歯の近心移動を行い左右差を改善した症例

庄司あゆみ，森山啓司

アンカースクリュー植立部位：6̄ 4̄|間頬側（1本）
使用アンカースクリュー：デュアル・トップオートスクリュー
　　　　　　　　　　　　（1.6 mm×6.0 mm，プロシード）

症例の概要

患者：21歳10カ月，女性
主訴：上下顎正中線の偏位
一般的所見：特記事項なし
習癖：口呼吸，クレンチングが認められた．
顔貌所見：正貌ではオトガイ部の右方偏位と口角の右上がり傾斜が認められた．側貌は凸顔型で，上下口唇の突出感とオトガイ筋の緊張が認められた（図1）．
口腔内所見：大臼歯の対向関係は右側がAngle II級，左側がAngle III級で，オーバージェットは＋4.5 mm，オーバーバイトは＋0.5 mmであった．上下顎前歯部に軽度の叢生が認められた．顔面正中に対して上顎正中は1.0 mm右方に偏位し，下顎正中は3.0 mm右方に偏位していた（図2）．
模型分析所見：歯冠幅径は4̄ 5̄，4̄ 5̄ 6̄ が＋1S.D.を超えて大きかった．上顎の歯列弓長径は＋1S.D.を超えて大きく，下顎は歯列弓幅径・長径ともに＋1S.D.を超えて大きかった．現状歯列弓におけるスペース計測の結果，上顎は1.0 mm，下顎は2.0 mmのスペース不足であった（図3）．
パノラマエックス線写真所見：8̄|8̄　8̄|8̄ が認められた（図4）．
頭部エックス線規格写真所見：〈距離的計測〉N-Meは＋1S.D.を超えて大きく，顔面高は大きかった．A'-Ptm'は標準範囲内であり，上顎骨長は標準的であった．Gn-Cdは＋2S.D.を超えて大きく，下顎骨長は大きかった．Is-Is'は＋1S.D.を超えて大きく，上顎中切歯は高位であった．Ii-Ii'は＋3S.D.を超えて大きく，下顎中切歯は高位にあった．〈角度的計測〉骨格系では，SNAはほぼ＋1S.D.，SNBは標準範囲内であるものの大傾向で，上下顎骨は前方位にあり，ANBは＋5.0°で標準範囲内であるものの大傾向で，上下顎の前後的不調和が認められた．Gonial angleは－2S.D.を超えて小さく，Mandibular planeは－1S.D.を超えて小さく，ローアングルを呈していた．歯系では，U-1 to SN，U-1 to FHおよびL-1 to Mandibularは＋1S.D.を超えて大きく，上下顎中切歯は唇側傾斜していた（図11，12参照）．

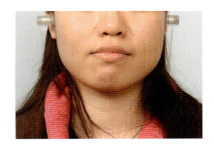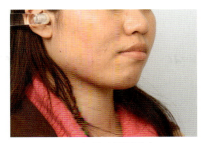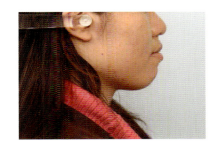

図1 初診時顔面写真

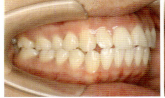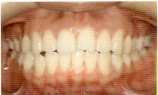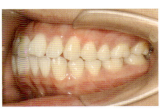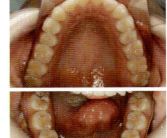

図2 初診時口腔内写真

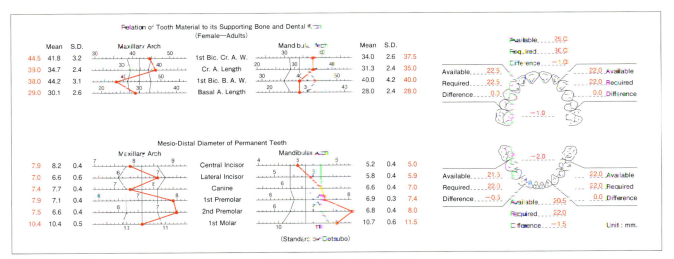

図3 初診時模型・スペース分析

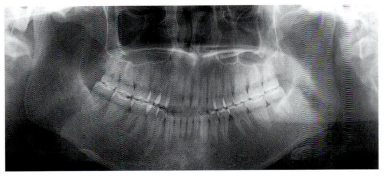

図4 初診時パノラマエックス線写真

333

Part 4　歯科矯正用アンカースクリュー活用術

診断と治療方針

診断：下顎の右方偏位を伴う上下顎前突症例（右側 Angle Ⅱ級，左側 Angle Ⅲ級）

治療方針：4|4，5|4 を抜歯し，マルチブラケット装置を用いて上下顎中切歯の唇側傾斜の改善および正中線の一致を図る．6| の近心移動量が大きいため，固定源としてアンカースクリューを使用する．

治療方法：下顎はレベリング後，4| 遠心頬側にアンカースクリューを植立し，エラスティックチェーンを使用して下顎大臼歯の近心移動を行う．上顎は |4 を抜歯し，右側臼歯部を近心移動させて大臼歯の対向関係の左右差を解消した後，パラタルバーを装着して 4| を抜歯する．その後，3|3 の遠心移動を行って上顎前歯部を牽引する．

治療目標：|6 は 3.5 mm の近心移動，|6 は 1.0 mm の近心移動を行い，6| は 4.5 mm の近心移動，|6 の近遠心的位置は維持する．上顎中切歯は 5.0 mm 舌側傾斜，下顎中切歯は 4.0 mm 舌側傾斜させる．

アンカースクリューの選択理由

◆ アンカースクリューは植立および除去の術式が単純であり，外科的侵襲が極めて少なく，矯正歯科治療の延長線上の処置として患者に受け入れられやすい．

◆ アンカースクリューを固定源として用いることで，下顎臼歯部を牽引する際の前歯部の舌側移動を防止できる．

植立部位の選択理由

下顎右側大臼歯の近心移動を行う場合，植立部位としては 4 3| 間頬側が考えられるが，パノラマエックス線写真および CT 画像から安全に植立できる位置を検討した結果，4 3| 間は歯根が近接していたため植立が困難であると判断したため，4| 遠心頬側を選択する．また，6| 近心移動の際に歯根とアンカースクリューが接触するのを避けるため，4| 遠心寄りの位置に植立する．垂直的には，CT 画像よりオトガイ孔の位置を確認したうえで，6| の抵抗中心になるべく近く，かつ付着歯肉の範囲内となるように設定する．

アンカースクリュー使用時の注意点

- アンカースクリューから直接臼歯部の牽引を行うと，臼歯部の近心傾斜や圧下力も加わることに留意が必要である．本症例では，アンカースクリューを可及的に臼歯部の抵抗中心の高さに植立し，アンカースクリューと同じ高さで牽引力を付与できるようにフックを用いて，臼歯部の近心傾斜や圧下を防止する配慮をした．
- 下顎臼歯部の近心移動を頰側のアンカースクリューを用いて行う際，摩擦が大きいとアーチワイヤーごと近心移動し，前歯部の唇側傾斜が生じる場合もある．本症例では 8| が萌出していたため，臼歯部の固定源として用いることで前歯部の唇側移動の力を防ぐことが可能となる．

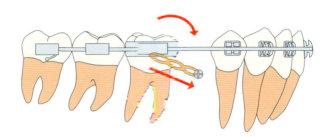

下顎大臼歯の直接牽引による
近心傾斜，圧下

フォースシステム

下顎に .019×.025 ステンレスワイヤーを装着し，4| 遠心頰側にアンカースクリューを植立した．6| の近心傾斜と圧下を避けるため，6| の抵抗中心と同じ高さで牽引できるようブラケットのフックにロングフックをろう着し，アンカースクリューとフックにエラスティックチェーンを装着して大臼歯の近心移動を行った．

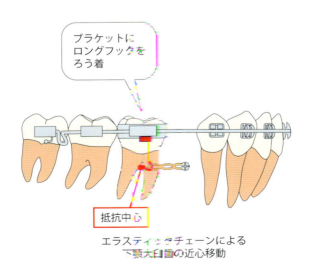

エラスティックチェーンによる
下顎大臼歯の近心移動

Part 4　歯科矯正用アンカースクリュー活用術

治療経過

　下顎側方歯にマルチブラケット装置を装着し、下顎のレベリングを開始した。

　治療開始4カ月後、上顎にマルチブラケット装置を装着し、上顎のレベリングを開始した。また4̲|遠心頬側にアンカースクリューを植立した（図5）。

　その後、下顎に .019×.025 ステンレスワイヤーを装着し、6̲|ブラケットにロングフックをろう着し、アンカースクリューとフックにエラスティックチェーンを装着して大臼歯の近心移動を行った（図6）。また、エラスティックチェーンを装着して|3̲ の遠心移動も行った。上顎は大臼歯の対向関係の左右差が改善した後、パラタルバーを装着し、3|3 の遠心移動を行った。

　治療開始1年11カ月後、大臼歯の対向関係の左右差が改善され、上下顎正中がほぼ一致したものの、|6̲ の近心捻転が見られたため、ワイヤーにフックを装着して捻転の解消を行った。また、上顎前歯部の牽引をループメカニクスにより行った（図7）。

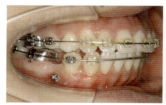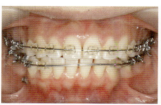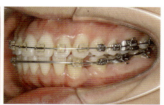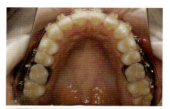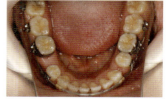

図5　アンカースクリュー植立時（治療開始4カ月時）

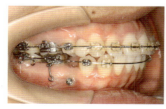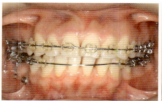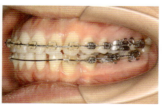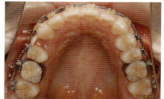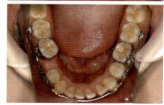

図6　下顎右側大臼歯の近心移動時（治療開始11カ月時）

頬側のアンカースクリューから大臼歯の近心移動を行う場合、臼歯部の近心捻転が生じるという問題点がある。剛性の高いワイヤーを用いるほか、必要に応じて舌側から牽引を行うことを検討してもよい。

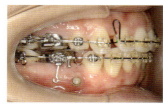
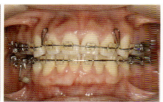
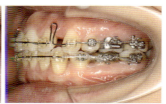
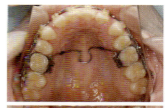
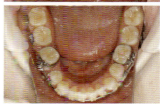

図7　⑥捻転の改善および上顎前歯部牽引時（治療開始1年11カ月時）

治療結果

　マルチブラケット装置による治療期間は3年4カ月であった．
顔貌所見：初診時と比較して口元が後退したため側貌は改善し，口唇閉鎖時のオトガイ筋の緊張も解消した（図8）．
口腔内所見：大臼歯の対向関係は左右側ともにAngle Ⅰ級となり，オーバージェットは+2.0 mm，オーバーバイトは+1.5 mmとなった．上下顎前突が改善し，1歯対2歯の咬合が確立された（図9）．
パノラマエックス線写真所見：歯根吸収などは見られず，歯槽骨の状態も良好であった（図10）．

頭部エックス線規格写真所見：SNAは変化が認められず，SNBは80.0°に減少し，下顎中切歯の舌側傾斜にともなってB点の後方移動が認められ，ANBは+5.5°となった．Mandibular planeは21.5°に増加し，わずかに下顎の時計回りの回転が認められた．U-1 to FHは100.0°，U-1 to SNは96.7°，L-1 to Mandibularは107.6°に減少し，上下顎中切歯に舌側傾斜した（図11，12）．

保定

　上顎にはサーカムフィレンシャルタイプリテーナー，下顎にはホーレータイプリテーナーを装着した．

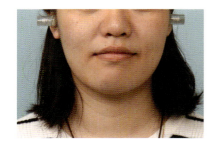
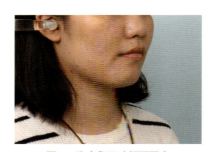
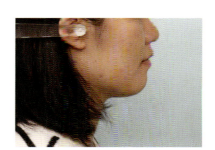

図8　治療終了時顔面写真

Part 4 歯科矯正用アンカースクリュー活用術

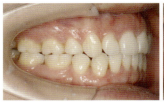
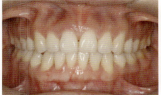
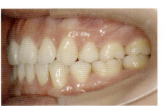
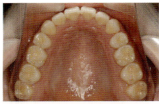
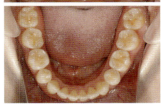

図9 治療終了時口腔内写真

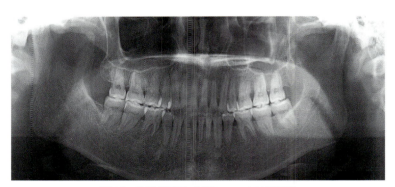

図10 治療終了時パノラマエックス線写真

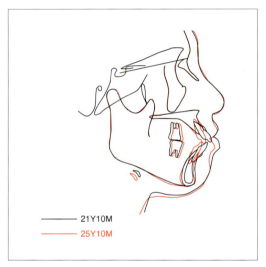

図11 初診時と治療終了時の頭部エックス線規格写真（トレース）の重ね合わせ

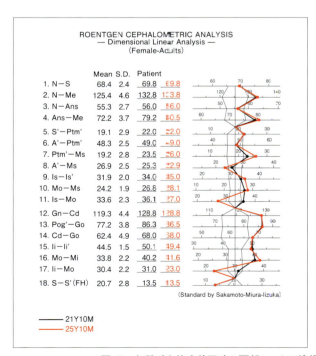
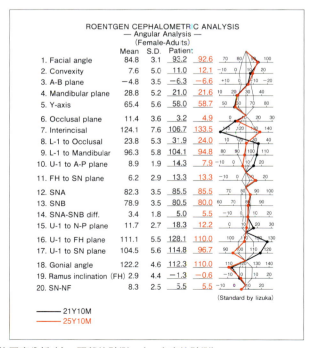

図12 初診時と治療終了時の頭部エックス線規格写真分析（左：距離的計測，右：角度的計測）

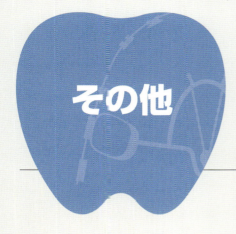

アンカースクリューにより上顎左側小臼歯を圧下させ鋏状咬合の改善を行った症例

芳賀秀郷,宮野二美加,槇 宏太郎

アンカースクリュー植立部位：4 5 間口蓋側（1本）
使用アンカースクリュー：デュアル・トップオートスクリュー
（1.4 mm×8.0 mm，プロシード）

症例の概要

患者：19歳6カ月，女性
主訴：咬み合わせ，上顎左側臼歯部の叢生
一般的所見：特記事項なし
習癖：幼少期からアレルギー性鼻炎があったが，最近は改善傾向にあり，口呼吸は認められなかった．
顔貌所見：正貌はほぼ左右対称であった．側貌は直線型で，骨格性Ⅰ級であった（図1）．
口腔内所見：大臼歯の対向関係は右側がAngleⅠ級，左側がAngleⅢ級で，オーバージェットは+3.2 mm，オーバーバイトは+4.5 mmであった．左側小臼歯部の鋏状咬合が認められた．顔面正中に対して上顎正中は一致し，下顎正中は1.0 mm左方に偏位していた．6 の歯冠高が著しく低く，咬合時，4 5 が下顎頬側粘膜を噛んでいた（図2）．
模型分析所見：歯冠幅径はすべての歯が+1S.D.を超えて大きかった．歯列弓幅径は上顎がほぼ+2S.D.と大きく，下顎は標準範囲内であったが，歯冠幅径総和に対する比率で考察すると上顎は標準範囲内，下顎は-1S.D.を超えて小さかった．現状歯列弓におけるスペース計測の結果，上顎に2.0 mm，下顎は7.0 mmのスペース不足であった（図3）．
パノラマエックス線写真所見：6 は根管治療が施されており，8 8，8 8 は抜歯済みであった．歯根吸収などの異常所見はなく，歯槽骨レベルに問題は認められなかった（図4）．
CT画像所見：前額断より4 5 の鋏状咬合と，6 歯冠高が低いことが認められた（図5）．
頭部エックス線規格写真所見：〈距離的計測〉N-Ansが+1S.D.を超えて大きく，上顎面高は大きかった．A'-Ptm'は標準範囲内で，上顎骨長は標準的であった．Gn-Cd，Pog'-Go，Cd-Goは標準範囲内であり，下顎骨の大きさは標準的であった．Is-Is'が-2S.D.を超えて小さく，上顎中切歯は低位であり，Ii-Ii'は-1S.D.を超えて小さく，下顎中切歯も低位であった．Mo-Msは-1S.D.を超えて小さく，上顎大臼歯は低位であった．〈角度的計測〉骨格系では，SNA，SNBは標準範囲内であり，ANBも+2.1°と標準範囲内であることより，上下顎の前後的不調和は認められなかった．Gonial angle，Mandibular planeは標準範囲内であり，下顎角は標準的であった．歯系では，U-1 to FH，U-1 to SNはともに標準範囲内，図には示さないがFMIAは57.0°であり，上下顎中切歯歯軸は標準的であった（図13，14参照）．

Part 4 歯科矯正用アンカースクリュー活用術

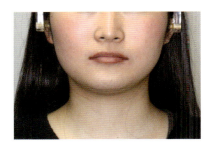
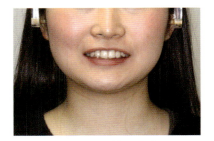
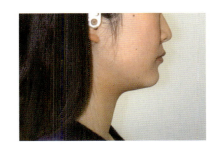

図1　初診時顔面写真

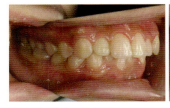
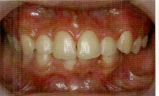
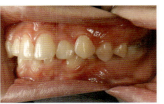

図2　初診時口腔内写真

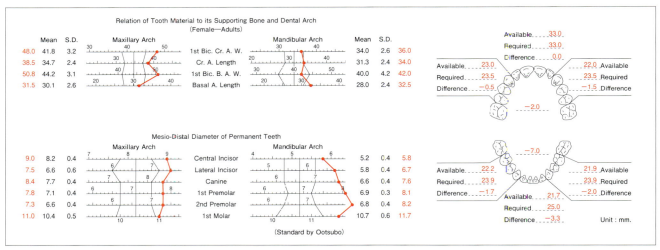

図3　初診時模型・スペース分析

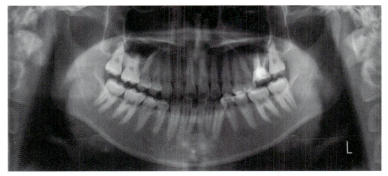

図4　初診時パノラマエックス線写真

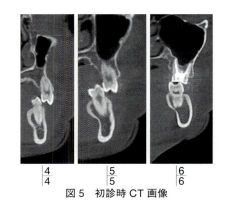

図5　初診時CT画像

診断と治療方針

診断：|4 5 の鋏状咬合を伴う骨格性Ⅰ級症例（右側 Angle Ⅰ級，左側 Angle Ⅲ級）

治療方針：マルチブラケット装置にアンカースクリューを併用し，非抜歯で治療を行う．治療に先立ちアンカースクリューから|4 5 を舌側へ牽引し，鋏状咬合の改善を行う．下顎はポータータイプの拡大装置を装着し，側方拡大および|4 5 の頰側方向への整直とともに得たスペースを利用して叢生の改善と上下顎正中の一致を図る．大臼歯の対向関係は左右側ともにAngle Ⅰ級を目指し，Spee 彎曲の平坦化も行う．

治療方法：|4 5 間口蓋側にアンカースクリューを植立し，これを固定源としてエラスティックチェーンにより|4 5 の圧下と舌側への牽引を行い，鋏状咬合の改善を行う．同時に歯冠高径の低い|6 のマージンを歯冠部に盛り足しながら治療の進行とともに咬合挙上を行う．下顎はポータータイプの拡大装置を装着し，側方拡大および|4 5 の頰側方向への整直を行うとともに，拡大により得たスペースを利用して叢生の改善と上下顎正中の一致を図る．

治療目標：|4 5 は 2.0 mm の圧下を行い，上顎中切歯歯軸は現状維持，下顎中切歯歯軸は唇側傾斜にて 1.5 mm 唇側へ移動し，オーバージェットが +2.5 mm となるように設定する．歯列弓幅径は，上顎はアーチワイヤーおよびアンカースクリューにより左側を 1.0 mm 縮小，下顎はポーターおよびアーチワイヤーにより片側あたり 1.5 mm の側方拡大と整直を行う．

アンカースクリューの選択理由（利点）

- アンカースクリューは植立および除去の術式が単純であり，外科的侵襲が極めて少なく，矯正歯科治療の延長線上の処置として患者に受け入れられやすい．
- アンカースクリューを用いず，リンガルアーチなどにより|4 5 を舌側に牽引する方法も考えられるが，装置が複雑化し違和感や清掃性の悪化が考えられる．
- アンカースクリューを固定源として用いることで，アーチワイヤーのみで|4 5 を舌側に移動する際の臼歯部の頰側方向への反作用（拡大）を防止でき，また，同時に当該歯の舌側移動および圧下を行うことができる．

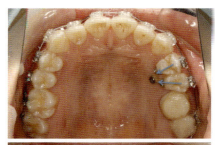

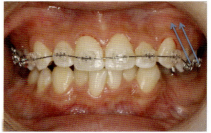

植立部位の選択理由（利点）

パノラマエックス線写真および CT 画像から安全に植立できる位置を検討した結果，鋏状咬合の改善および圧下を効率よく行うことができるように|4 5 口蓋側とする．また，|4 5 が移動したときに歯根とアンカースクリューが接触するのを避けるため，水平的・垂直的にやや口蓋寄りの位置とする．

Part 4　歯科矯正用アンカースクリュー活用術

アンカースクリュー使用時の注意点

◆ 4 5 舌側面にリンガルボタンをボンディングし，アンカースクリューからエラスティックチェーンを用いて直接牽引すると，治療の進行にともない 4 5 歯根とアンカースクリューが接触する可能性もあるため，植立位置には十分注意する．

◆ エラスティックチェーンを用いて牽引するため，エラスティックチェーンが歯肉に接触せずに結紮できるように，植立角度にも配慮が必要である．

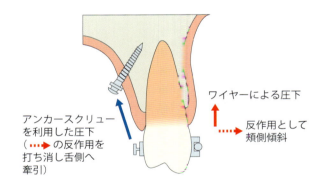

アンカースクリューを利用した圧下（⇢の反作用を打ち消し舌側へ牽引）

ワイヤーによる圧下

⇢ 反作用として頬側傾斜

フォースシステム

4 5 口蓋側歯根間に植立したアンカースクリューから，4 5 舌側面にボンディングしたリンガルボタンにエラスティックチェーンをかけ，小臼歯の圧下および舌側への移動を行う．

342

治療経過

|4 5 間口蓋側にアンカースクリューを植立後，|4 5 舌側面にリンガルボタンをボンディングし，エラスティックチェーンを用いて小臼歯の圧下および舌側移動を開始した（図6）．

治療開始2カ月後，上顎に .016×.016 ステンレスワイヤーを装着し，|4 5 頰側のワイヤーによるレベリングおよびアンカースクリューから直接牽引して舌側への牽引を行った（図7）．また，下顎はポータータイプの拡大装置をアクチベートさせて側方拡大および |4 5 の頰側方向への整直を行った．その結果，|4 5 の鋏状咬合は改善傾向が見られたため，治療開始3カ月後に下顎に .012 ニッケルチタンワイヤーを装着してレベリングを開始した（図8）．

治療開始1年4カ月後，レベリングが終了したため，アンカースクリューを除去した．大臼歯の対向関係が左右側ともにわずかに Angle II 級傾向を示したため，上下顎に .016×.022 ステンレスワイヤーを装着し，顎間ゴムを併用しながらスライディングジグを用いて上顎左右側大臼歯の遠心への整直を行った（図9）．

治療開始2年4カ月後，大臼歯の対向関係が左右側ともに Angle I 級となり，上下顎正中の一致を確認したため保定へと移行した．

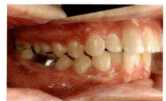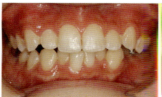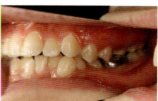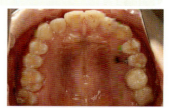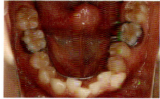

図6 レベリング開始時

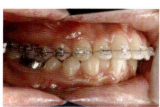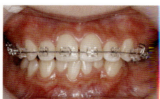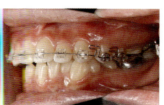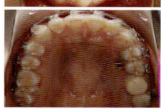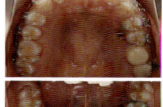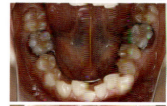

図7 |4 5 の舌側への牽引時（治療開始2カ月時）

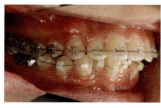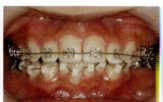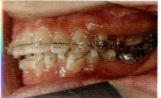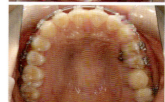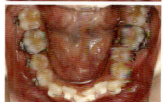

図8 下顎レベリング開始時（治療開始3カ月時）

Part 4　歯科矯正用アンカースクリュー活用術

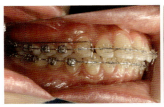
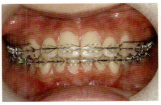
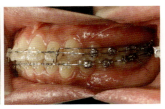
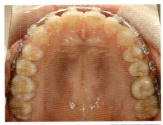
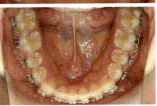

図9　上顎左右側大臼歯の遠心への整直（治療開始1年4カ月時）

|4 5 の圧下および舌側移動が完了し，大臼歯の対向関係を改善するために臼歯部の遠心移動を開始する必要があることからアンカースクリューを除去した．歯の移動にともない定期的にアンカースクリューと歯根との位置関係をチェックすることが重要である．

治療結果

　マルチブラケット装置による治療期間は2年4カ月であった．
顔貌所見：初診時と比較して口元の変化はなかった（図10）．
口腔内所見：|4 5 の鋏状咬合は改善し，大臼歯の対向関係は左右側ともにAngle I級となり，オーバージェットは+2.7 mm，オーバーバイトは+2.6 mmとなった．上下顎正中は一致し，上下顎歯列は1歯対2歯の緊密な咬合が確立された（図11）．
パノラマエックス線写真所見：|4 5 6 の歯根吸収はなく，歯根周囲の歯槽骨の状態も良好であった（図12）．
頭部エックス線規格写真所見：SNA，SNBは変化がなかった．|4 5 鋏状咬合の改善にあたり，治療中に下顎が時計回りに回転することも予想されたが，Mandibular planeの変化はなかった．これは片側のみの鋏状咬合の改善であったためと考えられた（図13，14）．

保定

　上下顎とも可撤式のホーレータイプリテーナーを装着した．

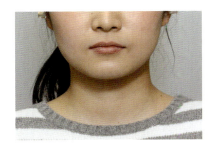
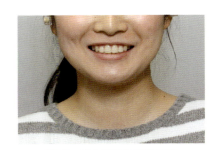
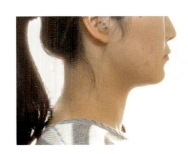

図10　治療終了時顔面写真

その他

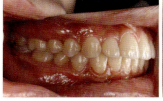
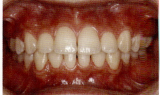
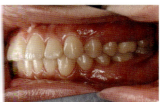
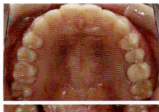
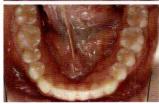

図11　治療終了時口腔内写真

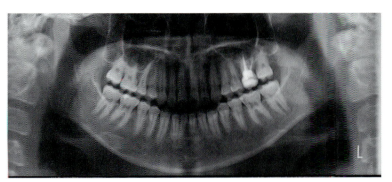

図12　治療終了時パノラマエックス線写真

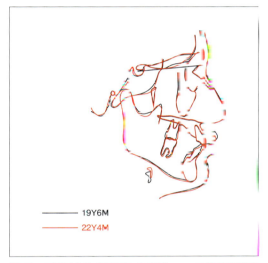

図13　初診時と治療終了時の頭部エックス線規格写真（トレース）の重ね合わせ

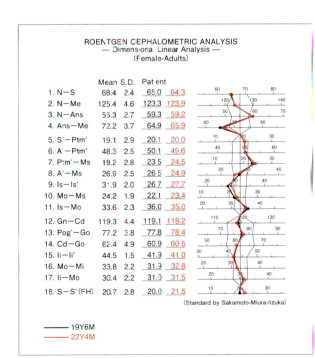
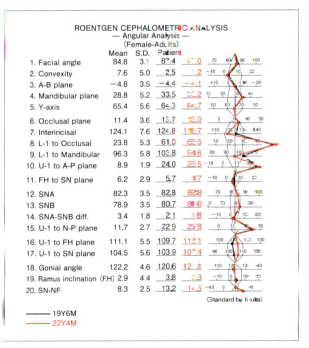

図14　初診時と治療終了時の頭部エックス線規格写真分析（左：距離的計測，右：角度的計測）

Part 4 歯科矯正用アンカースクリュー活用術

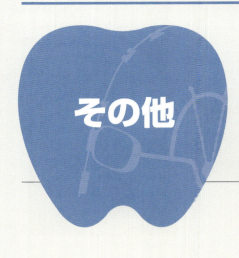

その他

アンカースクリューによって|3 埋伏歯の開窓牽引を行った症例

市原亜起, 渡邉佳一郎, 堀内信也, 田中栄二

アンカースクリュー植立部位：|3 頬側相当部（1本）
使用アンカースクリュー：B-max type-TK（1.6mm × 7.0mm, バイオデント）

症例の概要

患者：9歳5カ月, 女児
主訴：叢生, |3 埋伏を伴う上顎前突
一般的所見：8歳時, 転倒により |1 を脱臼し, 近医にて整復固定された. その後, 症状は見られなかったものの, 根尖病巣が認められた. その他に全身的な問題はなく, 家族歴にも特記事項はなかった.
顔貌所見：正貌はほぼ左右対称であった. 側貌は凸顔型で, 下顎の軽度の後退感が認められた（図1）.
口腔内所見：ターミナルプレーンは右側が直線型, 左側が遠心階段型で, オーバージェットは＋7.0 mm, オーバーバイトは＋5.0 mmであった. 1|1 はターナー歯であった. 顔面正中に対して上顎正中は一致し, 下顎正中は 0.5 mm 左方に偏位していた（図2）.
模型分析所見：歯冠幅径は 2 が＋2S.D.と大きかった. 上下顎ともに歯列弓長径は＋1S.D.を超えて大きかった. 永久歯交換後には, 上顎は 3.5 mm, 下顎は 7.1 mm のスペース不足が予想された（図3）.
パノラマエックス線写真所見：|3 は歯冠を外側に向け, 梨状孔側縁部に埋伏しており, 萌出途中の|4 歯根に近接していた. また, |1 の根尖病巣と |2 の歯根彎曲が観察された（図4）.
頭部エックス線規格写真所見：＜**角度的計測**＞骨格系では, SNA は標準範囲内であるものの, SNB は －2S.D. を超えて小さく, ANB が ＋8.2°で＋1S.D. を超えて大きく, 上下顎の前後的不調和が認められた（骨格性Ⅱ級）. Mandibular plane は標準範囲内であった. 歯系では, U-1 to SN が標準範囲内であり, 上顎中切歯歯軸は標準的であったが, L-1 to Mandibular は＋1S.D. を超えて大きく, 図には示さないが FMIA が 45.5°と小さく, 下顎中切歯はやや唇側傾斜していた（図11, 12 参照）.

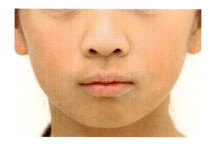
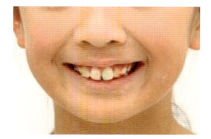
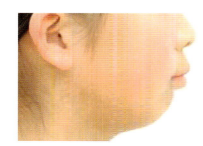

図1　初診時顔面写真

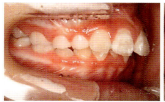
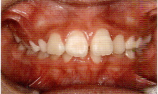
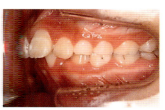
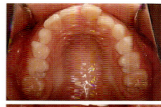
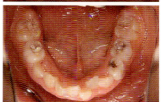

図2　初診時口腔内写真

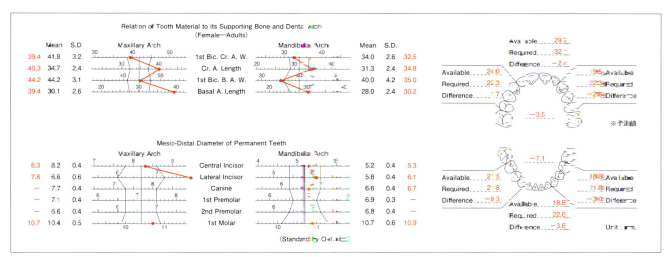

図3　初診時模型・スペース分析

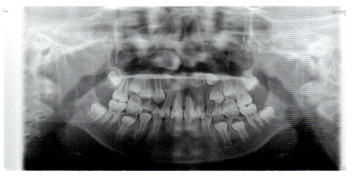

図4　初診時パノラマエックス線写真

診断と治療方針

診断：|3 埋伏と叢生を伴う上顎前突症例（骨格性Ⅱ級）

治療方針：上顎歯列弓の急速拡大による|3 萌出スペースの確保および|3 の開窓牽引による歯列内への誘導と，機能的矯正装置による顎間関係の改善を行う．

治療方法：|3 の萌出スペースを確保するため，急速拡大装置で約4 mmの側方拡大を行う．上顎側方拡大後，|C を抜歯したうえで，アンカースクリューを植立し，これを固定源として|3 の開窓牽引を行う．並行して機能的矯正装置による下顎の成長促進を行う．

治療目標：|3 埋伏歯の歯列弓への誘導と顎間関係の改善を行う．

アンカースクリューの選択理由（利点）

- 混合歯列期における埋伏犬歯の牽引を行うための固定源として，リンガルアーチなどの固定式装置を使用することが多いが，反作用の問題や牽引用アームなどの異物感，装置の煩雑さは避けがたい．また，機能的矯正装置との併用に苦慮することが多く，開窓牽引を優先した結果，機能的矯正装置の適応年齢を逸してしまう可能性がある．
- |3 開窓牽引のための固定源としてアンカースクリューを使用することで力系が単純化され，急速拡大装置や機能的矯正装置との併用が可能となる．

植立部位の選択理由（利点）

|4 歯根と|3 歯冠との近接が認められるため，|3 はいったん近心方向へ牽引し，隣在歯歯根との接触を回避する必要がある．さらに，併用する機能的矯正装置のデザインを考慮し，|C 抜歯窩で|2 遠心に植立する．

アンカースクリュー使用時の注意点

- アンカースクリューの適応年齢は12歳以上が望ましく，骨質の軟らかい成長期の患者の場合，アンカースクリューの維持力が弱く，脱落を繰り返すことも予想される．そこで，ねじ込みトルクよりも緩みトルクのほうが大きくなるネジ形状を有するアンカースクリューを選択し，使用する．
- 牽引を行う場合，隣在歯の歯根の位置に留意する必要がある．アンカースクリューは固定源としては有用だが，リンガルアーチなどの固定源と異なり，牽引方向を変更することは難しく，その自由度は低い．本症例では|2 4 歯根への近接を避けながら牽引する必要があるため，随時エックス線写真を撮影しながら牽引方向を確認する．
- アンカースクリュー植立部位が前歯部になるため，審美的な面も考慮し，患者への事前の説明は必要不可欠である．

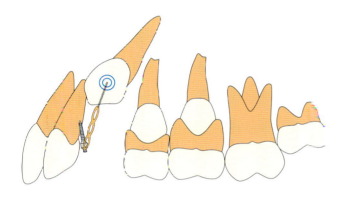

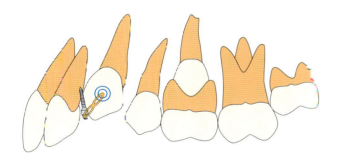

フォースシステム

 3 の開窓牽引にともない 4 歯根との近接が予測されるため， 2 遠心唇側に植立したアンカースクリューより， 3 唇側歯冠部に装着したリンガルボタンに向けてエラスティックチェーンを装着し，近心方向へ牽引を行う．牽引時には D の脱落と 4 の交換が見込まれるため，そのタイミングを利用して 4 歯根と 3 歯冠の近接が起こらないように配慮する．また，機能的矯正装置の唇側板にアンカースクリューへの干渉を避けた設計とし，開窓牽引と下顎の成長促進を並行して行う．

Part 4 歯科矯正用アンカースクリュー活用術

治療経過

急速拡大装置による拡大終了後，_C_ を抜歯し，_2_ 遠心部にアンカースクリューを植立した（図5）．その後，_3_ の開窓を行い（図6），リンガルボタンをダイレクトボンディングにより装着した．約1カ月後より，エラスティックチェーンによってアンカースクリューからの牽引を開始した（図7）．

牽引中は，急速拡大装置から機能的矯正装置に変更し，夜間の装着を指示した（図8）．

10カ月の牽引期間を経て，_3_ は _2 4_ 歯頸部まで誘導され，アンカースクリューと _3_ 歯冠が接したため，アンカースクリューを除去した．

今後は _7|7_ の萌出を待って，マルチブラケット装置によるⅡ期治療へと移行する予定である．

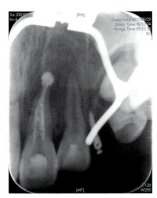

図5　アンカースクリュー植立時

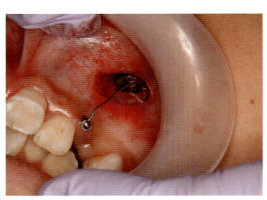

図6　_3_ 開窓時

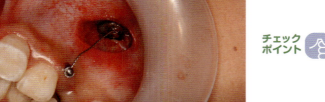

チェックポイント
アンカースクリューの植立位置は，牽引初期の近心移動のために _2_ 遠心とする．また，機能的矯正装置との干渉を避け，かつ牽引に用いる弾性材料に有効なスパンを供するため，アンカースクリュー頭部を歯冠側に向けて傾斜埋入する．

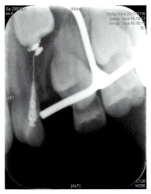

図7　_3_ 牽引時

350

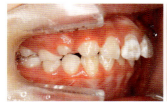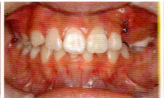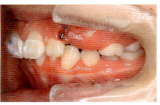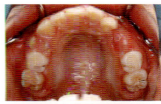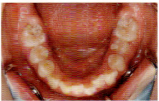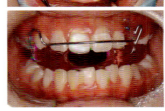

図8 機能的矯正装置装着時

治療結果

口腔内所見：オーバージェットは+7.0mmから+5.0mmに，オーバーバイトは+5.0mmから+4.0mmになった（図9）．

パノラマエックス線写真所見：側方歯の交換は終了した．|3 の牽引による|4 への障害は認められなかった

（図10）．

頭部エックス線規格写真所見：A-Bは+8.2°から+7.4°へと変化し，上下顎の前後的関係に改善がみられたものの，下顎は時計回りにスイングバックする方向へ成長し，Mandibular planeは32.5°となった（図11, 12）．

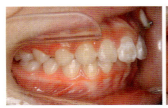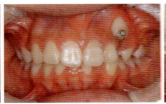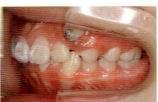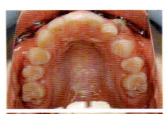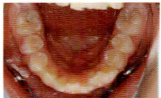

図9 |3 牽引終了時口腔内写真

351

Part 4　歯科矯正用アンカースクリュー活用術

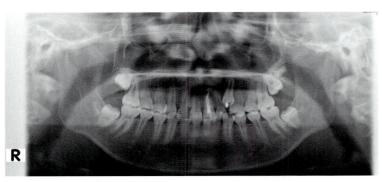

図10　|3 牽引終了時パノラマエックス線写真

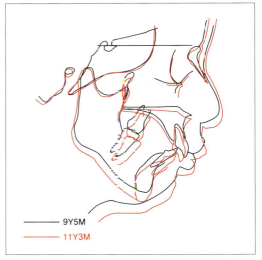

図11　初診時と |3 牽引終了時の頭部エックス線規格写真（トレース）の重ね合わせ

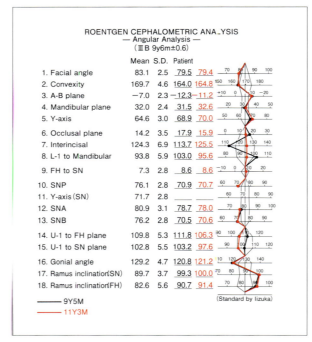

図12　初診時と |3 牽引終了時の頭部エックス線規格写真分析（角度的計測）

352

アンカースクリュー臨床のヒント
～こんなときはこうやって使うと効果的

堀内信也，田中栄二

①アンカースクリューを用いて7⏌を整直した症例（デュアル・トップオートスクリュー C2）

58歳，女性．7⏌を整直するためヒートベンダーにて屈曲した.016×.022 ニッケルチタンワイヤーをアンカースクリュー頭部に結紮した．アンカースクリュー頭部をブラケットに見立てて強固に結紮することが可能で，ループを用いずに持続的な力を負荷することができ，装置の構造も非常にシンプルである．

整直前　　　　　　　　　　　　　　　　　　　　　　**整直後**

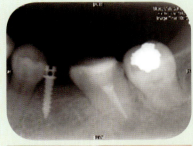
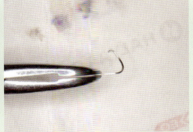
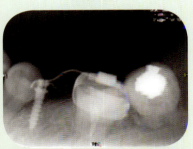
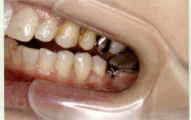
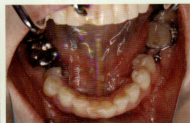
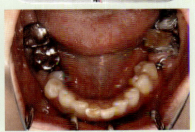

②アンカースクリューを用いて⏌8を圧下した症例（AbsoAnchor 1615-08）

46歳，女性．⏌6を抜歯して⏌87を近心移動したが，⏌8が近心傾斜して挺出したため，圧下を行う必要が生じた．同部ではアンカースクリューの植立部位が限られているため，アンカースクリューとメインアーチとの垂直的なバランスを確保するためにメインアーチを歯冠側（対合歯側）に屈曲し，パワースレッドによって結紮した．

アンカースクリュー植立時

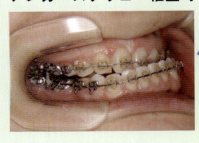

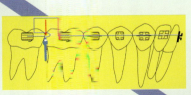

ワイヤーデザインと
フォースシステム

⏌8圧下後

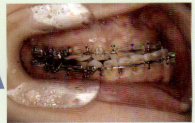

AGPB と MPMD 装置の基本設計について

本書で紹介している AGPB（愛知学院大学型改良パラタルバー）と MPMD 装置（Mid-Palatal Molar Distalizer with orthodontic anchor screws）の基本設計を示す．

AGPB

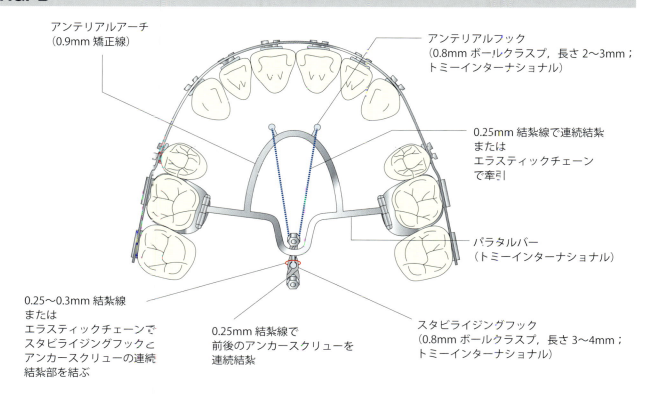

MPMD 装置

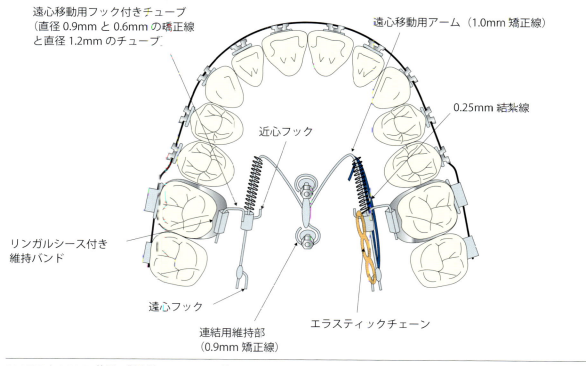

※ AGPB と MPMD 装置の製作法については，『チェアサイド・ラボサイドの新矯正装置ビジュアルガイド』（医歯薬出版刊，2015 年 11 月 15 日　第 1 版第 1 刷発行）の p.290 〜 307 を参照してください．

参考文献

Part1 | 歯科矯正用アンカースクリュー概説

1) 一般社団法人日本矯正歯科学会：歯科矯正用アンカースクリューガイドライン．2012．

2) 菅原準二：インプラントを固定（anchorage）に用いた矯正治療に関する文献的考察．ザ・クインテッセンス別冊／臨床家のための矯正 YEAR BOOK'99（山本学而，花田晃治編），クインテッセンス出版，東京　1999，193-200．

3) Sung JH ほか著，山本照子，宮脇正一訳：実践インプラント固定による矯正歯科治療．書房，東京，2006．7-14．

4) Adell R，Lekholm U，Rockler B，Brånemark FI：A 15-year study of osseointegrated implants in the treatment of the edentulous jaw. Int J Oral Surg，10（6）：387-416，1981．

5) Gainsforth BL，Higley LB：A study of orthodontic anchorage possibilities in basal bone．Am J Orthod Oral Surg，31（8）：406-416，1945．

6) Linkow LI：The endosseous blade implant and its use in orthodontics．Int J Orthod，7（4）：149-154，1969．

7) Creekmore TD，Eklund MK：The possibility of skeletal anchorage．J Clin Orthod，17（4）：266-269，1983．

8) Odman J，Lekholm U，Jemt T，Brånemark PI，Thilander B：Osseointegrated titanium implants a new approach in orthodontic treatment. Eur J Orthod，10（2）：98-105，1988．

9) Kanomi R：Mini-implant for orthodontic anchorage．J Clin Orthod，31（11）：763-767，1997．

10) Thiruvenkatachari B，Pavithranand A，Rajasigamani K，Kyung HM：Comparison and measurement of the amount of anchorage loss of the molars with and without the use of implant anchorage during canine retraction. Am J Orthod Dentofacial Orthop，129（4）：551-554，2006．

11) Xun C，Zeng X，Wang X：Microscrew anchorage in skeletal anterior open-bite treatment．Angle Orthod，77（1）：47-56，2007．

12) 友成　博，八木孝和，北嶋文哲，小山勲男，山本照子，宮脇正一：矯正用インプラントアンカー（仮称：スクリュータイプ）の安定性に影響する因子の文献的考察．Orthodontic Waves，71（1）：1-13，2012．

Part2 | 歯科矯正用アンカースクリュー使用時のリスクマネジメント

1) Lee JS，Kim JK，Park YC，Vanarsdall RL：Application of Orthodontic Mini-Implants．Quintessence，IL，2007，56．

2) Deguchi T，Nasu M，Murakami K，Yabuuchi T，Kamioka H，Takano-Yamamoto T：Quantitative evaluation of cortical bone thickness with computed tomographic scanning for orthodontic implants. Am J Orthod Dentofacial Orthop，129（6）：721，2006．

3) Miyawaki S，Koyama I，Inoue M，Mishima K，Sugahara T，Takano-Yamamoto T：Factors associated with the stability of titanium screws placed in the posterior region for orthodontic anchorage. Am J Orthod Dentofacial Orthop，124（4）：373-378，2003．

4) Cope JB：OrthoTADs The Clinical Guide and Atlas．Under Dog Media，Dallas，2007　449-532．

5) Yano S，Motoyoshi M，Uemura M，Ono A，Shimizu N：Tapered orthodontic miniscrews induce bone-screw cohesion following immediate loading. Eur J Orthod，28（6），541-546，2006．

6) Kim SH，Cho JH，Chung KR，Kook YA，Nelson G：Removal torque values of surface-treated mini-implants after loading．Am J Orthod Dentofacial Orthop，134（1）：36-43，2008．

7) Okazaki J，Komasa Y，Sakai D，Kamada A，Ikeo T，Toda I，Suwa F，Inoue M，Eoh T：A torque removal study on the primary stability of orthodontic titanium screw mini-implants in the cortical bone of dog femurs. Int J Oral Maxillofac Surg，37（7）：647-650，2008．

8) 加治初彦：部分矯正とインプラント．歯界展望，112（2）：293-311，2008．

9) Kuroda S, Yamada K, Deguchi T, Hashimoto T, Kyung HM, Takano-Yamamoto T：Root proximity is a major factor for screw failure in orthodontic anchorage. Am J Orthod Dentofacial Orthop, 131 (4 suppl)：68-73, 2007.

10) Kim SH, Kang SM, Choi YS, Kook YA, Chung KR, Huangf JC：Cone-beam computed tomography evaluation of mini-implants after placement：Is root proximitya major risk factor for failure ?. Am J Orthod Dentofacial Orthop, 138 (3)：264-276, 2010.

11) 宮脇正一, 飯野三一朗, 平良幸治, 窪田健司：インプラントアンカーの安定性と様々な臨床応用. 歯科臨床研究, 5：19-28, 2008.

12) 友成 博, 八木孝和, 北嶋文哲, 小山勲男, 山本照子, 宮脇正一：矯正用インプラントアンカー（仮称；スクリュータイプ）の安定性に影響する因子の文献的考察. Orthodontic Waves, 71 (1)：1-13, 2012.

13) Brisceno CE, Rossouw PE, Carrillo R, Spears R, Buschang PH：Healing of the roots and surrounding structures after intentional damage with miniscrew implants. Am J Orthod Dentofacial Orthop, 135 (3)：292-301, 2009.

14) Kadioglu O, Büyükyilmaz T, Zachrisson BU, Maino BG：Contact damage to root surfaces of premolars touching miniscrews during orthodontic treatment. Am J Orthod Dentofacial Orthop, 134 (3)：353-360, 2008.

15) 上條雍彦：口腔解剖学〈3〉脈管学. アナトーム社, 東京, 1985.

16) Johannes L 著, 覚道健治ほか訳：歯科臨床のための解剖アトラス. 医歯薬出版, 東京, 1998.

Part3　歯科矯正用アンカースクリューの植立にあたって

1　アンカースクリュー植立のための口腔解剖

1) Papadopoulos MA, Papageorgiou SN, Zogakis IP：Clinical effectiveness of orthodontic miniscrew implants：a meta-analysis. J Dent Res, 90 (8), 969-976, 2011.

2) Mohammed H, Wafaie K, Rizk MZ, Almuzian M, Sosly R, Bearn DR：Role of anatomical sites and correlated risk factors on the survival of orthodontic miniscrew implants：a systematic review and meta-analysis. Prog Orthod, 19 (1), 36, 2018.

3) Miyawaki S, Koyama I, Inoue M, Mishima K, Sugahara T, Takano-Yamamoto T：Factors associated with the stability of titanium screws placed in the posterior region for orthodontic anchorage. Am J Orthod Dentofacial Orthop, 124 (4), 373-378, 2003.

4) 菅原準二；インプラント矯正とは？―臨床応用する前におさえておきたいこと. 日本歯科評論, 67 (7), 46-56, 2007.

5) Chen CH, Nakano H, Liou EJ, Maki K：A cone beam computer tomographic study of the cortical bone thickness in different class II facial patterns. Orthod waves, 69 (4), 131-137, 2010.

6) Poggio PM, Incorvati C, Velo S, Carano A："Safe zones"：a guide for miniscrew positioning in the maxillary and mandibular arch. Angle Orthod, 76 (2)：191-197, 2006.

7) 朴　孝尚：マイクロインプラントアンカレッジ（MIA）を用いた矯正歯科治療. 第1版, 砂書房, 東京, 2002, 23-33.

8) 本吉　満, 清水典佳：テンポラリーアンカレッジデバイス（TAD）による矯正治療. クインテッセンス出版, 東京, 2006, 34-44.

9) 公益社団法人日本矯正歯科学会　歯科矯正用アンカースクリューガイドライン策定ワーキンググループ編：歯科矯正用アンカースクリューガイドライン. 第2版, 公益社団法人日本矯正歯科学会, 東京, 2018, 1-65.

10) 上條雍彦：口腔解剖学〈1〉骨学（臨床編）. 第3版, アナトーム社, 東京, 1997, 161-165.

2　アンカースクリュー植立のための診査・検査

1) Nanda R, Uribe FA：Temporary anchorage devices in orthodontics. Mosby, China, 2008, 25-48.

2) Motoyoshi M, Yoshida T, Ono A, Shimizu N：Effect of cortical bone thickness and implant placement torque on stability of orthodontic mini-implant. Int J Oral Maxillofac Implants, 22 (5)：779-784, 2007.

3) Inaba M: Evaluation of primary stability of inclined orthodontic mini-implants. J Oral Sci, 51 (3): 347-353, 2009.

4) 大谷淳二, 砂川紘子, 藤田　正, 河田俊嗣, 加来真人, 當麻愉衣子, 本川雅英, 柄なつみ, Marquez RA, 小跡弘幸, 佐野良太, 丹根一夫：ラット上顎骨に植立した矯正用ミニスクリューの安定性の検討. Orthodontic Waves, 67 (3): 125-131, 2008.

5) Motoyoshi M, Hirabayashi M, Uemura M, Shimizu N: Recommended placement torque when tightening an orthodontic mini-implant. Clin Oral Implants Res, 17 (1): 109-114, 2006.

6) Kim JW, Ahn SJ, Chang YI: Histomorphometric and mechanical analyses of the drill-free screw as orthodontic anchorage. Am J Orthod Dentofacial Orthop, 128 (2): 190-194, 2005.

Part4　歯科矯正用アンカースクリュー活用術

 上顎前突

アンカースクリューと AGPB を併用して上顎大臼歯の圧下と遠心移動を行った症例
（柴田桃子，宮澤　健，後藤滋巳）

1) 柴田桃子, 宮澤　健, 田渕雅子, 川口美須津, 志村法子, 竹口敦士, 後藤滋巳：口蓋正中部に植立した歯科矯正用アンカークスリュー (OAS) と改良型パラタルバーを応用し, 上顎大臼歯の圧下と遠心移動を行った上顎前突症例. 愛知学院大学歯学会誌, 54 (2): 103-114, 2016.

アンカースクリューを固定源とした MPMD 装置を用いて叢生を伴う上顎前突を改善した症例
（内堀志保，藤原琢也，後藤滋巳）

1) Grec RH, Janson G, Branco NC, Moura-Grec PG, Patel MP, Castanha Henriques JF: Intraoral distalizer effects with conventional and skeletal anchorage: a meta-analysis. Am J Orthod Dentofacial Orthop, 143 (5): 602-615, 2013.

2) Ludwig B, Glasl B, Bowman SJ, Kinzinger GS, Lisson JA: Anatomical guidelines for miniscrew insertion: Palatal sites. J Clin Orthod, 45 (8): 433-441, 2011.

3) Ferguson DJ, Carano A, Bowman SJ, et al.: A comparison of two maxillary molar distalizing appliances with the distal jet. World J Orthod, 6 (4): 382-390, 2005.

4) Kinzinger GS, Eren M, Diedrich PR: Treatment effects of intraoral appliances with conventional anchorage designs for non-compliance maxillary molar distalization: a literature review. Eur J Orthod, 30 (6): 558-571, 2008.

5) Bussick TJ, McNamara Jr. JA: Dentoalveolar and skeletal changes associated with the pendulum appliance. Am J Orthod Dentofacial Orthop, 117: 333-343, 2000.

6) Ngantung V, Nanda RS, Bowman SJ: Posttreatment evaluation of the distal jet appliance. Am J Orthod Dentofacial Orthop, 120: 178-185, 2001.

7) 藤原琢也, 後藤滋巳：チェアサイド・ラボサイトの新矯正装置ビジュアルガイド (Part 3-3 MPMD 装置). 医歯薬出版, 東京, 2015, 298-307.

アンカースクリューにより上顎前歯部をエンマッセ牽引し上顎前突を改善した症例
（口繩治久，各務知芙美，槇　宏太郎）

1) 一般社団法人日本歯科審美学会編：歯科審美学. 永末書店, 京都, 2019.

2) 杉山晶二, 広瀬圭三, 居波　徹：フルデジタルによるカスタムリンガル矯正. 第1版, 医歯薬出版, 東京, 2017, 115-120.

上下顎前突

アンカースクリューと MPMD 装置を併用して上下顎大臼歯の遠心移動を行い上下顎前突を改善した症例
（鳥井康義，藤原琢也，後藤滋巳）

1) Grec RH, Janson G, Branco NC, Moura-Grec PG, Patel MP, Castanha Henriques JF：Intraoral distalizer effects with conventional and skeletal anchorage：a meta-analysis. Am J Orthod Dentofacial Orthop, 143（5）：602-615, 2013.

2) Ludwig B, Glasl B, Bowman SJ, Kinzinger GS. Lisson JA：Anatomical guidelines for miniscrew insertion：Palatal sites. J Clin Orthod, 45（8）：433-441, 2011.

3) Ferguson DJ, Carano A, Bowman SJ, et al.：A comparison of two maxillary molar distalizing appliances with the distal jet. World J Orthod, 6（4）：382-390, 2005.

4) Kinzinger GS, Eren M, Diedrich PR：Treatment effects of intraoral appliances with conventional anchorage designs for non-compliance maxillary molar distalization：a literature review. Eur J Orthod, 30（6）：558-571, 2008.

5) Bussick TJ, McNamara Jr. JA：Dentoalveolar and skeletal changes associated with the pendulum appliance. Am J Orthod Dentofacial Orthop, 117：333-343, 2000.

6) Ngantung V, Nanda RS, Bowman SJ：Posttreatment evaluation of the distal jet appliance. Am J Orthod Dentofacial Orthop, 120：178-185, 2001.

アンカースクリューと PLAS を併用し上下顎前歯部の舌側移動および上顎歯列の遠心移動を行った症例
（内田靖紀，本吉 満）

1) 本吉 満著，清水典佳監修：歯科矯正用アンカースクリューの基礎と実践―安全な植立と臨床応用例―．第1版，クインテッセンス出版，東京，2014, 34-46.

2) Ichinohe M, Motoyoshi M, Inaba M, Uchida Y, Kaneko M, Matsuike R, Shimizu N：Risk factors for failure of orthodontic mini-screws placed in the median palate. J Oral Sci, 61（1）：13-18, 2018.

開咬

アンカースクリューとパラタルバーを併用して上顎大臼歯を圧下し下顎の反時計回りの回転によりハイアングルの開咬を改善した症例（藤原琢也，後藤滋巳）

1) Park HS, Kwon TG, Kwon OW：Treatment of open bite with microscrew implant anchorage. Am J Orthod Dentofacial Orthop, 126：627-636, 2004.

2) Park YC, Lee HA, Choi NC, Kim DH：Open bite correction by intrusion of posterior teeth with miniscrews. Angle Orthod, 78（4）：699-710, 2008.

3) Lee J, Miyazawa K, Tabuchi M. Kawaguchi M, Shibata M, Goto S：Midpalatal miniscrews and high-pull headgear for anteroposterior and vertical anchorage control：cephalometric comparisons of treatment changes. Am J Orthod Dentofacial Orthop, 144（2）：238-250, 2013.

その他

アンカースクリューにより上下顎大臼歯の近心移動を行い小臼歯の先天性欠如を伴う切端咬合を改善した症例
（樋田真由，藤原琢也，後藤滋巳）

1) 樋田真由，藤原琢也，宮澤 健，後藤滋巳：歯科矯正用アンカースクリューにより上下顎大臼歯の近心移動を行った小臼歯先天性欠如を伴う骨格性Ⅲ級症例．Orthod Waves Jpn Edit, 76（2）：136-145, 2017.

2) 樋田真由，藤原琢也，宮澤 健，川口美須津，鈴木靖彦，後藤滋巳：ミニスクリューを用いて上顎大臼歯の近心移動により空隙歯列の改善を行った一症例．愛知学院大学歯学誌，49（2）：159-166, 2011.

索引

AGPB　58, 61, 69, 74, 76, 146, 149, 211, 220, 221, 281, 284, 289, 291, 293, 304, 306, 307, 320, 321

CBCT　28

CT検査　40

CT撮影　27

eANB　57, 62, 70, 78, 150, 192, 285, 293

eSNA　57, 62, 70, 78, 150, 192, 285, 293

Jフック　213

LAS　57, 60, 68, 76, 140, 148, 190, 283, 291

Le fort I骨切り術　299

M.T.M.　261, 268, 275

MEAW　205

MFT　56

MPMD装置　82, 84, 85, 153, 155, 154, 354

PLAS　74, 176, 177, 196, 199, 328

toe-in bend　85, 155

あ

アクセサリーチューブ　283

アスピリン喘息　55

圧下　3, 50

アップライトスプリング　265

アバットメント　277, 278

アンカースクリュー植立後　52

アンカースクリュー植立中　18

アンカースクリュー頭部の形状　26

アンカースクリューの植立手技　44

アンカースクリューの選択　14

アンカースクリューの脱落　66

アンカースクリューの破折　15, 16, 18

アンカレッジ　2

アンカレッジコントロール　2

アンカレッジロス　2

い

位置不良　16

インフォームドコンセント　8

え

エクステンションアーム　265

エックス線写真検査　39

遠心移動　3, 50

延長アーム　225

エンマッセ牽引　116

お

オープンコイルスプリング　61, 92, 141, 236, 270, 271

オトガイ孔　28, 35, 37

オトガイ部　28, 37

か

開咬　181, 183, 196, 203

過蓋咬合　211, 218, 225, 307

下顎管　28, 35, 37

下顎骨体部　28, 37

下顎歯列全体の遠心移動　131

下顎前歯部の圧下　37

下顎前歯部の舌側移動　138

下顎前突　131, 138

下顎大臼歯の遠心移動　332

下顎大臼歯の整直　268

下顎頭吸収　203

下顎の右方偏位　333

下顎の反時計回りの回転　155, 158, 181, 183

加強固定　3, 31, 32, 33, 34, 35, 37, 96

顎外固定　3

顎間固定　3

顎間ゴム　2, 111, 205, 306

顎関節症　205

顎内固定　3

カスタムドライバー　56

可動粘膜　35, 38, 43

ガミースマイル　281, 289, 297

患者同意書　11

患者への説明　53

間接牽引　3

感染の防止　18

き

機械的刺激　53

機能的矯正装置　348, 349

臼後隆起部　28, 37, 38, 45

臼歯部歯槽骨　28, 31, 33, 35

臼歯部の近心移動　138

臼歯部の整直　35, 37

急速拡大装置　205, 348

頬骨下稜　28, 32

鋏状咬合　304, 339

頬側歯槽骨　50

金属アレルギー　91

く

偶発症　28

クリンパブルフック　12, 169, 213

359

クロージングアーチワイヤー　169
クローズドコイルスプリング　134,
　213

け

傾斜移動　3, 47
ゲーブルベンド　48, 141, 285
血管の損傷　18
欠損スペース　123
犬歯の遠心移動　211, 240
犬歯の牽引　233

こ

口蓋　38
口蓋正中部　28, 34, 38, 48, 51
口蓋側固定装置　176, 177
口蓋側歯槽骨　50
口蓋隆起　38
抗菌薬　19, 20, 55
口腔衛生指導　53
口腔筋機能療法　176
口腔内診査　38
硬口蓋　28, 34
咬合痛　54
骨格性反対咬合　131
固定　2, 46
固定源　2, 4, 5, 46
固定の概念　2
固定のコントロール　2
固定の喪失　2, 5, 46, 52
固定の喪失量　5
固定の分類　3
混合歯列期　348

さ

最小の固定　2, 3
最大の固定　2, 3, 109, 247, 254
作用・反作用の法則　2, 46
Ⅲ級ゴム　60, 68, 91, 133, 140,
　148, 160, 162, 190, 283, 291

し

歯科矯正用アンカースクリュー　2,
　5
歯科用コーンビームCT　28, 40,
　60, 68, 76, 105, 140, 148, 176,
　190, 283, 291, 306, 313, 320
ジグ　98, 99, 169
歯根　28, 38, 39, 45, 52
歯根の位置　8
歯根の穿孔　52
歯根の損傷　13, 18, 52
歯性上下顎前突　247
歯槽骨の吸収　13
歯槽粘膜　38
歯体移動　3, 47, 48
準備固定　3
消炎鎮痛剤　19, 54
上下顎全歯の遠心移動　225
上下顎全歯の挺出　225
上下顎前歯部の牽引　167
上下顎前歯部の舌側移動　160, 174
上下顎前突　146, 153, 160, 167,
　174
上下顎大臼歯の遠心移動　153
上顎 4+4 の一括遠心移動　58
上顎臼歯部の圧下　203
上顎結節部　28, 34
上顎左側小臼歯の圧下　339
上顎歯列全体の圧下　297

上顎歯列の遠心移動　89, 96, 174
上顎前歯部の圧下　29, 30
上顎前突　58, 66, 74, 82, 89,
　96, 103, 109, 116, 123, 211,
　218, 281
上顎大臼歯遠心移動装置　84, 155
上顎大臼歯の圧下　74, 181, 188,
　196, 289, 318
上顎大臼歯の遠心移動　74, 196,
　318
上顎大臼歯の近心移動　311
上顎第二大臼歯の抜去　254
上顎洞　12
上顎洞底　28, 39
上顎洞底線　30, 31
初期固定　52
除去　26, 56
除去後の説明　26
植立　8, 26
植立後の確認　52
植立部位　14, 28, 40
神経の損傷　18
診査　8
診断用ガイドプレート　8, 26, 40,
　44, 45, 60, 68, 76, 140, 148,
　190, 283, 306, 320
ジンフィシス　35

す

垂直ゴム　176, 249
スクリュータイプインプラント　2,
　5
スライディングジグ　91, 133
スライディングプレート　221
スライディングメカニクス　48,
　264, 265

せ

正中線離正　146, 318
正中離開　304
セクショナルアーチ　227, 275, 278
切歯管　28, 34
舌側移動　31, 32, 33, 34, 47
絶対的固定　3, 46, 47
絶対的固定源　5, 50, 52
切端咬合　311
セパレーター　327, 328
セルフタップ型　44
セルフドリル型　44
前歯叢生改善　167
前歯部歯槽骨　28, 30, 35
前歯部□三下　211
前歯部□舌側移動　103
前歯部叢生　131, 325
先天性欠如　113, 306, 311

そ

叢生　3, 138, 146, 211, 225, 233, 245, 247, 254
相反固定　3

た

第一大臼歯の圧下　275
第一大臼歯の固定　275
大臼歯の圧下　31, 32, 33, 37
大口蓋孔　28, 33
対合歯による咬合力　16
タイバックアクチベーション　112, 250, 251, 264
脱落　5, 20, 21, 52, 54
ダブルケーブルテクニック　119

ち

ダブルパラタルレバー　188, 190, 191
単純固定　3

中等度の固定　2, 3
調節彎曲　48
直接牽引　3
治療計画　8
治療計画書　10

て

抵抗中心　47, 48, 50
デンタルインプラント　4, 18

と

同意書　25
疼痛　18, 54
投薬　19, 54
動揺　19, 20, 52, 54
トルクドライバー　16

な

軟口蓋　34
ナンスのホールディングアーチ　68, 285

に

Ⅱ級ゴム　220, 221
二次的な作用　3

は

歯・顎顔面用コーンビームエックス線CT装置　28
ハイアングル　2, 146, 181
バイオメカニクス　46
ハイプルヘッドギア　60, 76, 140, 148, 283
破折　15, 16, 18
抜歯　103
パラタル・レバー・アーム・システム®　196, 199, 328
パラタルバー　68, 92, 117, 118, 190, 191, 205, 233, 285, 291, 300, 334
パワーフック　235, 236, 242, 243

ひ

ピグテイル　134
皮質骨　14, 16, 28, 41, 45
非抜歯　89, 196

ふ

複式弾線　328
付着歯肉　38
不動固定　3

へ

ヘッドギア　2, 47, 50, 68, 91, 105, 213
ペニシリンアレルギー　55
片側第一小臼歯抜去　66
片側第三大臼歯の遠心移動　261
ペンデュラム装置　318, 320, 321

ほ

ボーイングエフェクト　249, 250, 256, 257
ポータータイプ拡大装置　341

ま

埋伏歯の開窓牽引　346

め

メカニクス　46, 47, 48, 52

も

モーメント　3, 47, 48, 50
模型診査　38

ゆ

ユーティリティアーチ　299

よ

予後不良歯抜去　58
横方向の荷重　16

り

梨状口下縁　28, 29
梨状口下部　44
良好な側貌　167
リンガルアーチ　325
リンガルボタン　156, 177, 199, 265, 292, 314, 342, 349

る

ループメカニクス　249, 264

れ

レクトアンギュラーワイヤー　278
レジンプレート　227
レベルアンカレッジシステム　57, 60, 68, 76, 140, 148, 190, 283, 291

ろ

ローアングル　2, 307
ロングフック　335

執筆者一覧 (五十音順)

荒井　大志　徳島大学大学院口腔科学教育部口腔顎顔面矯正学分野　大学院生

市原　玉起　徳島大学大学院口腔科学教育部口腔顎顔面矯正学分野　大学院生

岩浅　亮彦　徳島大学大学院医歯薬学研究部口腔顎顔面矯正学分野　助教

上園　将慶　東京医科歯科大学大学院医歯学総合研究科顎顔面矯正学分野　助教

内田　晴紀　日本大学歯学部歯科矯正学講座　助教

内堀　志保　愛知学院大学歯学部歯科矯正学講座　非へい教員（助教）

岡　章子　徳島大学病院矯正歯科　医員

小笠原　豪　東京医科歯科大学大学院医歯学総合研究科顎顔面矯正学分野　医員

小笠原直子　徳島大学大学院口腔科学教育部口腔顎顔面矯正学分野　大学院生

各務知芳美　昭和大学歯学部歯科矯正学講座　専攻研究生

加古　駿輔　愛知学院大学歯学部歯科矯正学講座　大学院生

金藤　麻紀　日本大学歯学部歯科矯正学講座　医員

川口美津　愛知学院大学歯学部歯科矯正学講座　講師

後藤　滋巳　愛知学院大学歯学部歯科矯正学講座　教授

齋藤　功　新潟大学大学院医歯学総合研究科歯科矯正学分野　教授

酒井　直子　愛知学院大学歯学部歯科矯正学講座　非常勤講師

佐藤　琢麻　愛知学院大学歯学部歯科矯正学講座　講師

柴田　桃子　愛知学院大学歯学部歯科矯正学講座　非常勤講師

庄司あけみ　東京医科歯科大学大学院医歯学総合研究科顎顔面矯正学分野　医員

鈴木　法美　日本大学歯学部歯科矯正学講座　医員

関谷　健夫　愛知学院大学歯学部歯科矯正学講座　助教

田中　栄二　徳島大学大学院医歯薬学研究部口腔顎顔面矯正学分野　教授

田中美由紀	愛知学院大学歯学部歯科矯正学講座　招へい教員（助教）
谷本幸多朗	徳島大学大学院口腔科学教育部口腔顎顔面矯正学分野　大学院生
田渕　雅子	愛知学院大学歯学部歯科矯正学講座　准教授
田村　隆彦	日本大学歯学部歯科矯正学講座　診療教授
天真　寛文	徳島大学病院矯正歯科　助教
鳥井　康義	愛知学院大学歯学部歯科矯正学講座　招へい教員（助教）
中嶋　昭	日本大学歯学部歯科矯正学講座　准教授
中納　治久	昭和大学歯学部歯科矯正学講座　准教授
中脇　純華	昭和大学歯学部歯科矯正学講座　特別研究生
丹原　惇	新潟大学大学院医歯学総合研究科歯科矯正学分野　助教
芳賀　秀郷	昭和大学歯学部歯科矯正学講座　講師
東堀　紀尚	東京医科歯科大学大学院医歯学総合研究科顎顔面矯正学分野　講師
樋田　真由	愛知学院大学歯学部歯科矯正学講座　講師
藤原　琢也	愛知学院大学歯学部歯科矯正学講座　准教授
堀内　信也	徳島大学病院矯正歯科　講師
槇　宏太郎	昭和大学歯学部歯科矯正学講座　教授
馬谷原琴枝	日本大学歯学部歯科矯正学講座　准教授
宮澤　健	愛知学院大学歯学部歯科矯正学講座特殊診療科　教授
宮野二美加	昭和大学歯学部歯科矯正学講座　助教
本吉　満	日本大学歯学部歯科矯正学講座　教授
森　浩喜	徳島大学病院小児歯科　助教
森山　啓司	東京医科歯科大学大学院医歯学総合研究科顎顔面矯正学分野　教授
渡邉佳一郎	徳島大学大学院医歯薬学研究部口腔顎顔面矯正学分野　助教

【編著者略歴】

後藤　滋巳
1977 年　愛知学院大学歯学部卒業
1996 年　愛知学院大学歯学部教授

齋藤　功
1984 年　新潟大学薬学部卒業
2004 年　新潟大学大学院教授

田口　洋二
1988 年　大阪大学歯学部卒業
2008 年　徳島大学大学院教授

槇　宏太郎
1984 年　昭和大学歯学部卒業
2003 年　昭和大学歯学部教授

宮澤　健
1988 年　愛知学院大学歯学部卒業
2010 年　愛知学院大学歯学部教授

本吉　満
1984 年　日本大学松戸歯学部卒業
2018 年　日本大学歯学部教授

森山　啓司
1986 年　東京医科歯科大学歯学部卒業
2007 年　東京医科歯科大学大学院教授

症例でつづる
歯科矯正用アンカースクリュー活用術　　ISBN978-4-263-44574-7

2019 年 1 月 2 日　第 1 版第 1 刷発行

編集代表　後　藤　滋　巳
発　行　者　白　石　泰　夫
発行所　医歯薬出版株式会社

〒113-8612　東京都文京区本駒込 1−7−10
TEL. (03)5395-7638（編集）・7630（販売）
FAX. (03)5395-7639（編集）・7633（販売）
https://www.ishiyaku.co.jp/
郵便振替番号 00190-5-13816

乱丁，落丁の際はお取り替えいたします　　　印刷・木元省美堂／製本・皆川製本
© Ishiyaku Publishers, Inc., 2019. Printed in Japan

本書の複製権・翻訳権・翻案権・上映権・譲渡権・貸与権・公衆送信権（送信可能化
権を含む）・口述権は，医歯薬出版㈱が保有します．
本書を無断で複製する行為（コピー，スキャン，デジタルデータ化など）は，「私的
使用のための複製」などの著作権法上の限られた例外を除き禁じられています．また
私的使用に該当する場合であっても，請負業者等の第三者に依頼し上記の行為を行う
ことは違法となります．

JCOPY ＜出版者著作権管理機構 委託出版物＞
本書をコピーやスキャン等により複製される場合は，そのつど事前に出版者著作権
管理機構（電話 03-5244-5088，FAX 03-5244-5089，e-mail：info@jcopy.or.jp）の許
諾を得てください．